Carl-Auer
Fachbücher für jede:n

Monika Röder

DER KLEINE SEELENRETTER

WEGE ZU SELBSTREGULATION, INNERER RUHE UND VERBUNDENEM KONTAKT ZU ANDEREN

Zweite Auflage, 2026

Reihe »Fachbücher für jede:n«
Reihengestaltung und Satz: Nicola Graf, Freinsheim, www.nicola-graf.com
Umschlaggestaltung: B. Charlotte Ulrich
Umschlagfoto: : © Richard Fischer · www.richardfischer.org
Illustrationen: Monika Röder
Redaktion: Nicola Offermanns
Printed in Germany
Druck und Bindung: CPI books GmbH, Leck

MIX Papier | Fördert gute Waldnutzung FSC® C083411

CPI klimaneutral Mehr Bäume.Weniger CO_2

Zweite Auflage, 2026
978-3-8497-0526-8 (Printausgabe)
978-3-8497-8484-3 (ePUB)

Bibliografische Information der Deutschen Nationalbibliothek:
Die Deutsche Nationalbibliothek verzeichnet diese Publikation in der Deutschen Nationalbibliografie; detaillierte bibliografische Daten sind im Internet über http://dnb.d-nb.de abrufbar.

Informationen zu unserem gesamten Programm, unseren Autoren und zum Verlag finden Sie unter: **www.carl-auer.de**.
Dort können Sie auch unseren Newsletter abonnieren.

Carl-Auer Verlag GmbH
Vangerowstraße 14 · 69115 Heidelberg
Tel. +49 6221 6438-0 · Fax +49 6221 6438-22
info@carl-auer.de

INHALT

1 EINFÜHRUNG

Das Leben mit seinen Entwicklungsphasen und Übergängen stellt uns immer wieder vor neue Herausforderungen, die eine Anpassung von uns verlangen. Individuelle, aber auch normative Krisen wie etwa die Pubertät, Adoleszenz oder auch die Elternschaft und das schrittweise Altwerden können Körper, Geist und Gefühlswelt gewaltig durcheinanderwirbeln. Wir alle wissen davon, diese Übergänge sind kein Geheimnis – und trotzdem fühlen wir uns oft schlecht vorbereitet. Individuelle Schicksalsschläge und Lebenskrisen erwischen uns manchmal mit solcher Wucht, dass Krankheiten entstehen und Beziehungen brechen können. Mitunter ist der ganz normale Alltag so schwierig, dass wir explodieren oder den Kopf in den Sand stecken möchten. Doch was ist es, das uns Menschen hilft, dem nicht gleich nachzugeben? Was tun wir, um nicht mehrmals täglich auszurasten, uns zu prügeln oder davonzulaufen, und was lässt uns trotz schwieriger Bedingungen immer wieder zur Vernunft und zurück in den Kontakt und ins Verhandeln kommen? Es ist die Fähigkeit, sich selbst zu beruhigen, anstatt impulsgesteuert destruktiv zu reagieren. Es ist die Fähigkeit zur Selbstregulation.

Selbstregulation ist – so einfach es klingt – doch eine recht komplexe Angelegenheit, darum zuerst ein paar Worte zum Begriff: In der psychologischen Fachwelt kursieren in diesem Zusammenhang die Bezeichnungen Affektregulation, Gefühlsregulation und Emotionsregulation. Unterschieden wird zwischen *Affekten* – eher kurzen, intensiven Gefühlsregungen mit einem Impuls nach außen –, basaleren *Gefühlen* mit einem konkreten Namen wie etwa Angst oder Trauer und komplexeren *Emotionen*, die auch Gefühlsregungen und Stimmungen beinhalten können. Für unser Anliegen der Selbstregulation sind diese Unterscheidungen allerdings nicht besonders relevant, denn wir Menschen sind mehr als nur Affekte, Gefühle oder Emotionen. Wenn wir fühlen, gibt es immer Interaktionen mit unserer Fähigkeit zu denken und auch mit inhaltlichen Gedanken. Und es gibt immer eine Interaktion mit biologischen, biochemischen und neurobiologischen Prozessen in unserem Körper. Der Mensch ist also eine komplexe bio-psycho-soziale Einheit – oder etwas traditioneller gesprochen: ein Wesen aus Körper, Geist und Seele:

- Wenn wir unter Stress geraten, hat das Auswirkungen auf unsere Physiologie und die vegetativen Prozesse – also den Körper.
- Es hat Auswirkungen auf unser Denken, das plötzlich nur noch auf eine Sache fixiert ist oder zu kreisen beginnt oder gefühlt gerade gar nicht mehr funktioniert – also auf den Geist bzw. die Kognitionen.
- Und es hat mit alldem selbstverständlich Auswirkungen auf unser Erleben und Empfinden der Situation und damit auf unsere Seele.

Was wir erleben, hat also Auswirkungen auf unser *gesamtes Selbst* mit allen Implikationen bis hin zur Vorstellung davon, *wer oder was wir eigentlich sind.* Aus diesem Grund sprechen wir in der Fachwelt zunehmend häufig von *Selbstregulation*, denn es geht darum, die gesamte Person, den gesamten Organismus oder das gesamte Selbst zu regulieren.

In der Regel wird der Begriff Selbstregulation so verwendet, dass wir *beruhigend* auf uns selbst einwirken können. Wenn wir unter

Stress geraten, uns schnell aufregen oder Angst bekommen, ist es hilfreich, Strategien zu haben, um den Organismus wieder zu beruhigen. Doch Selbstregulation ist mehr. Neben der Beruhigung kann sie ebenfalls dazu dienen, uns aus einer immobilisierten Haltung heraus wieder handlungsfähig zu machen, also um *Aktivierung und Mobilisierung*.

Doch warum geht es hier nur um uns selbst? Drehen wir uns in dieser Welt nicht sowieso schon viel zu viel um uns selbst? Ja, das tun wir. *Wir Menschen sind soziale Wesen. Wir brauchen andere Menschen.* Wissenschaftliche Studien wie etwa die »Harvard Study of Adult Development« (Mineo 2017) belegen seit Jahrzehnten, wie wichtig *verlässliche soziale Beziehungen, Freundschaften und auch Partnerschaften für unsere Gesundheit und unser Wohlbefinden sind.* Einsamkeit ist rund um den Globus zu einem der größten Probleme und einer der relevantesten Gesundheitsgefahren der Menschheit geworden.

Selbstregulation kann sich nicht messen mit dem wohltuenden, heilsamen Effekt des Verständnisses und der Bedürfnisbefriedigung durch einen wichtigen anderen Menschen. Gerade in Krisen und schweren Zeiten *hilft nichts besser als das Gesehenwerden, die Unterstützung, Fürsorglichkeit und der Trost einer anderen, für uns wichtigen Person.*

Doch was ist, wenn ich niemanden habe? Was ist, wenn ich Angst vor menschlichen Kontakten habe? Oder umgekehrt: wenn ich nur an andere denke, aber niemand danach schaut, dass es mir gut geht – auch ich selbst nicht? Und was ist, wenn genau die Person, die mir helfen soll, der Grund für meine Krise ist? Wenn wir den Partner also mit Kritik und Vorwürfen attackieren und gleichzeitig vom Gegenüber Trost und Verständnis erhoffen? Das geht leider meistens schief. Denn: *Co-Regulation funktioniert nur mit einem regulierten anderen.* Wenn ich also niemanden habe, oder wenn der andere sich selbst angegriffen, abgewertet oder unter Druck gesetzt fühlt, dann ist der heilsame soziale Kontakt nicht möglich, und der Partner oder die Partnerin kann mich nicht darin unterstützen, mich zu regulieren. Daraus folgt: Ich muss mich zuerst selbst retten.

In der Paartherapie gibt es eine Regel, die heißt: *Selbstregulation vor partnerschaftlicher Regulation.* Erst wenn wir bei uns aufgeräumt haben, sind wir auch im Sinne unserer Hirnfunktionen wieder wirklich beziehungsfähig. Erst wenn wir selbst – wenn auch nicht vollständig reguliert, aber – *regulierter* sind, können wir unsere menschliche, soziale Natur entfalten. Nur so können wir die sozialen Kontakte knüpfen und pflegen, die für uns Menschen so lebenswichtig sind. Aber *verantwortlich für die eigene Regulation ist nicht der andere, sondern wir selbst.* Darum spreche ich von Selbstregulation.

Viele Menschen verstehen das, und dennoch fällt es ihnen sehr schwer, es auch umzusetzen. In einer Therapiesitzung können wir ihre Muster erarbeiten, und trotzdem heißt es am Ende der Stunde: »Aber wie soll ich das machen?«

Wir Menschen sind vielschichtig, unterschiedlich und manchmal widersprüchlich und kompliziert. Es gibt kein einfaches Rezept fürs Funktionieren, sonst wäre es längst auf dem Markt.

Selbstregulation ist – wenn auch unsichtbar – das *Kernthema* praktisch jedes psychologischen Ratgebers, Coachings und jeder Psychotherapie. Manchmal kommt sie im Kleid der Ursachenforschung daher: »Wer ist schuld an der Krise? Das muss ich wissen, damit es mir endlich besser geht. Sind es frühkindliche Prägungen und/oder aktuelle Vorkommnisse und Überlastungen? Wie können wir die Ursachen beheben?« Manchmal geht es einfach darum, verbreitete Situationen zu beschreiben, um die Betroffenen zu entlasten, Phänomene zu erklären und damit Normalität herzustellen. Zu hören, dass es vielen anderen Menschen ebenso geht, auch wenn sie nicht drüber sprechen, kann Betroffene oft beruhigen. Häufig geht es auch um Skills, also Handlungsmöglichkeiten, um die Krisen besser managen zu können.

Entsprechende Publikationen aller etablierten Therapierichtungen wie der Psychoanalyse, der kognitiven Verhaltenstherapie, systemischer und humanistischer Therapien bis hin zu allen Ausprägungen von Esoterik füllen dabei ganze Bücherregale und treiben auch Fachleute um: »Wer hat die wirkungsvollste Methode? Ist es nötig, die frühkindlichen Beziehungen zu wichtigen Bezugspersonen noch mal zu durchleben? Hilft es, sich in einer

Expositionstherapie schlimmsten Ängsten auszusetzen, indem die betreffende Person Spinnen auf die Hand nimmt oder auf hohe Türme steigt? Müssen wir alle grauenvollen Traumata noch mal durchleben, um sie endlich loslassen zu können?« Praktisch jede Disziplin hat dazu eine andere Meinung. »Oder geht es vielleicht einfacher? Reicht es nicht, positiver zu denken? Wie ist es mit Meditation? Oder funktioniert es, sich hypnotisieren zu lassen, dann geht es vielleicht ganz ohne Anstrengung?«

Auch in der Pädagogik sowie in der Kinder- und Jugendlichenpsychotherapie ist Selbstregulation ein großes Thema. Obwohl sich dieses Buch an Erwachsene richtet, weil ich seit Jahrzehnten mit Erwachsenen arbeite, möchte ich eine kleine Anmerkung zu Kindern und Jugendlichen machen. Ein wesentlicher Unterschied zwischen Kindern und Erwachsenen ist der, dass der präfrontale Kortex (der Hirnteil, mit dem wir Erwachsenen moderierend auf unser alarmiertes vegetatives Nervensystem eingreifen können) erst etwa ab dem 25. Lebensjahr voll ausgereift ist. Die Bereiche für Lust und Belohnung dagegen sind viel früher voll funktionsfähig. Das ist auch der Grund, weshalb Jugendliche zu riskantem Verhalten tendieren, wenn etwas Spaß macht. Dennoch sind die meisten vorgestellten Erkenntnisse, Modelle und Methoden zur Selbstregulation ebenfalls bei Kindern und Jugendlichen anwendbar. Sie müssen einfach etwas schlichter dargestellt, in altersgerechte Sprache verpackt und entsprechend dem Entwicklungsstand begleitet werden.

Warum so viel Neurobiologie?

In diesem Buch möchte ich helfen zu verstehen, was in unserem Organismus passiert, wenn etwas in uns kippt, und wie wir regulierend darauf Einfluss nehmen können. Dabei beziehe ich mich immer wieder auf die moderne Hirnforschung, und das hat folgende Gründe:

Erstens, weil *Lernen biologische Voraussetzungen braucht.* Im Stress ist der Organismus nicht wirklich lern- und entwicklungsfähig. Er ist damit beschäftigt, zu »überleben« und seine Funktionen trotz gefühlter oder realer Bedrohung aufrechtzuerhalten. Er ist geflutet von Stresshormonen und dabei konzentriert auf Kampf oder Flucht oder er »kollabiert«. Die Voraussetzungen für das Lernen stehen also nicht ausreichend oder gar nicht zur Verfügung.

Zweitens brauchen wir die Neurobiologie, weil Verstehen allein nicht ausreicht! Durch die moderne Hirnforschung wissen wir, dass auch auf der biologischen Ebene Veränderungen nötig sind, indem wir unser Gehirn *umschreiben*. Der Hirnforscher Joachim Bauer (2022) beschreibt, dass unser Bild darüber, wer wir sind, in sogenannten Selbstnetzwerken abgespeichert ist. Diese entstehen im Laufe des Lebens zunächst averbal – also ohne Worte, rein über Resonanz als Reaktion auf die nonverbalen Botschaften der Personen aus unserem Umfeld (z. B. »Ich bin willkommen/toll/störend/eine Last …«), später auch über verbale Botschaften (z. B. »Schon wieder einen Fehler gemacht, wie dumm …« etc.) und schlagen sich so mit der Zeit in physiologischen neuronalen Netzwerken nieder. In diesem Sinne können die Nervenzellverbindungen entweder bestätigt werden und ihre Zusammenarbeit festigen – beispielsweise, indem Ärztinnen oder Therapeuten unachtsam Diagnosen kommunizieren mit Zusätzen wie »Da kann man nichts machen« oder »Sie sind selbst schuld«. Oder sie lassen sich verändern über sogenannte *korrigierende Erfahrungen*. Das sind Erfahrungen, die anders verlaufen, als unser inneres System erwartet. *Doch das Umschreiben funktioniert nur mit Zeit, Geduld und neuer Aktivität, die ein neues Zusammenarbeiten der Nervenzellen ermöglicht und damit neue Netzwerke bahnt*. In diesem Zuge verkümmern alte synaptische Verbindungen, und neue Netzwerke entstehen, aus denen sich mit der Zeit neue Handlungsautomatismen ergeben können.

Drittens brauchen wir die Erkenntnisse der Neurobiologie, um zu verstehen, warum wir die gleiche Welt, die gleiche Umgebung, den gleichen Menschen *manchmal so unterschiedlich wahrnehmen*. Einmal finden wir das Leben, unsere Wohnung oder Partnerschaft gut und ein andermal haben wir den Eindruck, es ist zu eng, zu einsam, der andere ist so schwierig oder die Welt so ungerecht. Tatsächlich ist unsere *Wahrnehmung aber gefärbt von dem psychovegetativen Modus*, in dem wir uns gerade selbst befinden. Im euphorisierten Zustand der Verliebtheit erleben wir die gleiche Welt plötzlich aufregend und bewältigbar. Ist unser gesamtes System allerdings im Alarmzustand, *denken, spüren und erleben wir die gleiche Umwelt kritischer und bedrohlicher* und lassen uns leichter in Konflikte hineinziehen. Mit dieser belasteten Stimmung wirken wir wieder auf unsere Umwelt ein und generieren damit weitere sich selbst verstärkende Entwicklungen.

> Ein Schlüssel zur Veränderung ist die Übernahme der Verantwortung für den eigenen Stress und die eigene Fähigkeit zur Selbstregulation.

Dieser Gedanke wird sich als roter Faden durch das ganze Buch ziehen. Ich versuche dabei, auf die Selbstregulation bezogen die *Themenstränge Psychologie und Neurobiologie zusammenzuführen* und zu synthetisieren. Ich versuche, therapieschulenübergreifend herauszufiltern, was hilft und auf was es im Kern ankommt. Mit meinen Klientinnen und Klienten in der Praxis habe ich dazu eine Entdeckung gemacht. Solange wir gute Vorhaben generieren (also z. B.: Machen Sie mehr Sport, steigen Sie aus dem Streit aus, versuchen Sie, die Situation umzudeuten und als Chance zu sehen, …), kommt es zur immer gleichen Reaktion: »Wie soll ich das machen? Es geht nicht …« Sobald ich mit den Menschen *konkret* und *kleinschrittig* den *gesamten Prozess bestehend aus Gedanken, Gefühlen, Impulsen, Körperwahrnehmungen, Handlungen und möglichen Reaktionen detailgenau durchskizziere*, sagen sie: »Stimmt, so könnte ich es machen … bin ich irgendwie noch nicht drauf gekommen.« Interessant ist dabei, dass in der Situationsskizze oft keine neuen Erkenntnisse dazu gekommen sind! Die Menschen haben nichts maßgeblich Neues erfahren, höchstens in kleinen Details, und trotzdem scheint es plötzlich machbar.

Aus diesem Grund besteht das vorliegende Buch aus zwei wesentlichen Elementen: erstens dem Konzentrat der Erkenntnisse, die nachweislich, wissenschaftlich fundiert und therapieschulenübergreifend wirksam sind; zweitens aus einer Vielzahl praktischer Beispiele, in denen ich detailgenau und mit dem Hinweis auf die elementaren Wirkmechanismen deutlich mache, wie der Prozess der

Selbstregulation ablaufen kann. Manche Modelle und Erklärungen wiederhole ich im Buch also in Schleifen immer wieder von Neuem, damit sich das Wichtige besser einprägen kann.

Der kleine Seelenretter ist wahrscheinlich das grundlegendste und vielleicht auch unspektakulärste meiner bisher drei Rettungsbücher – und dennoch ist es das wichtigste. Denn jedes sexuelle Problem, jede Beziehungskrise, jede Lebenskrise und auch jede psychische Krise steht oder fällt mit der Fähigkeit zur Selbstregulation.

Empfehlungen zur Nutzung des Buches

In diesem Buch begleite ich Sie dabei, wie Sie Ihren Organismus sowie seine Zeichen und seine Sprache besser verstehen können und lernen, hilfreich auf sich selbst einzuwirken. Wie meine beiden Ratgeber zur Partnerschaft (*Der kleine Eheretter*) und Sexualität (*Der kleine Sexretter*) besteht auch dieses Buch aus Erklärungen und psychologischen Modellen sowie aus anschaulichen Illustrationen und der Rubrik »Aus dem wirklichen Leben« mit Beispielen von ganz normalen Menschen wie »du und ich«.

Aus neuro- und lernpsychologischer Sicht gibt es zwei Dinge, mit denen Sie Ihr Lernen intensivieren können:

1. Lesen Sie nur im wirklich wachen Zustand. Lernen braucht einen Fokus und eine gewisse Aufmerksamkeit und Wachheit, also eine kleine Prise Adrenalin. Wegen der normalen Aufmerksamkeitsspanne sollte die Lern- und Lesephase nicht länger als 60 bis max. 90 Minuten dauern.
2. Gönnen Sie sich danach wirkliche Pausen für das Gehirn. Das kann, wenn es an der Zeit ist, tiefer Schlaf sein oder auch jede andere Form von wirklicher Entspannung im Kopf.

Da es sich bei der Selbstregulation um ein solch zentrales Geschehen menschlichen Erlebens handelt, habe ich das Buch besonders übungsorientiert und praxisnah gestaltet. Selbstverständlich können Sie es auch überfliegen oder querlesen. Wer sich jedoch intensiv mit der Thematik beschäftigen und das Erlernte noch besser integrieren möchte, findet hierfür in den Rubriken »Das können

Sie tun!« viele Übungsvorschläge, die sich umgehend ausprobieren lassen. Falls Sie dort eine Sortierung nach Wirksamkeit vermissen, hat das einen Grund: Manche Tools wirken beim einen Menschen, aber beim anderen nicht. Manche Tools wirken am einen Tag super, aber in der nächsten Krise nicht. Manche Tools wirken eine Zeit lang großartig und verlieren dann ihre Wirkung. Weiterhin ist es so, dass Krisen sich aus viel Stress – also vielen kleinen Elementen – aufgebaut haben. Dafür gibt es meist keine »Super-Intervention«, die alles klärt, sondern der Stress muss in mehreren Schritten wieder abgebaut werden.

Ich empfehle daher, möglichst alle Übungen zumindest kurz zu testen, sie zu bewerten und die für Sie persönlich wirksamsten dann in einer individuellen Liste am Ende des Buches zu sammeln. Die Liste können Sie selbstverständlich fortlaufend ergänzen und bearbeiten. In der Krise haben Sie dann ohne lange Suche etwas zur Hand. Zweitens möchte ich Ihnen empfehlen, auch wirkungsschwächere oder scheinbar unwirksame Übungen ein weiteres Mal auszuprobieren. Es gibt Zeiten, in denen wir eine starke Wirkung spüren, und es gibt Zeiten, in denen verpuffen manche Tools wirkungslos. Das hat – wie wir noch genauer sehen werden – mehr mit dem Zustand unseres vegetativen Nervensystems als mit dem Tool selbst zu tun. Geben Sie ihm also eine zweite oder dritte Chance, und wenn es wirklich nicht zu Ihnen passt, sortieren Sie es aus.

Außerdem empfehle ich Ihnen, vor und nach jeder Übung den persönlichen Stress auf einer imaginären, inneren Skala von 0 (kein Stress, tiefenentspannt) bis 10 (Alarmstufe rot) – oder auch feiner von 0 bis 100 – zu skalieren. Es kann passieren, dass Sie Ihren Stress momentan z. B. bei 5 einordnen. Nach der Atemübung sind Sie vielleicht bei 4 – und durch die Erkenntnis, dass der Stress gesunken ist, plötzlich bei dreieinhalb.

Wenn Sie in dieser Weise arbeiten, haben Sie am Ende der Lektüre eine persönliche »Schatzliste«. Dort gibt es auch die Möglichkeit, persönlich wichtige Erkenntnisse beim Lesen zu notieren und zur besseren Verankerung mit bisherigem Wissen zu verknüpfen. Ebenfalls am Ende des Buches finden Sie die Möglichkeit, eine persönliche »Schatz*kiste*« anzulegen, die gefüllt ist mit Erkenntnissen,

Materialien und anderen Schätzen, mit denen Sie sich auch in schlimmeren Krisen besser selbst regulieren können.

Diese Listen und Kisten am Schluss des Buches werden aufgrund unserer Einzigartigkeit bei jedem Leser und jeder Leserin[1] anders aussehen. Ihre Liste ist genau für Sie gedacht. Sie ist der Start in eine verbesserte Selbstregulationsfähigkeit, aber sie wird niemals vollständig sein. Wir entwickeln uns weiter, verändern uns, wachsen – und was einst hilfreich und wirkungsvoll war, kann mit der Zeit erodieren, also seine Wirkung verlieren. Anders rum werden, wenn Sie mit wachem Blick durch die Welt gehen, immer wieder neue Tools und Möglichkeiten auftauchen, die Sie nachtragen und mit denen Sie wirkungsvoll Ihr eigenes System regulieren können. Die Liste ist also nur der Anfang. Ich wünsche Ihnen eine neugierig-forschende Haltung und viel Spaß beim Lernen.

1 In all meinen Büchern lege ich Wert auf eine gendersensitive Sprache. Da die Instrumente dazu jedoch Moden durchlaufen (z. B. »LeserInnen«, »Leser*innen«, »Leser:innen« etc.), verwende ich häufig die Doppelnennung (»Leserinnen und Leser«), gelegentlich das generische Femininum (»Leserinnen« – und alle anderen Geschlechter sind mitgemeint), seltener das generische Maskulinum (z. B. »Partner« – und alle anderen Geschlechter sind mitgemeint) und vermeide das kleine Wörtchen »man«, das mir zu nah am »Mann« ist (»So fällt ... eben *seine* Entscheidungen ...«). Stattdessen spreche ich häufig von »wir«, weil auch ich mich ständig selbst regulieren muss und die meisten im Buch angesprochenen Themen aus dem eigenen Leben kenne :-)

2 WAS IST SELBST-REGULATION?

Selbstregulation als Super-Skill

Selbstregulation ist die Fähigkeit, beruhigend, tröstend oder aktivierend auf sich selbst, den Körper, die Gedanken und Gefühle einwirken zu können, um sich zu beruhigen oder zu einer gewünschten Handlung zu mobilisieren und damit den angestrebten inneren Frieden (wieder) zu finden.

Die Fähigkeit zur Selbstregulation ist der Schlüssel zu Gesundheit, Erfolg und erfüllenden Beziehungen. In einer neuseeländischen Langzeitstudie konnte nachgewiesen werden, dass nicht Intelligenz oder soziale Herkunft darüber entscheiden, wie erfolgreich Kinder im späteren Leben sind. Entscheidend ist ihre Fähigkeit zur Selbstregulation (Moffitt, Poulton a. Caspi 2013). Vielleicht kennen Sie das berühmte Naschexperiment? Kinder werden mit Süßigkeiten und dem Versprechen allein gelassen, sie bekämen doppelt so viel, wenn sie mit dem Essen warten können. Kinder, denen das gelungen ist, zeigten dabei die gleichen Regulationsstrategien, die auch bei Erwachsenen wirken, wie beispielsweise Ablenkung oder beruhigende

Selbstgespräche. In anderen Langzeitstudien zeigte sich, dass Kinder mit ausgeprägterer Fähigkeit zur Selbstregulation tatsächlich besser im Leben standen: Sie hatten ein gesünderes Ernährungsverhalten, einen geringeren Suchtmittelmissbrauch, bessere Schul- und Berufserfolge und glücklichere Partnerschaften.

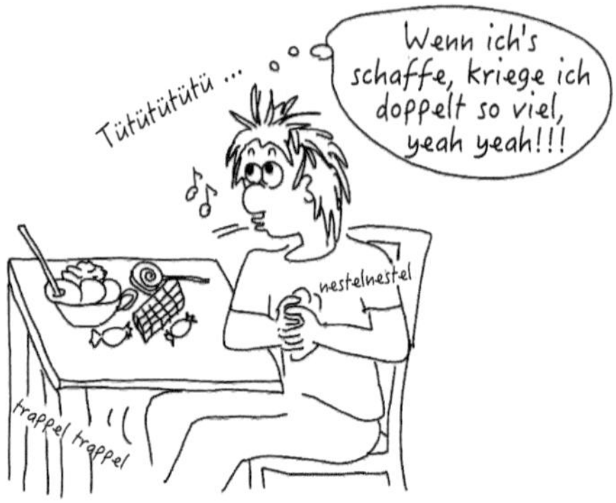
Wenn ich's schaffe, kriege ich doppelt so viel, yeah yeah!!!
Tütütütütü ...
nestelnestel
trappel trappel

Erlernt wird die Fähigkeit zur Selbstregulation meist im Elternhaus, und zwar durch anfängliche und später immer weiter ausklingende Unterstützung der Eltern. Kinder lernen dabei auf unterschiedlichen Ebenen und mehr oder weniger bewusst. Dies kann ausdrücklich geschehen, indem beispielsweise die Großmutter dem ungeduldig auf den Besuch wartenden Kind erklärt: »So, jetzt setzt du dich erst mal hier hin und malst ein schönes Bild für die Tante, die gleich kommt.« Und es kann implizit geschehen, wenn das Kind beobachten kann, wie die wichtigen Bezugspersonen mit Stress umgehen, indem sie sich beispielsweise eine Tasse Tee kochen und sich damit ein paar Minuten ruhig hinsetzen, um sich ein kleines Päuschen zu gönnen. Wesentlich sind dabei insbesondere zwei Strategien, die im nächsten Kapitel erklärt werden: die sogenannte *Co-Regulation*, also die beruhigende Unterstützung durch eine regulierte andere Person, und das *Lernen am Modell*, das heißt, den anderen mehrfach, eher unbewusst dabei zu beobachten, wie er oder sie es macht.

Selbstregulation statt Selbstkontrolle

Selbst*regulation* und Selbst*kontrolle* sind nicht dasselbe. Es gibt Menschen, die sich sehr gut kontrollieren können, die das allerdings über starke innere Kritiker, viel Disziplin und ein hohes Anspannungsniveau machen. Sie stoppen innere Handlungsimpulse etwa durch selbstabwertende Gedanken wie »Du bist wieder viel zu ungeduldig«, »Du bist unmöglich« oder »Lass es, du machst wieder alles viel schlimmer!« und setzen gegen die innere Unruhe eine noch größere Anspannung, um sich selbst zu stoppen. Die innere Anspannung eskaliert dadurch noch mehr, erzeugt weiteren Stress, der mit noch höherer Anspannung kontrolliert werden muss. Wenn wir uns dagegen innerlich *regulieren*, beruhigt sich das innere Stressniveau. Der Blutdruck sinkt, der Herzschlag beruhigt sich, und wir werden wieder stabiler, beziehungs- und handlungsfähiger. Die Fähigkeit, wieder »selbst-wirksam handeln« zu können, ist ein wirksames Mittel gegen Ohnmachtsgefühle und ein elementares Bedürfnis des Menschen.

Der Einfluss der Lebensumstände und Erwartungen im Hinblick auf unser Glück

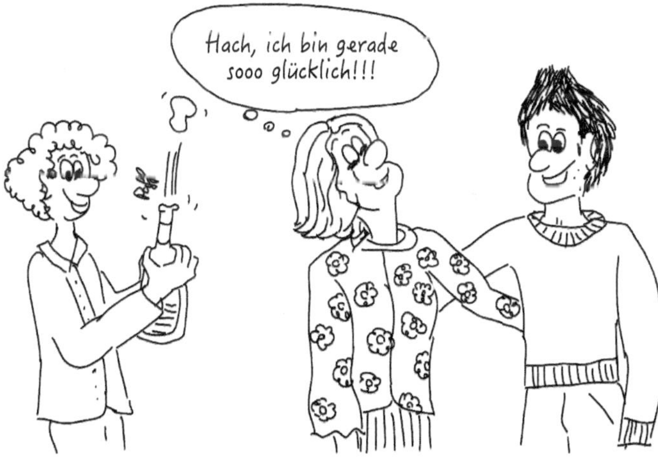

Viele Menschen verwechseln Glück mit Fröhlichsein, Spaßhaben oder Euphorie. Sie spüren ihr Glück nur, wenn es sich in intensiven Gefühlszuständen zeigt. Doch was ist Glück? Der Autor und Podcaster Jay Shetty findet, Liebe sei ein Begriff, der zwar nicht überschätzt werden darf, aber unterdefiniert sei (Shetty 2023). Das

Gleiche denke ich vom Glück. Bei der Liebe unterscheiden wir zwischen den eher flüchtigen, aber intensiven Zuständen oder Phasen des Verliebtseins und einer stabileren Fähigkeit zu lieben. Ähnlich ist es mit dem Glück. Wir erleben eher flüchtige Glücksmomente, wenn wir uns über etwas sehr freuen, stolz sind, für etwas belohnt werden oder ausgelassen lachen und feiern. Andererseits gibt es die stabilere Fähigkeit, glücklich zu sein und ein gutes, glückliches Leben zu führen.

In einem Interview mit dem Hypnotherapeuten Gunther Schmidt über das Selbst (YouTube 2020)[2] definiert der Hirnforscher Joachim Bauer Glück als Zustand, in dem wir es mit uns selbst aushalten können. Glück bedeute, aus dem Reiz-Reaktions-Modus auszusteigen, Momente der Muße zu finden und in einem friedlichen Zustand mit uns selbst zu sein.

Auch die Direktoren der »Harvard Study of Adult Development« versuchen, Glück zu definieren (Waldinger a. Schulz 2023). Sie beschrieben es als eine Art Wohlbefinden, Aufblühen oder Gedeihen, also eher einen aktiven Zustand mit Wachstumskomponente als eine flüchtige Stimmung. Ihre Forschung bezieht sich demnach eher auf die Fähigkeit, ein gutes Leben zu leben. Ich möchte Glück für unser Projekt der Selbstregulation folgendermaßen beschreiben:

> Glück ist ein ausgeglichener, friedlicher Zustand mit uns selbst, von dem aus wir fröhliche Stimmungen erleben, aber auch schwierigere Zeiten bewältigen können. Glücklichsein ist zudem eine Fähigkeit, mit der wir immer wieder vertrauensvoll zu unserer inneren Mitte und Zufriedenheit zurückkehren und in der wir stetig wachsen können.

Die Fähigkeit zur Selbstregulation hat also einen gewissen Bezug zur Fähigkeit, glücklich zu sein bzw. ein gutes Leben zu führen, denn je besser wir uns regulieren können, umso größer ist die Chance, trotz aller Widrigkeiten des Lebens immer wieder in eine ausgewogene Ruhe und Balance zu finden. Ein wesentlicher Schlüssel sind dabei unsere *Erwartungen*. Es ist Teil unserer menschlichen Natur,

2 Verfügbar unter: https://www.youtube.com/watch?v=eqzwtudbytA [30.7.2023].

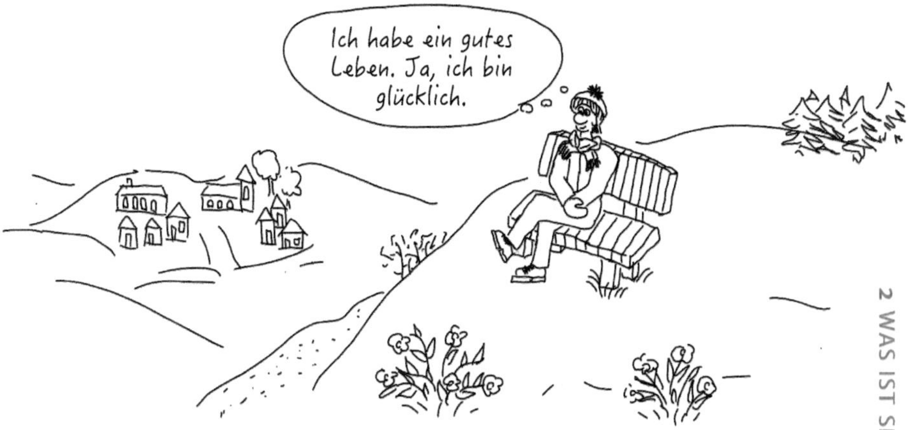

dass wir nach immer mehr und Besserem streben. Bereits die Vorfahren des Homo sapiens suchten nach dem größten Mammut, der schönsten und gesündesten Frau und den süßesten Beeren. Dieses Streben ist seit Jahrtausenden in den menschlichen Genen verankert und sicherte das Überleben unserer Art.

Doch obwohl wir Menschen fortwährend versuchen, unsere Leistungsfähigkeit, unseren Wohlstand und Lebensstandard zu erhöhen, werden wir dabei nicht glücklicher. Denn größere Errungenschaften im Lebensstandard übersetzen sich nicht in Glück, sondern in noch höhere Erwartungen.

Voltaire wird das Zitat zugeschrieben: »Perfect is the enemy of good«, was etwa bedeutet: Perfektionismus ist der Feind des Guten. Je mehr wir versuchen, glücklicher zu werden, desto mehr Stress entsteht. Wie die Untersuchungen zum World Happiness Report regelmäßig zeigen, gibt es in vielen Kulturen einen *sozialen Druck, also hohe Erwartungen zum Glücklichsein.* Der hohe Erwartungsdruck kann ins Gegenteil umschlagen und zu Defiziten in der psychischen Gesundheit vom Burn-out bis hin zu hohen Suizidraten führen.

Es sind also nicht so sehr die Lebensumstände, Äußerlichkeiten oder auch konkrete Lebensereignisse, die uns glücklich oder unglücklich machen. Eine Scheidung, ein Jobverlust oder selbst ein Lottogewinn löst nicht per se ein Glücks- oder Unglücksempfinden aus. Das persönliche Erleben ist abhängig von den Erwartungen, der persönlichen Bewertung und im Wesentlichen von den individuellen Erinnerungen und Vorerfahrungen, die im Gedächtnis gespeichert sind und zu entsprechenden Erwartungen und Bewertungen führen. So kann der Jobverlust je nach Individuum und Kontext als Befreiung, als tiefe Demütigung oder als Auslöser für existenzielle Ängste empfunden werden. Den Lottogewinn können wir als Glück und große Entlastung, aber auch als Verpflichtung zu verantwortungsvollem Handeln, Sorgen vor Neid und Bedrängnis und damit als Druck empfinden. Das konkrete Empfinden ist, wie wir später noch genauer sehen werden, Ergebnis autonomer innerer Kettenreaktionen im vegetativen Nervensystem, die mit individuellen Erinnerungen und Bewertungen zusammenhängen und damit angenehme oder unangenehme Gefühle auslösen können.

Der Einfluss von sozialen Beziehungen und Selbstregulation auf unser Glück

Was also ist es, das uns wirklich glücklicher und zufriedener macht? In den USA wurde 1938 eine Untersuchung begonnen, die bis heute läuft. Die »Harvard Study of Adult Development« gilt als die längste Studie zu Glück und Lebensumständen, die jemals gemacht wurde. Erstmals ging es nicht um die Frage, was Menschen krank macht, sondern was sie wachsen lässt. Von den 724 Männern, mit denen die Studie begonnen wurde, sind noch einige mit über 90 Jahren am Leben. Weitergeführt wird sie mit ihren 2.000 Kindern. Die ersten Probanden und ihre Angehörigen werden regelmäßig interviewt, beobachtet und medizinisch untersucht. Das Ergebnis lautet: *Menschen, die in gute, verlässliche soziale Beziehungen eingebettet sind, sind gesünder, glücklicher und leben länger.* Entscheidend ist also die Qualität der Beziehungen. Selbstverständlich gibt es Menschen, die ein größeres Bedürfnis nach sozialen Kontakten haben, und solche, die mehr Rückzug brauchen. Doch Einsamkeit, also unfreiwilliges Alleinsein, und das Fehlen von nahen, verbundenen Bezugspersonen lässt Menschen weniger glücklich und weniger gesund sein. Ihre Hirnfunktionen bauen sich früher ab, und sie haben ein kürzeres Leben.

Diese Regel ist inzwischen recht bekannt. Doch warum ist sie so leicht zu verstehen und dennoch so schwer umzusetzen? Es liegt daran, dass menschliche Beziehungen manchmal schwierig und kompliziert sind und wir darum oft davor zurückweichen. Dass warme, verlässliche Beziehungen gut für uns sind, liegt auf der Hand. Aber wie ist es mit flüchtigen Gesprächen mit fremden Menschen? Viele Menschen sind sich einig: Da habe ich lieber allein meine Ruhe. Doch wie in vielen anderen Bereichen sind wir Menschen recht schlecht darin zu erkennen, was wirklich gut für uns ist: In einer großen Chicagoer Studie zeigte sich, wie falsch die Teilnehmenden mit dieser Einschätzung lagen (Epley a. Schroeder 2014): Berufspendlerinnen und -pendler wurden befragt, ob sie sich wohler fühlen würden im Gespräch mit anderen Fahrgästen oder eher allein bzw. einfach mit ihrer üblichen Arbeit beschäftigt. Durchgängig bevorzugten die Befragten das Alleinsein oder andere Tätigkeiten, weil sie dachten, die anderen Menschen wünschten keinen Kontakt zu ihnen, oder weil sie selbst den Kontakt zu kompliziert fanden. In verschiedenen Untersuchungssparten wurden die Teilnehmenden dann instruiert, entweder ein Gespräch aufzunehmen oder wie üblich für sich allein zu bleiben. Das Ergebnis war signifikant und überraschend: Praktisch alle Teilnehmenden hatten sich verschätzt und genossen die Zeit im Gespräch mit der fremden Person mehr als diejenigen, die allein blieben. Dies traf sowohl auf Fahrgäste zu, die das Gespräch suchten, als auch auf diejenigen, die zum Gespräch eingeladen wurden. Der befürchtete »Liking Gap«, also die Erwartung, der andere würde das Gespräch mit einem selbst nicht mögen, hatte sich nicht bewahrheitet, sondern diejenigen in Kontakt – egal, ob selbst initiiert oder nicht – hatten sich bei der Fahrt signifikant wohler gefühlt.

Ein grundlegendes Dilemma von uns Menschen ist das Bedürfnis nach guten sozialen Kontakten einerseits und nach Sicherheit andererseits. Das kann gut laufen in dem Sinne, dass wir uns in und mit unseren Beziehungen wohl und sicher fühlen. Es kann aber auch sein, dass genau diese bedeutsame Person zur Quelle von Unsicherheit wird. Es gibt unendlich viele Dinge oder Verhaltensweisen, die uns am anderen stören, ärgern oder verletzen können. Wenn wir im Streit oder Konflikt dabei weiter bei der anderen Person stehen, sind wir nicht mehr sicher – und wenn wir uns in Sicherheit bringen, verlieren wir den Kontakt. Ohne die Fähigkeit zur Selbstregulation würden wir häufiger automatisch defensiv reagieren, kämpfen, streiten oder fliehen und unsere Beziehungen damit belasten oder gar zerstören. Je besser wir uns selbst innerlich steuern und beruhigen können, umso kontaktfähiger werden wir und umso eher schaffen wir die Voraussetzungen für Glück und Gesundheit.

Um dieses und anderes Wissen umzusetzen, bedarf es der Fähigkeit zur Selbstregulation. Wir brauchen Möglichkeiten, mit denen wir unsere Angst und Sorge vor dem Kontakt etwas beruhigen können. Und wir brauchen die Fähigkeit, uns zu aktivieren, und – wenn es gut läuft – kommunikative Routine und Erfahrungen, um in den wohltuenden Kontakt zu gehen, der dann wiederum regulierende Wirkung haben kann. Mit einer verbesserten Selbstregulationsfähigkeit wächst also auch unsere soziale Kontaktfähigkeit.

Suche nach der glücklich machenden Lebensform

AUS DEM WIRKLICHEN LEBEN: VITO UND LUISE

VITO ist gerade 20, als er in Paris bei einem Auslandssemester **LUISE** trifft. Sie ist die Frau, mit der er Kinder kriegen und alt werden will. Er hat noch keine intimen Erfahrungen gesammelt, und ein bisschen stresst es ihn, dass die gleichaltrige Luise vor ihm schon »6 Sexualpartner« hatte. Nicht, dass er oder sie etwas vermisst. Es ist die Furcht, dass ihm seine Unerfahrenheit mal gewaltig um die Ohren fliegen könnte und er deshalb in zehn oder 20 Jahren praktisch fremdgehen »muss«.

Die beiden haben eine gute Gesprächskultur und unterhalten sich offen über ihre Gefühle. Als beide zurück in Deutschland sind, stirbt Vitos Vater. Auf dem Sterbebett verrät der ihm, dass er Vitos Mutter immer treu gewesen sei, aber das Gefühl nicht loswerde, im Leben einiges verpasst zu haben. Seine Traurigkeit befeuert Vitos Sorgen, und als zur Beerdigung sein Lieblingsonkel Toni erscheint, nutzt er die Gelegenheit, abends noch ein Bier mit ihm zu trinken. Toni ist in seinem Leben beruflich viel herumgekommen und lebt jetzt allein in seiner Villa in Südfrankreich. Nach dem dritten Bier wird er redselig, und Vito teilt ihm seine Sorgen mit.

»Weißt du, mein Junge«, sagt der Onkel, »dein Papa war ein Feigling. Er ist nicht nur vor anderen Frauen, sondern auch vor sich selbst davongelaufen.« Vito ist etwas schockiert, hört aber weiter zu. »Und ich bin genauso ein Esel, nur andersrum«, erzählt Toni weiter. »Ich habe keine schöne Blume ausgelassen und jetzt bin ich allein. Abends sitze ich auf meiner traumhaften Terrasse und fühle mich einsam. Aber keine reife, erwachsene Frau will mehr bei mir bleiben, weil ich so ein Eigenbrötler geworden bin. Irgendwie müssen wir alle mit den Entscheidungen leben, die wir fällen.«

Das Gespräch mit Toni beschäftigt Vito noch lange. Er findet einfach keine Ruhe. Es beschäftigt ihn so sehr, dass er beschließt, eine professionelle Beratung aufzusuchen. Vito war noch nie in einer Therapie und ist überrascht von der offenen Sprache der Therapeutin. »Ja. Der Tag wird kommen, an dem Sie Ihre Entscheidung bereuen«, sagt sie ungeniert. »Zum Beispiel, wenn die kleinen Kinder da sind, alle nur noch im Schlabberlook rumlaufen und Ihre Frau keinen Bock mehr auf Sex hat. – Aber der Tag wird auch kommen, wenn Sie den anderen Weg einschlagen und sich jetzt noch mal ordentlich sexuell austoben.« Die Therapeutin skizziert auch da, dass irgendwann Fragen und Zweifel aufkommen können wie etwa: »Wann habe ich genug experimentiert?« Oder: »Luises Erfahrungen waren emotionaler/weniger emotional als meine ... sie hat diese Praktiken ausprobiert, ich nur diese ...« Oder: »Ich lebe mich jetzt aus, finde irgendwann eine andere Frau fürs Leben, aber träume ewig von Luise?« Und so weiter ...

Im Beratungsgespräch hört Vito zum ersten Mal den Begriff Selbstregulation. Die Therapeutin fragt ihn: »Es gibt 150 verschiedene Schokoriegel und tausend Serien. Wann wissen Sie, wann Sie genug haben?« Dann bestätigt sie Onkel Tonis These: »Es gibt keine falschen Entscheidungen«, sagt sie. »Jede Entscheidung hat erwünschte und unerwünschte Auswirkungen, und wir müssen lernen, Verantwortung für unser Handeln zu übernehmen. Auch wenn uns noch so viele Gedanken und Szenarien im Kopf herumschwirren, ist es unsere eigene Aufgabe, uns selbst zu beruhigen und davon ausgehend verantwortungsvoll die weiteren Entscheidungen zu fällen.«

Das Gespräch hat Vito verwirrt. Und trotzdem geht er entlastet nach Hause. Er weiß jetzt, was er tun möchte. Er möchte sich für diese Frau entscheiden und lernen, in seinen Reaktionen stabiler zu werden.

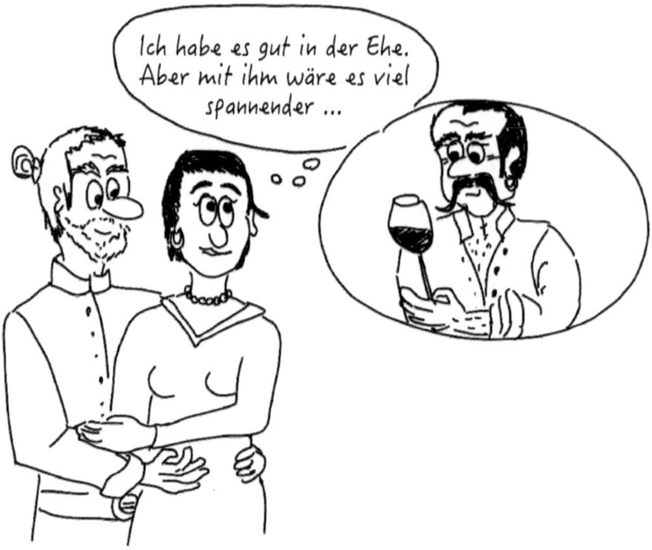
Ich habe es gut in der Ehe. Aber mit ihm wäre es viel spannender ...

Die meisten Menschen wissen, wie wichtig soziale Kontakte im Leben sind. Sie denken: Wenn ich einmal mein »richtiges« Glück gefunden habe, dann geht es mir gut und ich muss mich nicht mehr aufregen. Sie suchen das Glück in der idealen Ehe, im beruflichen Erfolg oder sozialen Status. Aber die Rechnung geht nicht unbedingt auf. Solange wir die Erfüllung im Außen suchen, sind wir abhängig davon, dass sich die Dinge glücklich fügen, oder wir müssen uns immer noch mehr anstrengen, um dem nachzulaufen, was wir suchen.

Es gibt sie nicht, die eine, richtige Lebens- oder Beziehungsform, die automatisch dauerhaft hält und uns vor unangenehmen Gefühlen bewahrt. Normales Leben – egal, ob arm oder reich, gebildet oder ungebildet, erfolgreich oder nicht – folgt einer zyklischen Dynamik: Anspannung, Entspannung. Tag, Nacht. Nähe, Distanz. Gute Zeiten, schlechte Zeiten. Auf, ab. Und auch unsere Bedürfnisse befinden sich in einem ständigen Wandel.

Unsere Selbstregulationsfähigkeit ist die zentrale Kompetenz, um wieder ins Gleichgewicht zu kommen, wenn wir nicht kriegen, was wir wollen. Wir brauchen sie, um soziale Kontakte aufzubauen. Wir brauchen die Fähigkeit, um Stopp sagen zu können, wenn uns die Nähe zu groß wird. Und wir brauchen das Einfühlungsvermögen und die Bindungsfähigkeit, um Beziehungen so zu führen und zu pflegen, dass es sich für uns, aber auch für den anderen lohnt.

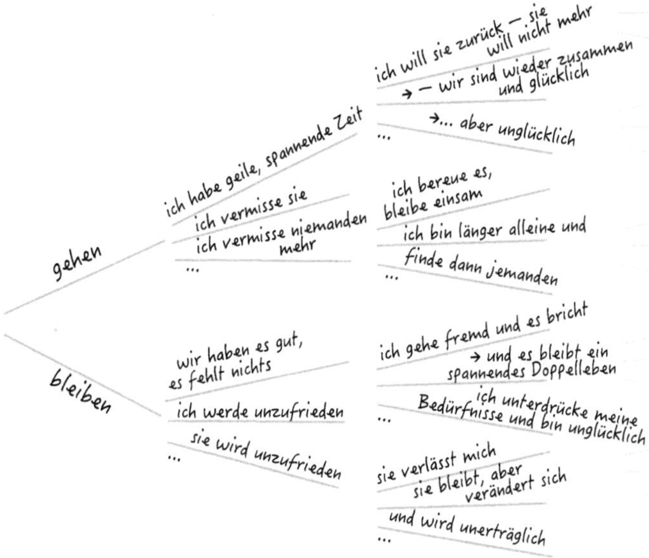

Nach jeder Entscheidung, die wir fällen, können wir an einen Punkt kommen, an dem wir in Frust und Leid verfallen. Jede Entscheidung hat erwünschte Auswirkungen, aber auch Risiken und Nebenwirkungen. Und jede Entscheidung im Leben gabelt sich danach auf wie in einem Baumdiagramm. Nach jeder Entscheidung können wir weiter in die eine oder die andere oder die nächste Richtung gehen. Und alles hat wieder Auswirkungen, Vorteile und Risiken.

Besser ist es also, wenn wir uns selbst so aktivieren oder beruhigen und versorgen, dass wir unser Handeln verantworten können, mit unserer Lebensführung einverstanden und gegebenenfalls auch in der Lage sind, das Ruder herumzureißen. Der Schlüssel zu all dem ist die Fähigkeit zur Selbstregulation.

Alles Wissenswerte in Kürze

»Life, even when it's good, is not easy.
There is simply no way to make life perfect,
and if there were, then it wouldn't be good.
Why? Because a rich life – a good life –
is forged from precisely the things that make it hard.«
(Waldinger a. Schulz 2023)[3]

3 »Das Leben – auch wenn's gut läuft – ist nicht einfach. Es gibt schlicht keine Möglichkeit, das Leben perfekt zu machen. Und wenn's die gäbe, wäre es nicht gut. Warum? Weil ein reiches Leben – ein gutes Leben – aus genau den Dingen geschmiedet ist, die es auch schwer machen.« (Übers.: M. R.).

Es ist ein menschliches Phänomen zu versuchen, unsere Lebensumstände zu verbessern. In der langen Entwicklungsgeschichte des Menschen waren hohe Ansprüche an Leistung und Gesundheit überlebensnotwendig. Auch heute versuchen wir, unseren Wohlstand zu erhöhen und unser Leben immer glücklicher und erfüllter zu gestalten. Starker sozialer Druck und hohe persönliche Erwartungen ans Glücklichsein befördern aber eher das Gegenteil.

Was uns im Leben wirklich glücklich macht, sind tragende, verlässliche soziale Beziehungen. Diejenigen, die wir haben, sind aber im Alltag oft nicht besonders attraktiv, sondern anstrengend und kompliziert. Einsamkeit dagegen macht uns unglücklicher, schadet der Gesundheit und verkürzt unser Leben. Je größer unsere Fähigkeit zur Selbstregulation ist, umso eher sind wir in der Lage, soziale Beziehungen so aufzubauen, zu gestalten und zu pflegen, dass sie für uns selbst erfüllend und gesund sind.

Die Fähigkeit zur Selbstregulation ermöglicht es, dass wir uns Herausforderungen und veränderten Lebensumständen dynamisch anpassen können. Wir können uns bei erhöhtem Stress selbst beruhigen, in Kontakt bleiben und wieder handlungsfähig machen. Menschen mit guter Fähigkeit zur Selbstregulation haben ein gesünderes Leben, bessere Schul- und Berufserfolge und führen die glücklicheren Partnerschaften.

3 WIE WIR LERNEN

Gespeicherte Erinnerungen als Referenz für Annäherung oder Vermeidung

Warum ist die gleiche Situation für den einen schlimm und für die andere nicht? Warum erschrickt jemand über eine Nachricht oder ein Verhalten, während der oder die andere allenfalls amüsiert darüber lächelt? Wieso trifft uns manchmal ein Wort, ein Augenverdrehen oder ein Lachen zutiefst, und jemand anderes kann das nicht verstehen?

Die Antwort ist: Jedes Gehirn ist ein Unikat. Es gibt auf dieser Welt keine zwei gleichen Gehirne und damit keine identischen Abläufe in ihnen. Wir deuten alles Geschehen um uns herum zuallererst vor dem Hintergrund unserer eigenen Erfahrungen. Darum kommt hier ein klitzekleiner Blick in das menschliche Gehirn.

Zum Zeitpunkt der Geburt besteht das menschliche Gehirn aus etwa 100 Milliarden Nervenzellen. Diese Anzahl bleibt im Lauf des Lebens relativ gleich. Was sich allerdings drastisch verändert, sind die sogenannten Synapsen – die Verbindungen zwischen den

Nervenzellen. Diese Verknüpfungen sind anfangs wenig vernetzt, vergleichbar mit kaum benutzten Trampelpfaden im Wald. Im Laufe des Lebens und Lernens werden sie immer stärker und verzweigter. Um im Bild des Weges zu bleiben: Sie werden zu immer festeren, breiten Straßen bis hin zu Autobahnen, über die Informationen in Hochgeschwindigkeit übermittelt werden. Kaum oder nicht genutzte Verbindungen verkümmern dagegen. Unsere neuronalen Netzwerke sind also ein Abbild ihrer Nutzung: Was wir häufig tun oder denken, führt zu stärkeren neuronalen Verschaltungen.

In den Netzwerken ist unser gesamtes, höchstpersönliches Erfahrungswissen abgespeichert. Es besteht aus dem deklarativen, episodischen Gedächtnis, in dem etwa Worte, Stimmen, Gerüche und Berührungen in Verbindung mit Namen, Jahreszahlen und Zusammenhängen gespeichert sind. Zum nichtdeklarativen Gedächtnis gehören Fertigkeiten wie Schwimmen oder Radfahren, aber auch unbewusste Konditionierungen und Gewohnheiten. Auch unsere Beziehungs- und Bindungserfahrungen sind in unserem Gehirn abgespeichert. Das sind beispielsweise Erfahrungen aus Situationen, in denen ich verzweifelt bin und weine – und damit verbunden die Reaktion meiner Bezugsperson, die sich zu- oder abwendet, die mich mit Schokolade oder mit Ratschlägen tröstet oder mich abwertet, abweist und alleinlässt oder gar bestraft.

All diese Erfahrungen sind in unserem persönlichen Gehirn in individueller Form in den Netzwerken unserer Nervenzellen und Synapsen abgespeichert. Diese Netzwerke sind plastisch und über die gesamte Lebensspanne veränderbar – *je nachdem, wie stark wir sie fordern*. Jeder Gedanke verändert auf einer mikroskopischen Ebene die physische Struktur unseres Gehirns. Alles, was wir lernen, bestätigt entweder altes Wissen und stärkt damit den Ausbau der alten Datenautobahnen. Oder es muss über die Verknüpfung mit altem Wissen zu neuen Netzwerken ausgebaut und durch Wiederholung gestärkt und erweitert werden.

Unsere individuell geprägten Gehirne sind auch der Hintergrund dafür, dass scheinbar gleiche Situationen und Erlebnisse bei unterschiedlichen Menschen völlig unterschiedliche Reaktionen hervorrufen. Gerhard Roth und andere Hirnforscher beschreiben, dass wir innerhalb kürzester Zeit einen *Impuls der Öffnung und Annäherung* oder im Gegenteil der *Ablehnung und Vermeidung* in uns spüren (siehe z. B. Roth 2019). Ausschlaggebend sind dabei die ersten ein bis drei Sekunden des Reizes und manchmal auch nur Sekundenbruchteile. Wir sehen beispielsweise einen Menschen, lesen dessen Mimik und Haltung, hören seine Stimme und nehmen vielleicht seinen Geruch wahr. Diese Wahrnehmung ist nicht bewusst, sie liegt noch unterhalb der Bewusstseinsschwelle. Nun kommt es zu einem rasanten Abgleich der Sinneswahrnehmungen mit den im Gedächtnis gespeicherten Erfahrungen. Unbewusst und blitzschnell entsteht so ein Grundgefühl von Lust oder Unlust, von vor oder zurück, von Sich-Öffnen oder Sich-Verschließen oder von Sympathie versus Antipathie. Wir spüren etwa, dass »die Chemie stimmt«, dass wir »auf der gleichen Wellenlänge« sind und empfinden daraus einen Impuls der Annäherung. Oder aber wir spüren, dass sich etwas in uns verschließt, und bekommen einen Impuls zur Verteidigung oder Vermeidung.

Unsere individuellen Erfahrungen sind in einzigartigen Netzwerken in unser Gehirn geprägt. Dies ist auch der Grund, weshalb es oft nicht gelingt, den eigenen Mustern durch einen Neustart im Äußeren zu entkommen. Denn wir nehmen unser Bezugs- und Bewertungsinstrument, unser Gehirn, überall hin mit.

Viele von uns sind oder waren schon an einem Punkt, an dem sie fanden: »Ich fange noch mal ganz von vorn an.« Ein Ortswechsel, Jobwechsel, eine neue Partnerschaft oder der völlige Neubeginn an einem anderen Platz auf der Welt sollten helfen, den alten Mustern zu entkommen. Das kann teilweise gelingen. Durch den drastischen Szenenwechsel verlassen wir eine Umgebung, die geprägt ist von schwierigen Erfahrungen sowie Verletzungen und damit einem hohen Triggerpotenzial. Orte, Personen oder Verhaltensmuster konnten dort automatisch defensive Reaktionsketten auslösen. In der reizärmeren Umgebung des neuen Orts kann sich der gesamte Organismus entspannen und wird nicht weiter durch schlechte Erinnerungen in destruktiver Hochspannung gehalten. Das kann tatsächlich einen Neustart begünstigen. Den eigenen Erlebens- und Verhaltensmustern können wir allerdings nicht vollständig entkommen. Sie sind eingeprägt in die Strukturen unseres Gehirns und können auch in neuer Umgebung so aktiviert werden, dass sie in alte Denk-, Fühl- und Verhaltensmechanismen münden.

Wie wir Selbstregulation erlernen

Ohne soziales und kognitives Lernen und ohne die Fähigkeit zur Selbstregulation blieben wir ziemlich impulsgesteuerte Wesen. Vermutlich würden wir uns einfach nehmen, was uns gefällt, und dorthin gehen, wo es uns hinzieht, und draufhauen oder verschwinden, wenn uns etwas missfällt.

Durch unsere soziale Grundausstattung und die Fähigkeit, ein paar Schritte weiterzudenken, entstehen vielschichtige Verhaltensstrukturen, mit denen wir lernen, uns immer besser selbst zu regulieren. Gemeinhin wird dieser Prozess als Erziehung bezeichnet. Wir bringen Kindern bei, was in der Familie und Gesellschaft erwünscht ist und was verboten. Sie lernen, was sie dabei mit ihren Impulsen

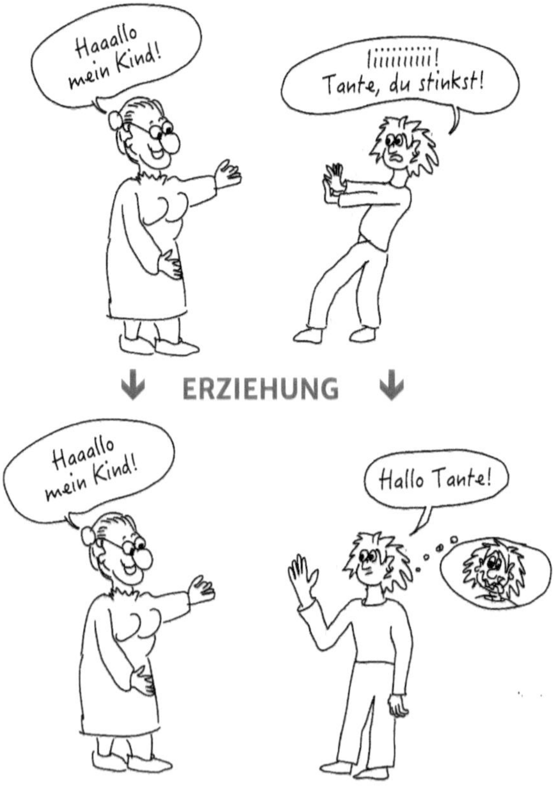
Haaallo mein Kind!
Iiiiiiiiii! Tante, du stinkst!
ERZIEHUNG
Haaallo mein Kind!
Hallo Tante!

der Annäherung oder Vermeidung machen sollen – z. B., sich angesichts der vielen Süßigkeiten trotzdem zurückzuhalten und vor der Mathearbeit oder der unsympathischen Tante nicht davonzulaufen. Dieses Lernen kann implizit geschehen (z. B. durch das sogenannte Lernen am Modell) und sich durch stetige Wiederholung festigen. Oder es kann explizit geschehen durch ausdrückliche Anleitung und Begleitung in Familie, Schule und anderen Kontexten.

Implizites Lernen am Modell

Die Fähigkeit zur Selbstregulation lernen wir am stärksten dadurch, dass wir unsere Umgebung und die wichtigen Bezugspersonen beobachten. Das geschieht meist unbewusst und prägt sich durch viele Wiederholungen und damit verbundene persönliche Erfahrungen tief in unser Gedächtnis ein. Inneren Impulsen nicht sofort nachzugeben wird in der Psychologie auch als Bedürfnisaufschub bezeichnet. Sehen wir beispielsweise wiederholt bei der Mutter oder dem Vater, wie es ihnen gelingt, auch im Stress gute Strategien zu finden, sich selbst zu beruhigen, so können wir uns diese Fähigkeit dort abschauen.

Gleiches passiert aber auch bei impulsivem, unkontrolliertem oder selbstschädigendem Umgang in belastenden Situationen. Ein Kind, das beispielsweise täglich hört und/oder sieht, wie die Mutter ausrastet, den Vater beschimpft und verletzt oder wie der Vater Gespräche und Auseinandersetzungen vermeidet und in Alkohol ertränkt, lernt auch hier am Modell und implizit wird ebenfalls die Botschaft vermittelt: »So ist das Leben. Manchmal geht es nicht anders. Und dann darf man oder frau so handeln.«

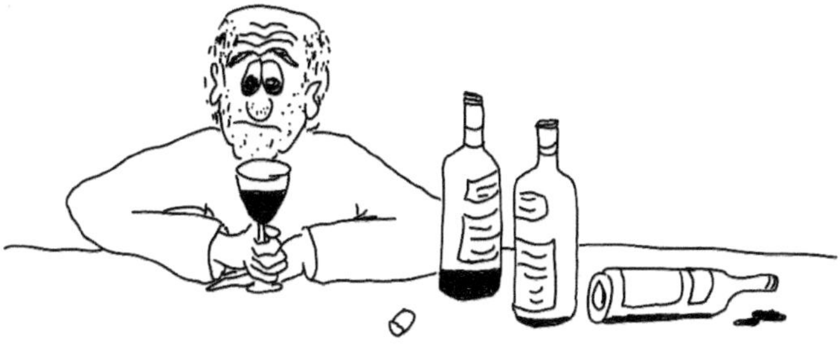

Die Resilienzforschung beschäftigt sich damit, was Menschen widerstandsfähiger macht, um belastende Lebenssituationen ohne nachhaltige Beschädigung zu überstehen. Das Aufwachsen in einer Großfamilie gilt als resilienzstärkender Faktor gegenüber dem Aufwachsen bei einem alleinerziehenden Elternteil ohne weitere soziale Kontakte. In der Großfamilie gibt es unterschiedliche Personen, an denen wir modellhaft lernen können. Sie können die Defizite Einzelner ausgleichen und das Kind bei Bedarf unterstützen.

Lernen durch Co-Regulation

Wenn ein Baby das Licht der Welt erblickt, ist es damit beschäftigt, banale Herausforderungen zu bewältigen: Wärme und Kälte ausgleichen, Körperkontakt suchen oder Nahrung aufnehmen und ausscheiden. Das Baby versteht noch keine Zeit, also keine Zukunft oder Vergangenheit. In seiner Vorstellung von sich selbst ist es noch verschmolzen mit der nahen Bezugsperson. Die Bezugsperson braucht einen feinfühligen Umgang mit den Bedürfnissen des Kindes. Sie muss in der Lage sein, diese richtig zu lesen, zu interpretieren und zu versorgen.

Wird ein Bedürfnis nicht befriedigt, kann das Baby in tiefe Verzweiflung fallen. Da Babys ihre Gefühle noch nicht versprachlichen können, sind wir auf Interpretationen angewiesen. Noch im vergangenen Jahrhundert gab es die Sichtweise, Babys hätten noch kein Bewusstsein und könnten deshalb kein wirkliches Leid empfinden. Operationen wurden bei vollem Bewusstsein durchgeführt und viele warnten vor zu viel körperlicher Zuwendung, um das Kind nicht zu verweichlichen. Nach heutigem Forschungsstand steht fest, dass diese kleinen Wesen sehr wohl empfinden können. Die Wahrnehmungen sind allerdings nicht so differenziert wie bei Erwachsenen, sondern unterscheiden sich in groben Kategorien wie angenehm versus unangenehm, Lust versus Unlust oder Angst/Schmerz versus angst- oder schmerzfrei. Da Babys keine Vorstellung von Anfang und Ende, Leben und Tod oder auch von Zeit haben, fühlen sich Ängste oder Schmerzen zutiefst existenziell an. Wenn das Alleinsein oder Angsthaben nicht aufhört, indem die Bezugsperson den

Schrecken beseitigt, so kann das Gefühl entstehen, »Ich halte das nicht aus, ich muss sterben«.

Hier beginnt die Co-Regulationsaufgabe der Betreuungsperson. Das Baby spürt, dass etwas fehlt, und äußert sich undifferenziert. Durch spontane, feinfühlige Unterstützung der versorgenden Person lernt das Baby und später Kleinkind viele wichtige Dinge:

- Es lernt, dass es *erlaubt* ist, dies zu äußern.
- Es lernt, *Worte für das Bedürfnis* zu finden (»Ah, du hast Hunger, ist doch klar!«, »Oh, jetzt bist du ganz wütend, weil ich weggegangen bin ...«, »Hast du Angst gehabt, mein Schatz? Komm her, alles ist wieder gut«, ...).
- Es lernt *verschiedene Möglichkeiten der Fremd- und Selbstregulation* – z. B. in den Arm nehmen, beruhigende Worte, die Dinge anders sehen, Befriedigung durch Essen, Trinken, Wärme, Reizabschirmung etc.
- Es kann sich schrittweise in die *eigene* Bedürfnisbefriedigung hineinüben.

Durch die Co-Regulation ist das Kind zunehmend in der Lage, sein Stressniveau innerhalb eines tolerablen Bereichs zu halten. Das wiederholte Erleben festigt die Erfahrung, unangenehme Gefühle und Empfindungen aushalten zu können. Es ermöglicht zunehmend, die Mechanismen selbst zu steuern – sich also selbst zu regulieren.

Diese stetige Weiterentwicklung des Selbstregulationsniveaus kann von der Bezugsperson unterstützt werden. Denn das Baby braucht nicht nur Beruhigung, sondern auch Anregung, um das eigene Toleranzfenster des Bewältigbaren zu erweitern. Spiele wie ein Auf-den-Bauch-Prusten, miteinander Balgen oder das »Kuckuck«-Versteckspiel, bei dem sich die Mutter hinter einem Tuch versteckt und das Tuch wieder lüftet, sind bekannte Beispiele dafür. Zuerst wird ein Schreck ausgelöst, der aber innerhalb einer für das Kind aushaltbaren Zeitspanne mit Spaß und Freude aufgelöst wird.

Um ein gesundes Wachstum der Selbstregulationsfähigkeit zu ermöglichen, dürfen wir das Kind nicht überfordern. Es kann passieren, dass die Freude in Frust, Wut oder Angst umschlägt. Wenn die erwachsene Bezugsperson das Kind jetzt liebevoll und feinfühlig herunterreguliert, lernt es, dass auch kurzzeitige Überforderung nicht schlimm, sondern bewältigbar ist.

Reagiert der Erwachsene dagegen nicht feinfühlig oder gar persönlich gekränkt, so lernt das immer größer werdende Kind zunehmend, dass es durch Erregung oder bestimmte Arten von Begegnung überfordert wird, und beginnt, diese zu vermeiden. Es kann auch passieren, dass das Kind sich wehrt, den Erwachsenen verbal oder körperlich attackiert, indem es z. B. beißt oder schlägt. Wenn der Erwachsene nun Überlegenheit demonstriert und die Handlung sowie den Schmerz herunterspielt oder lacht, so können auch hieraus Lernerfahrungen resultieren wie beispielsweise: »Wenn ich nicht mehr kann, dann raste ich aus, aber das macht ja nichts, der andere lacht nur drüber.«

Alle Erfahrungen von Co-Regulation oder auch Allein-gelassen-Werden gehören zu dem, was wir als Beziehungs- und Bindungserfahrungen bezeichnen. Sie sind in unserem Gehirn wie oben beschrieben in Nervenzellnetzwerken biologisch abgespeichert. Bei manchen Menschen sind sie eher positiv gefärbt, bei anderen eher negativ im Sinne von Überforderung oder gar Traumatisierung.

Durch unsere Erfahrungen mit Co-Regulation bilden sich wichtige neuronale Netzwerke im Bereich des sogenannten präfrontalen Kortex. Das ist der entwicklungsgeschichtlich jüngste Bereich des menschlichen Gehirns, mit dem wir moderierend auf ältere, impulsivere Hirnteile einwirken können, die uns nahelegen, zu kämpfen oder zu fliehen. Je reduzierter die Erfahrungen von Co-Regulation sind, desto häufiger kommt es zu Erfahrungen, die wir als überwältigend erleben, und zu impulsiven Reaktionen. Und je intensiver die Erfahrungen gelungener Co-Regulation sind, desto größer ist ihr beruhigender Einfluss auf intuitive Impulse älterer Hirnteile. Wie wir später noch genauer sehen werden, sind diese für grundlegende, lebenserhaltende Funktionen zuständig.

AUS DEM WIRKLICHEN LEBEN: JAN UND LISA

Im Gasthaus von **LISAS** Eltern war immer Trubel. Als Lisa klein war, verbrachte sie gefühlt nur kurze Zeit in der Schule, die meiste Zeit jedoch zwischen den lauten Menschen in der Gaststube. Dort wurde gelacht, getrunken, gestritten und laut polternd Karten gespielt. Ihre Eltern sah Lisa nie in ein ruhiges, ernstes Gespräch vertieft. Wenn sie stritten, verließ ihre Mutter meist schnell türenknallend das Haus und rannte zur Oma. Der Vater blieb am Tisch sitzen und betrank sich. Lisa lernte: Streit ist normal, laut sein ist normal, und laute Stimmungen machen auch mal Spaß. Lisa musste sich häufig Dinge erkämpfen. Sie machte damit gute Erfahrungen und wurde von den Gästen hin und wieder gelobt, weil sie sich so gut durchsetzen konnte. Sie lernte dabei: Kämpfen kann ich; über Probleme in einen ruhigen Austausch gehen und sie kooperativ lösen, geht nicht. Jeder muss sich selbst schnell aus der Schusslinie bringen, durch Kampf, Flucht oder Alkohol.

Auch wenn Lisa selbst etwas auf dem Herzen hatte, machte sie diese Erfahrung. Niemand war für sie da und stand zur Co-Regulation zur Verfügung. Sie konnte ihre Gefühle nicht in Worte fassen, aber sie konnte gut streiten. Wenn sie etwas nicht mehr aushielt, verließ sie einfach laut polternd den Raum und beendete so die missliche Lage.

JANS Kindheitsgeschichte verlief anders. Seine Mutter hatte viel mit ihm gesprochen. Nachdem der Vater die Familie verlassen hatte, wurde Jan zum Vertrauten der Mutter. Bereits mit zehn Jahren stand er ihr als Ratgeber zur Seite und beruhigte sie, wenn sie verzweifelt war über ihren Job, die Probleme mit den kleineren Geschwistern oder die Finanzen. Obwohl sie eine liebevolle Mutter war, ging es doch letztlich immer um sie. Jan lernte früh, mit seiner Wahrnehmung nicht bei sich selbst, sondern wachsam bei seiner Mutter und der äußeren Situation zu sein. Er lernte, seine eigenen Bedürfnisse wegzuschieben, sie irgendwann kaum mehr wahrzunehmen und es anderen recht zu machen.

Anfangs genossen Jan und Lisa ihre Gegensätzlichkeit: Endlich war jemand für Lisa da, interessierte sich für sie und stellte ihre Bedürfnisse in den Vordergrund. Jan dagegen bewunderte Lisas Temperament und Wehrhaftigkeit. Oft wünschte er sich beispielsweise, im Job oder im Streit mit den Nachbarn eine Prise mehr von Lisas Power zu haben. Doch als die Ehe in eine Krise kam, war diese Bewunderung vorbei. Beide fielen zurück in ihre alten Muster, weil die eben stark in sie eingeprägt waren. Lisa schlug verbal um sich und lief davon, und Jan konnte nur noch ängstlich auf ihre Aktionen starren und sie über sich ergehen lassen.

Das Gehirn umschreiben

Nicht allen von uns ist es vergönnt, von Kindesbeinen an eine gesunde Selbstregulation erlernt zu haben. Viele haben sich im Laufe des Lebens die eine oder andere Beruhigungsmethode mehr oder weniger bewusst selbst beigebracht. Viele Menschen kämpfen häufig mit sich selbst, fühlen sich ihren Impulsen ausgeliefert und wünschen sich, wirksamer auf die eigene Gefühls- und Gedankenwelt und den Körper einwirken zu können.

Aber so sehr wir es auch wollen und uns anstrengen – manchmal geht es einfach nicht. Es funktioniert nicht, sich bei Angst selbst zu sagen: »Das ist doch gar nicht so schlimm. Du musst doch keine Angst haben.« Oder bei Ärger: »Reg dich doch nicht so auf! Das bringt doch nichts!« Ebenso wenig funktioniert es bei Trauer, wenn wir beispielsweise einen Menschen verloren haben, uns selbst zu sagen: »Hör mal, jetzt ist aber genug getrauert. Das sagen die anderen doch auch. Schau endlich mal wieder nach vorn.« *Der Grund ist, dass unser Organismus seinen eigenen Erfahrungen mit dem Leben eher glaubt als unseren flüchtigen Worten.*

Um unsere innere Resonanz auf Erlebtes tiefgreifend und nachhaltig zu verändern, brauchen wir auch Veränderungen der in unserem Gehirn gespeicherten Erfahrungen. Noch bis ins laufende Jahrtausend dachten Fachleute, dass einmal abgespeicherte Erinnerungen für immer geprägt und unveränderlich seien, was wie die Ärztin und Autorin Antonia Pfeiffer (2022) in *Emotionale Erinnerung* zeigt, in den letzten 20 Jahren durch eine wachsende Zahl von Forschungsaktivitäten widerlegt wurde. Doch wie können wir unsere Erfahrungen verändern? Wie können wir als Erwachsene umlernen, wenn etwas schon sehr früh im Leben angelegt wurde?

Wir haben gehört, dass neuronale Netzwerke im Laufe des Lebens entstehen und immer weiterwachsen. Wenn wir Aspekte des Neuen bereits aus anderen Kontexten kennen, lernen wir besonders leicht und können die entsprechenden Netzwerke um das neue Wissen erweitern. Neues Wissen festigt sich nur, wenn dabei schon vorhandenes Wissen berücksichtigt wird. Das neue muss quasi an existierendes Wissen andocken. Dieses Phänomen kennen Sie vielleicht vom Lernen fremder Sprachen, in der Mathematik, Kunst, Geschichte und vielem mehr: Je mehr Sie schon wissen, gehört oder auch selbst erlebt und sinnlich erfahren haben, desto leichter lässt sich das neue Wissen integrieren.

Das trifft auch auf psychische Lernerfahrungen zu. Wenn ich beispielsweise das Selbstbild habe, unattraktiv und hässlich zu sein, weil ich es sowohl im Elternhaus als auch in der Schule so vermittelt bekommen habe, dann ist diese Wahrnehmung zunächst schwer veränderbar. Mache ich über die folgenden Jahre neue Erfahrungen, in denen eine oder mehrere Personen sagen, dass sie dies oder das an mir schön finden, wird das alte Selbstbild irritiert. Beschäftige ich mich zunehmend mit Menschen, die eher meinem Aussehen als dem der Medienstars entsprechen, lassen sich auch hier alte Gedanken erweitern. Lerne ich schließlich zunehmend, meinen Körper als sinnlich, leistungsfähig und wohltuend zu erleben, docken diese neuen Wahrnehmungen an das alte Körperbild an. Beginne ich, Spaß daran zu haben, mich zu stylen, und finde zunehmend meinen Stil, mit dem ich mich wohlfühle, so erweitert sich die Wahrnehmung meines Körpers noch einmal – und so fort.

Der Weg ist also die Erweiterung bestehender neuronaler Netzwerke um neue, das System korrigierende Erfahrungen. In dieser Erkenntnis steckt »Segen und Fluch« zugleich: Ein Segen, denn unser Gehirn ist so plastisch, dass wir es umschreiben und jederzeit in die gewünschte Richtung erweitern können. Schwierig ist es deshalb, weil dieses Lernen genauso funktioniert, wie das »alte« Wissen entstanden ist: über (korrigierende) Erlebnisse und viele, viele

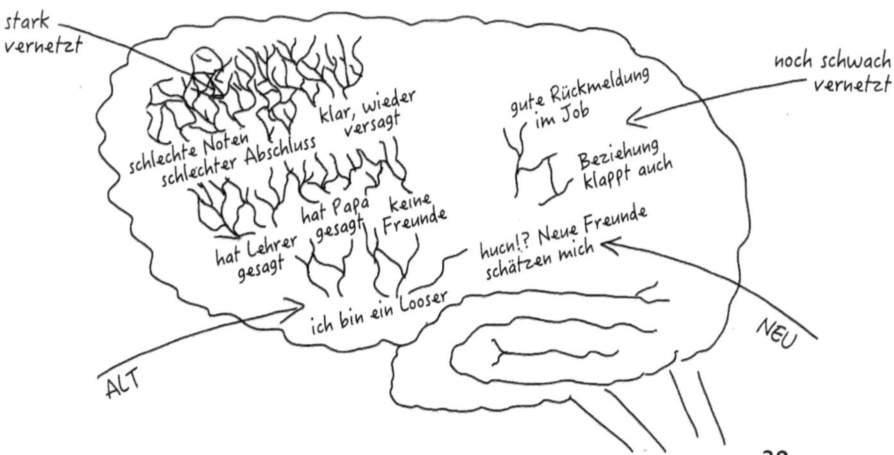

Wiederholungen. Es liegt also auf der Hand: *Wir können unser Gehirn umschreiben, aber das Umschreiben braucht gezielte Aktivität, Wiederholung und Zeit.*

Alles Wissenswerte in Kürze

In unserem Gehirn sind alle Erfahrungen, Erlebnisse sowie auch Beziehungs- und Bindungserfahrungen, die wir mit wichtigen Bezugspersonen gesammelt haben, in neuronalen Netzwerken abgespeichert. Diese Erinnerungen sind Referenzwerte für die Entstehung unserer Gedanken und Gefühle. Dabei wird das, was wir über die Sinne wahrnehmen, vom vegetativen Nervensystem noch unterhalb der Bewusstseinsschwelle blitzschnell mit diesen Erfahrungen abgeglichen. Als Ergebnis entsteht ein innerer Impuls zur Annäherung/Öffnung oder zu Vermeidung/Rückzug, quasi ein inneres Ja oder Nein.

Als soziale Wesen in einer zivilisierten Gesellschaft ist es manchmal wichtig, diesen inneren Impulsen nicht ungefiltert zu folgen. Dafür lernen wir sowohl explizit in Form von Erziehung als auch implizit durch Lernen am Modell oder auch durch die Co-Regulation wichtiger Bezugspersonen, uns zu regulieren und der Situation angemessener zu reagieren.

Insbesondere frühe Beziehungs- und Bindungserfahrungen stellen dabei wichtige Weichen für die spätere Regulationsfähigkeit. Das Kind lernt, eigene Bedürfnisse zu identifizieren, sich Gefühle und Bedürfnisse zu erlauben, sie zu verbalisieren und angemessen zu bewältigen.

Autonome Reaktionen beziehen sich, wie wir im Kapitel »Die Sprache des vegetativen Nervensystems« noch genauer sehen werden, also häufig auf frühere Erfahrungen. Wenn wir uns als unangemessen ängstlich, kontrollierend oder negativ erleben, hat das also in früheren Lebenssituationen meist Sinn ergeben. Heute ist dieses Empfinden der Situation entsprechend oft unangemessen. Die dem Abgleich zugrunde liegenden Erfahrungen lassen sich nun verändern und im Gehirn ergänzen. Dieser Prozesse braucht neben korrigierenden Erfahrungen vor allem Zeit und Wiederholung.

4 DER KÖRPER ALS »LAUTSPRECHER« DER SEELE

Von dem Hirnforscher Antonio Damasio (2002) stammt der Begriff der *Somatischen Marker*. Damasio postuliert, dass alle menschlichen Erfahrungen in einem emotionalen Erfahrungsgedächtnis verkörperlicht und somit im Körper gespeichert sind. Von dort aus prägen sie unser Entscheidungsverhalten. Diese Erfahrungen äußern sich – wie bereits erwähnt – in dem schlichten dualistischen Handlungsimpuls der *Annäherung* oder der *Vermeidung*. Die Seele spricht also zu uns – und der Körper ist ihr »Lautsprecher«. Sie sagt uns: »Los, geh hin! Hab Spaß und gewinne!« Oder auch: »Hau drauf!« Oder der Körper lässt ausrichten: »Halt dich zurück! Beschwichtige den Angreifer!«, oder auch: »Weg hier!«

Diese Impulse sind sehr basal, oft auch ohne bewusste Gedanken oder Gefühle. Wir spüren einfach: Etwas zieht uns hin – oder stößt uns ab. Die Seele spricht also eine somatische Sprache, die sich zunächst äußern kann in dem schlichten Impuls »hin« oder »weg«. Bei feinerer Betrachtung können dann weitere Botschaften dazukommen. Sie können sich äußern als *individuelle körperliche Signale* wie eine wahrgenommene Enge, Druckgefühle, Schmerzen oder auch ein Prickeln, ein Gefühl von Leichtigkeit oder ein freies Gefühl in Brust, im Halsbereich, Bauch, Kopf oder Nacken und so weiter.

Um unser menschliches Funktionieren noch besser zu verstehen und die nötigen Schritte ableiten zu können, müssen wir die Komplexität vorübergehend noch ein wenig erweitern, um sie später der Einfachheit halber wieder reduzieren zu können. Wir werfen also einen weiteren Blick auf das Gehirn, das vegetative Nervensystem des Menschen und das Zusammenspiel der beiden. Dabei orientiere ich mich vor allem an der Polyvagaltheorie von Stephen Porges, die er 1995 in dem Artikel »Orienting in a defensive world. Mammalian modifications of our evolutionary heritage« erstmals vorgestellt hat und zu der es inzwischen umfangreiche Fachliteratur gibt (z. B. Porges 2010). Wenn Sie die neurobiologischen Erkenntnisse der Polyvagaltheorie schon aus anderen Quellen oder aus meinem *kleinen Eheretter* oder dem *kleinen Sexretter* kennen, können Sie diesen Abschnitt auch überfliegen oder ganz auslassen.

Die Sprache des vegetativen Nervensystems

Unser vegetatives Nervensystem besteht aus zwei Teilen – einem, der für die Aktivierung zuständig ist, dem sogenannten sympathischen[4] Nervensystem (Sympathikus), und einem, der für die Beruhigung zuständig ist, dem Parasympathikus. Der Hirnforscher Steven Porges schlägt in seiner Polyvagaltheorie eine weitere Differenzierung vor. Er postuliert, dass der Vagusnerv als wesentlicher Teil des parasympathischen Nervensystems zwei Zweige mit unterschiedlichen Funktionen hat: einen evolutionsbiologisch jüngeren Teil für den sozialen Kontakt (ventraler Vagus) und einen älteren Teil für die Immobilisierung (dorsaler Vagus).

Das vegetative Funktionieren des Menschen folgt relativ einfachen Regeln. Es gibt Sinneswahrnehmungen über unsere Augen, Ohren, über die Nase oder Haut. Diese werden blitzschnell mit den Erfahrungen, die im sogenannten limbischen System gespeichert sind, abgeglichen, worauf ein innerer Impuls entweder zur Annäherung oder zur Vermeidung folgt. Dieser Impuls ist nicht per se angenehm

4 Sympathisch hat in diesem Kontext nichts mit der umgangssprachlichen Sympathie zu tun, sondern mit dem Sympathikus des Nervensystems.

oder unangenehm. Er beruht auf einer intuitiven Gefahreneinschätzung, liefert einen spontanen Handlungsimpuls und geht mit ersten vegetativen Körpersensationen einher.

Beispielsweise wird das sympathische Nervensystem aktiviert, der Herzschlag beschleunigt sich, die Durchblutung wird intensiver und es kribbelt im Körper. Unter Berücksichtigung weiterer Daten aus dem Gedächtnisschatz bildet unser Gehirn nun eine Einschätzung, ob es sich um ein positives Kribbeln handelt, etwa im Sinne von Erregung, das zum Liebesspiel mobilisiert, oder um ein unangenehmes Kribbeln, dass auf Wut oder Angst hinweist und eher zu Kampf oder Flucht mobilisiert (Sympathikus Spiel/Spaß oder Kampf/Flucht).

Neurozeption	**Gefahr**			**Sicherheit**		
Impuls	**HIN**	**WEG**	**WEG**	**HIN**	**HIN**	**(WEG)**
Modus	**Kampf** Angriff, Streit, Kritik, Vorwurf	**Flucht** Vermeidung, Bagatellisierung	**Ohnmacht/ Resignation** Kontaktverlust	**Sozialer Kontakt** Stabilität, Beziehung	**Spiel & Spaß** Sport, Sex, Abenteuer	**Regeneration** Schlaf
Vegetatives Nervensystem	Sympathikus: Mobilisierung	Sympathikus: Mobilisierung	dorsaler Vagus: Immobilisierung	ventraler Vagus: Sozialer Kontakt	Sympathikus: Mobilisierung	dorsaler Vagus: Immobilisierung
Körper	erhöhte Muskelspannung, schneller Puls, erhöhter Blutdruck	erhöhte Muskelspannung, schneller Puls, erhöhter Blutdruck	Schwere, Antriebslosigkeit, Muskelspannung schlaff oder extrem hoch	Muskeltonus variabel, Neokortex aktiv, Atmung tief, bewegliche Mimik	erhöhte Muskelspannung, schneller Puls, erhöhter Blutdruck	niedrige Muskelspannung, Schweregefühl, Atmung tief
Gefühle	v. a. Wut, Ärger	v. a. Angst	Gefühllosigkeit, Einsamkeit, Leere	Freude, Offenheit, Verbundenheit	Lust, Spaß	Ruhe
Kognitionen	fokussiert, negativ gefärbt, Gedanken z. B.: »Hau drauf!«, »Vergiss es!«, »Leck mich!«	fokussiert, negativ gefärbt, Gedanken z. B.: »Ich muss hier weg!«, »Hör endlich auf!«	Sprach- und Denkfähigkeit reduziert, Gedanken z. B.: »Mein Kopf ist leer.«, »Ich bin allein.«, »Ich habe keine Chance.«	Denkfähigkeit weit, kreativ, Gedanken z. B.: »Es ist schön.«, »Ich fühle mich wohl.«, »Ich bin ganz.«	fokussiert mit Begehren, Gedanken z. B.: »Yeah, macht das Spaß!«, »Ich will das jetzt.«	Gedanken fließend oder neblig, nicht logisch gefiltert (z. B. Träumen), kein Kontaktbedürfnis

In einer anderen Situation spüren wir beispielsweise einen Impuls im Körper, der sich wie ein Zurückweichen anfühlt. Etwas führt im Abgleich mit den gespeicherten Erinnerungen zur Einschätzung: »Weg hier, das geht nicht gut.« Wenn im Körper noch Handlungsfähigkeit im Sinne von Muskelspannung, beschleunigtem Herzschlag und ausreichender Atmung vorhanden ist, entsteht der Impuls nach Flucht (Sympathikus). Meldet das Gesamtsystem aus seinem Erfahrungsschatz »Das funktioniert nicht. Du kannst nicht kämpfen und nicht fliehen«, dann entsteht ein Gefühl von Schwere, Leere und Resignation (dorsaler Vagus: Immobilisierung).

Bei der blitzschnellen Einschätzung der Situation ist es ein elementarer Unterschied, ob wir uns wohl und sicher fühlen oder nicht. Im wohlig sicheren Zustand kann es sich bei einem Bedürfnis nach Ruhe und Rückzug (»weg«) also einfach um Müdigkeit handeln. Die Schläfrigkeit kurz vor dem Einschlafen reduziert unser Kontaktbedürfnis. Wir kreisen in unserer eigenen Welt. Die Gedanken können sich dabei wie neblig und ungreifbar anfühlen oder sie fließen bereits – vom Präfrontalkortex nur noch schwach kontrolliert – dahin. Es gibt dabei keinen mit dem Fluchtreflex vergleichbaren Impuls, aber wir sind dennoch raus aus dem Kontakt.

Im Folgenden werden wir die verschiedenen Modi unseres vegetativen Nervensystems und ihre Funktionen noch etwas weiter vertiefen.

Das soziale Kontaktsystem

Werfen wir nun einen genaueren Blick in die verschiedenen Zweige des vegetativen Nervensystems, ihre Aufgaben und Implikationen. Wir beginnen mit dem Modus der sozialen Verbundenheit, dem sogenannten »sozialen Kontaktsystem«. Dies ist der Modus, in dem wir als Menschen im Vollbesitz unserer geistigen Kräfte sind. Das Großhirn ist zugeschaltet und kann genutzt werden, und wir können zusätzlich alle Fähigkeiten abrufen, die uns als Homo sapiens von anderen Säugetieren und Lebewesen unterscheiden.

Wenn wir keinen Impuls der Vermeidung spüren, sondern uns wohl, stabil und ausgeglichen fühlen, befindet sich das vegetative

Nervensystem im sozialen Kontaktmodus. Der vordere, ventrale Teil des Vagusnervs ist dann aktiv. Seine Aufgabe ist es, das Gehirn mit vielen Bereichen des Körpers zu verbinden.

Insbesondere im Gesicht, dem Hals- und Stimmbereich, den Ohren und der Brust ist die Aktivierung des ventralen Vagus gut sicht- und spürbar. Das Mienenspiel ist entspannt und beweglich. Für die soziale Natur des Menschen spielt das eine zentrale Rolle, denn diese Bereiche »lesen« wir bei anderen blitzschnell noch unterhalb der Bewusstseinsschwelle und drücken auch uns selbst damit aus. Aufgrund der gelesenen Zeichen schätzt unser Gehirn in Sekundenbruchteilen ein, ob unser Gegenüber uns wohlgesinnt ist oder nicht. Stimmungen, Gefühle und Haltungen drücken sich aus im unwillkürlichen Spiel Hunderter kleiner Muskeln, beispielsweise um die Augen herum und auch in der unteren Gesichtshälfte.

Soziales Kontaktsystem/ventraler Vagus

- Gefühl von Stabilität und Ganzheit in Persönlichkeit und Körper
- variabler Muskeltonus
- tiefe Atmung
- Flexibilität und Beweglichkeit in Gesicht, Körper, Stimme etc.
- logisches Denken und Weitblick möglich
- Selbstreflexion möglich
- Klarheit im Ja- und Nein-Sagen
- Empathie möglich
- Humor möglich
- sprachliche Ausdrucksfähigkeit differenziert

Grundlegende Gefühlszustände zeigen sich kulturübergreifend und universell in der Mimik, wie wir beispielsweise von dem Emotionsforscher Paul Ekman (2016) wissen. Wir interpretieren das Gelesene intuitiv und erkennen z. B. unbewusst minimalste Bewegungen der Lider oder der Augenbrauen, die sich praktisch nicht faken lassen. Ähnlich sieht es aus mit den Stimmbändern und unserer Fähigkeit zu hören. Je nach Modus unterscheiden sich unser Tonfall, Ausdruck und die Sprechgeschwindigkeit – all dies lässt sich willentlich nur schwer verändern. Ebenso hören wir je nach Modus selektiv unterschiedliche Töne sowie Inhalte, ohne dass wir uns dessen bewusst sind.

Unser vegetatives Nervensystem hat die Fähigkeit, unsere Umgebung ständig automatisch und noch unterhalb der Bewusstseinsschwelle wahrzunehmen. Steven Porges prägte für dieses unbewusste Scannen den Begriff der *Neurozeption.* Wir gleichen die Wahrnehmungen fortwährend und unbewusst mit den im Gedächtnis gespeicherten Erfahrungen ab, um blitzschnell einschätzen zu können, ob wir sicher, bedroht oder gar in Lebensgefahr sind.

Kommt unser System beispielsweise zur Einschätzung, dass die Situation sicher ist, wird der ventrale Ast des Vagusnervs im parasympathischen Nervensystem aktiviert, und unsere offene, zugewandte Haltung ist für andere lesbar. Wir zeigen ein lebendiges Mienenspiel mit vielen Bewegungen und Fältchen um die Ringmuskeln der Augen, wir sprechen mit einer melodischen, variationsreichen, der sogenannten prosodischen Stimmmelodie, und wir haben die Fähigkeit, alle Frequenzen gut zu hören.

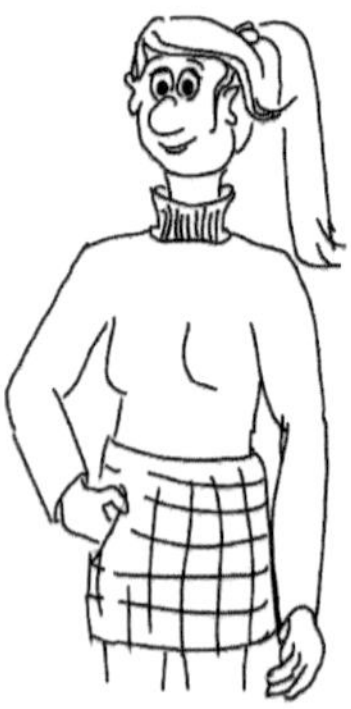

Unser Gegenüber registriert ein bewegtes, eher freundliches Gesicht, eine melodische, vertrauenserweckende Stimme und eine offene, bewegliche Körperhaltung – das bedeutet: Ungefährlich, nett, ich kann mich darauf einlassen. Es kann zu einer wechselseitigen, vertrauensvollen, positiven Interaktion kommen.

Die Gehirne beider Menschen sind dann in einem entspannten und doch aktiven Funktionsmodus: Sie sind in ihrem vollen Umfang nutzbar, können in Kontakt treten und alle Fähigkeiten ausschöpfen, die uns Menschen zu diesen hochentwickelten Wesen machen:

- Wir können Situationen aus unterschiedlichen Perspektiven betrachten.
- Wir können vorausschauend handeln (Antizipation).
- Wir können logisch denken und kluge analytische Schlüsse ziehen.

- Wir sind kreativ.
- Wir können uns selbst reflektieren.
- Wir haben Humor und können auch über uns selbst lachen.
- Wir sind in der Lage, in sozialen Kontakt zu gehen, mit anderen mitzuschwingen und uns in andere einzufühlen (Empathie).
- Wir haben aber auch die Stabilität, Nein zu sagen und uns abgrenzen.
- Wir haben ein Gefühl des Zusammenhangs und der Ganzheit unseres Organismus und unserer Persönlichkeit (Kohärenz).

Mit anderen Worten: Hier gibt es nichts zu regulieren. Es gibt keinen Impuls zu Kampf oder Flucht. Wir befinden uns in einem stabilen Gleichgewicht.

Sozialer Kontakt als Voraussetzung für Gesundheit

Der Mensch ist ein soziales Wesen. Wir brauchen sozialen Kontakt wie Nahrung, Bewegung oder Schlaf. Wenn wir etwas von diesen elementaren Bedürfnissen entbehren, wird das von unserem System als Bedrohung erlebt. Das vegetative – oder auch autonome – Nervensystem schaltet autonom in einen sogenannten Defensivmodus: Es bereitet sich auf Kampf, Flucht oder Unterwerfung vor.

Doch wenn unser Organismus von einem Defensivmodus bestimmt wird, können wir keinen befriedigenden sozialen Kontakt haben. Das System ist im Stress und reagiert in Begegnungen mit einer Spirale aus negativer Bewertung und vorwurfsvoller Defensivreaktion, also oft unangemessen. Wenn der Partner verspätet heimkommt, bekommt er zuerst einen Vorwurf vor der Nachfrage, was der Grund für die Verspätung ist. Wenn die erwachsenen Kinder gefühlt zu selten anrufen, werden sie beispielsweise angeklagt mit den Worten »Aha, gibt's dich auch noch? Ich dachte schon, du hast mich vergessen« und so weiter.

Es kann auch sein, dass jemand den Kontakt so stark vermisst, dass der oder die Bedürftige geradezu klammert und der anderen Seite kaum noch Luft zum Atmen lässt. Solche Kontaktaufnahmen führen beim Gegenüber nicht zu einem Gefühl von Freude und Belohnung, sondern können geradewegs wieder eine Defensivreaktion auslösen. In diesem gestressten Modus können wir die Auswirkungen unseres

Handelns aber nicht neutral und empathisch überblicken. Wir können uns nicht mehr wirklich in den anderen einfühlen und auch nicht mehr lachen, geschweige denn uns für das Befinden unseres Gegenübers interessieren. Die Verbindung zu anderen Menschen ist dadurch erschwert.

Doch was passiert, wenn wir nicht genügend oder keinen sozialen Kontakt haben? Einsamkeit ist eine der größten Gesundheitsgefahren unserer Zeit. Im Gegensatz zum Alleinsein, bei dem wir selbst den Rückzug suchen und darin auftanken können, ist Einsamkeit das unfreiwillige Alleinsein. Es kann mit Scham- und Schuldgefühlen wie etwa »Ich bin langweilig«, »Ich bin nicht liebenswert« oder »Selbst Schuld, weil ich damals etwas Falsches gesagt habe« verbunden sein und so in einen weiteren Strudel aus Rückzug und noch größerer Einsamkeit führen. Viele Studien weisen darauf hin, dass Einsamkeit die betroffenen Menschen krank macht, lebensverkürzend wirkt und aufgrund der erforderlichen Behandlungen auch das Gesundheitssystem einer Gesellschaft belastet. In manchen Ländern wie etwa Großbritannien oder Japan gibt es darum inzwischen ein Ministerium zur Bekämpfung der Einsamkeit.

Fehlende Kontakte und unbefriedigte Bedürfnisse erzeugen Stress im System, der beispielsweise einen erhöhten Puls und Blutdruck, muskuläre Anspannung und die vermehrte Ausschüttung von Stresshormonen zur Folge hat. Daraus können etwa chronische Schmerzzustände und andere psychovegetative Erkrankungen wie Herz-Kreislauf-Probleme, Störungen des Verdauungstrakts, der Blase oder auch sexuelle Probleme entstehen.

Ein gesunder Organismus befindet sich überwiegend im Zustand eines aktivierten ventralen Vagus mit einem vitalen Wechsel zum leicht aktivierten sympathischen Nervensystem. Das bedeutet, es gibt ein dynamisches Gleichgewicht zwischen Anspannung und Entspannung, wir können bei Belastungen immer wieder für den entsprechenden Ausgleich sorgen und haben regulierte körperliche Prozesse. Wir können bei Bedarf in verbundenen zwischenmenschlichen Kontakt gehen, aber auch für den nötigen Abstand sorgen, um uns wieder besser regulieren zu können.

Mobilisierung

Alarmzustand

Doch was passiert, wenn unser vegetatives Nervensystem Gefahren wittert? Wenn es bei einer Wahrnehmung zur Einschätzung kommt: »Stopp, das will ich nicht!« Oder: »Achtung! Das ist eine Gefahr!« Die Prozesse laufen in Sekundenbruchteilen unterhalb der Bewusstseinsschwelle ab. Wir sehen beispielsweise ein aggressives Gesicht und hören dann auch noch den entsprechenden Satz: »Das ist ja wieder typisch!« Wenn es jetzt Erfahrungen, also neuronale Netzwerke gibt, in denen Erlebnisse schmerzhafter Abwertung gespeichert sind, die beispielsweise zu Selbstwertproblemen oder Einsamkeit geführt haben, dann erkennt das Gehirn eine Gefahr. In kürzester Zeit wird im Organismus Alarm ausgelöst, und er mobilisiert sich zur Selbstverteidigung in Form eines Gegenangriffs oder zur Flucht.

Durch die Ausschüttung eines Cocktails an wachmachenden und mobilisierenden Hormonen startet eine Kettenreaktion autonomer Abläufe. Unser Körper reagiert damit blitzschnell, um gefährliche Verzögerungen durch langes Nachdenken zu vermeiden und um den Menschen vor der wahrgenommenen Bedrohung zu schützen. Die Atmung wird intensiver oder flacher, und der Herzschlag beschleunigt sich. Die Muskelspannung erhöht sich insbesondere in den Extremitäten, also in Beinen, Armen, Händen und auch Schultern, um besser kämpfen oder fliehen zu können. Die Gefäße verengen sich, um den Menschen bei Verletzung vor Blutverlusten zu schützen, was etwa kalte Hände und Füße zur Folge hat.

Die Veränderung des Muskeltonus und des Atems schlägt sich auch im Gesicht nieder. Blitzschnell und autonom verfinstert sich der Blick. Es zeigt sich eine Stirnfalte, und die Lider senken sich. Die untere Gesichtshälfte wird angespannter und sieht versteinert aus – bis hin zu zusammengekniffenen Lippen oder Zähnen. Oder die Augen werden ängstlich aufgerissen und der Blick fixiert. All diese Reaktionen können auch minimal ausfallen und werden trotzdem vom Gegenüber neurozeptiv gelesen.

Mobilisierung

- erhöhte Anspannung im Körper
- Impuls nach vorn oder weg
- Gedanken fokussiert auf die Bedrohung/Belastung/Aktivität
- Tendenz, Dinge negativ zu deuten
- reduzierte Wahrnehmung der Umgebung
- Herz schlägt schneller
- Muskelspannung insbesondere in Schultern, Armen, Händen, Beinen, Gesicht
- Atmung intensiver, oft schneller und flacher

Auch in diesem Modus verändert sich die Hirnaktivität. Bestimmte Bereiche im Neokortex, die wie oben erwähnt für den sozialen Kontakt zuständig sind, werden deaktiviert. Der präfrontale Kortex, der regulierend auf die emotionale Alarmzentrale (die Amygdala) einwirkt, reduziert oder versagt seinen Dienst. Mit einem Schlag sind wir nicht mehr in der Lage, über etwas zu lachen, den Weitblick zu behalten, uns selbst zu reflektieren oder uns in den anderen einzufühlen. Die Wahrnehmung ist jetzt fokussiert auf die gefühlte Bedrohung. Wir mobilisieren uns zum Kampf. In unserer zivilisierten Welt heißt das: Wir konzentrieren uns, wir argumentieren, streiten oder setzen uns aktiv für etwas ein. Oder wir mobilisieren uns dazu, eben diesen Kampf zu vermeiden, indem wir beispielsweise konzentriert schnell ablenken, beschwichtigen oder die Auseinandersetzung vermeiden, also zur Flucht.

AUS DEM WIRKLICHEN LEBEN: JAN UND LISA

JAN und **LISAS** Zwillinge haben Masern. Lisa muss sich bei der Arbeit krankmelden, obwohl heute ein wichtiger Termin mit einem Kunden ansteht. Sie ist sauer auf die Kinder, ebenso auf den Kinderarzt, bei dem sie erst morgen einen Termin kriegt, auf ihren Mann, der zur Arbeit gehen kann, und auf die Welt, die so schlecht und frauenfeindlich ist, dass sie in ihrer Karriere zurückstecken muss. In ihrer Wahrnehmung sind alle böse und machen das ein bisschen auch mit Absicht.

Lisa ist so angespannt und hibbelig, dass sie hin und her rennt, das Geschirr auf den Tisch knallt und die Kinder anschreit. Am liebsten möchte sie fliehen, aber das geht natürlich nicht, weil sie die Kinder ja nicht alleine lassen kann. Es ist für sie ein alter Trigger, dass alles andere wichtiger ist als sie selbst. Früher war es das Gasthaus, in dem sie aufgewachsen ist, jetzt ist es Jans Job, die Kinder, die empfindlichen Erzieherinnen in der Kita, ihr blöder, unflexibler Arbeitgeber, der Kinderarzt und so weiter.

Das gestresste Nervensystem hat die Führung übernommen. Lisa fühlt sich getrieben und kann an nichts anderes als diese Dinge denken, die gefühlt alle gegen sie gerichtet sind und sich in ihrem Leben bündeln. Im Stress der sympathischen Aktivierung kann sie nicht mehr sehen, dass sie selbst entschieden hat, heute zu Hause zu bleiben, und dass Jan auch nicht mehr weiß, wo ihm der Kopf steht. Und sie hat vergessen, dass es einige Dinge gibt, die gut laufen mit ihrem Partner und der Familie.

Positive Mobilisierung

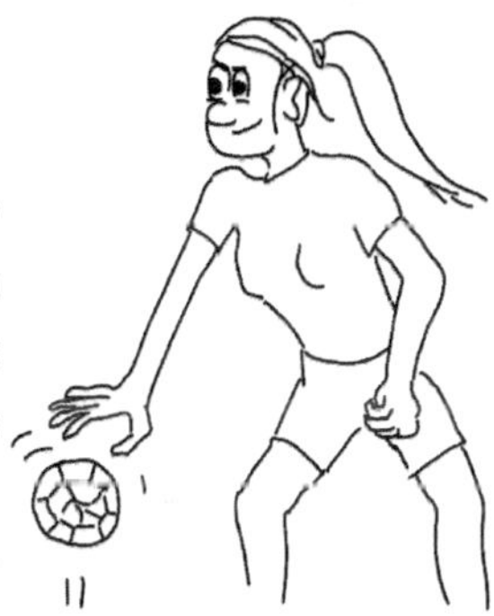

Das sympathische Nervensystem steht allerdings nicht nur für Kampf oder Flucht bei bedrohlichen Gefühlen, sondern generell für die Mobilisierung des Menschen. Es gibt also auch angenehme Zustände, in denen wir mobilisiert sind und somit einen aktivierten Sympathikus haben.

Das sind vor allem Situationen, in denen unser Gehirn neurozeptiv Dinge positiv bewertet, weil es sie mit angenehmer Aktivität assoziiert. Wenn wir beispielsweise Sport treiben, sind wir ebenfalls mobilisiert und damit »sympathisch aktiviert«.

Im Körper geschehen also auch bei positiver sympathischer Aktivierung die gleichen Abläufe wie im Alarmzustand. Das Herz schlägt schneller, die Atmung wird schneller, und die Muskelspannung steigt. Wir nehmen unsere Umgebung nicht mehr mit Weitblick wahr, sondern sind fokussiert auf das, was wir tun und wo wir hinwollen. Die einzige Ausnahme besteht darin, dass wir es positiv bewerten und Spaß daran empfinden.

Grenzen setzen

Eine weitere wichtige Funktion erfüllt unser sympathisches Nervensystem, indem es uns die Konzentration, den Willen und die Power zur Verfügung stellt, Grenzen zu setzen. Das müssen gar nicht wirkliche körperliche Übergriffe sein, in denen wir die Kampf- oder Fluchtfähigkeit des Körpers wirklich brauchen. In allen Lebenslagen kann es passieren, dass wir uns mit etwas unwohl fühlen und es beenden wollen. Oder wir wollen etwas erreichen, und es gibt Widerstand. Angefangen bei einem schlichten Marmeladenglas, das sich nicht öffnen lässt, können wir mit Energielosigkeit und Entspannung nichts erreichen. Jetzt brauchen wir eine gewisse Mobilisierung, ein noch kräftigeres Zupacken und vielleicht auch mal einen kleinen Aufschrei, um das Ziel zu erreichen.

Insbesondere in sozialen Kontexten kommt es immer wieder zu Situationen mit Interessenkonflikten. Wenn ein einfaches Nein nicht wirkt, kann schlapper Widerstand verheerende Folgen haben. Kraftloses Wiederholen der Ablehnung, ein Vermeiden von Klarheit und endlose Freundlichkeit bewirken tragischerweise das Gegenteil dessen, was wir wollen, und können in eine Eskalationsspirale führen. Der andere spürt: »Da ist noch was zu holen, ich gebe nicht auf.« Der eigene Widerstand ist dann weich, unklar und vermeidend, und das Gegenüber kann sich ermutigt fühlen, weiter einzudringen. Um ihr Ziel zu erreichen, legt jede Seite immer noch ein bisschen drauf: Die fordernde Person bringt immer neue Argumente, sie bleibt der anderen auf den Fersen, und der Tonfall wird immer *eindring*licher. Der Widerstand des Gegenübers wird immer passiver, resignierter, bleibt aber unklar. Beide Seiten nähren so die Eskalation.

In solchen Fällen ist ein gewisses Maß an Kampf sehr sinnvoll. Wir brauchen die Fokussierung auf das, was wir wollen. Wir brauchen die Anspannung, um wachsam und schnell reagieren zu können – je nachdem, in welche Richtung sich das Geschehen entwickelt. Wir profitieren auch davon, dass wir die Aktivität in Form eines fokussierten Blickes und einer festen Stimme nach außen zeigen. Die sympathische Aktivierung ermöglicht es uns, mit dem ganzen Körper zu reagieren: So können wir konzentriert denken, bleiben emotional skeptisch sowie kritisch und können schnell handeln. Wie bei

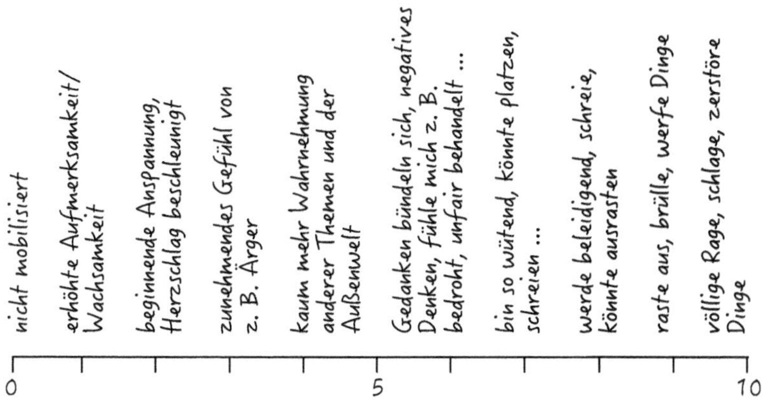

allem macht die Dosis das Gift, aber wer sich bei Bedarf selbst mobilisieren kann, hat die Chance, unerwünschte Situationen effektiver zu beenden.

Regulationsbedarf?

Wofür ist es wichtig, den Zustand der Mobilisierung in sich erkennen zu können? Das gesunde Leben bewegt sich zyklisch zwischen den Polen der Anspannung und der Entspannung, also zwischen Aktivität und Passivität, zwischen Mobilisierung und Ruhe. Manchmal ist die Aktivierung erwünscht, lustvoll oder lebensnotwendig. Und manchmal ist sie unangemessen oder chronisch, ohne entspannenden Ausgleich, oder unangemessen, weil eine Situation neurozeptiv überbewertet wurde, aber nüchtern betrachtet ungefährlich ist. Für unsere Gesundheit ist Folgendes also sehr hilfreich: Je schneller wir den Switch in einen mobilisierten Zustand achtsam wahrnehmen können, umso schneller können wir – falls er unangemessen war – gegensteuern. Achtsamkeit ist lernbar, das Thema wird im Folgenden noch vertieft.

Dauer-Mobilisierung

Viele Menschen befinden sich jedoch in einer dauerhaften Stress-Schleife. Sie versuchen, allen Ansprüchen gerecht zu werden, und hetzen von einer Verpflichtung zur anderen. Wenn sie an sich selbst arbeiten, dann vor allem an der Leistungs- und Selbstoptimierung. Das vegetative Nervensystem befindet sich somit in einem anhaltenden Stresszustand. Herzfrequenz und Blutdruck sind durchgängig erhöht. Der Muskeltonus ist ebenfalls erhöht, was zu Verspannungen und Schmerzen führen kann. Der Organismus ist praktisch ständig geflutet von Stresshormonen wie Adrenalin und Cortisol. Jetzt spricht der Körper als »Lautsprecher« der Seele mit erhobener Stimme und äußert sich in Symptomen. Verbreitete Stress-Symptome sind beispielsweise Herz-Kreislauf-Erkrankungen, schmerzhafte oder degenerative Erkrankungen des Bewegungsapparates, Magengeschwüre oder auch das Zähneknirschen (Bruxismus). Unser stärkster Muskel, der Kiefermuskel, ist dabei dauerhaft angespannt, auch im Schlaf. Das kann vielfältige Schäden an den Zähnen und über Kiefer, Hals, Schulter und Rücken Schmerzen im gesamten Bewegungsapparat verursachen.

Falls es sich um positiven Stress handelt, sind die Betroffenen noch unkritischer mit dem Dauerstress, denn die Arbeit macht ja großen Spaß. Wofür schlafen? Zeitverschwendung! Wir rühmen uns eher mit unserem niedrigen Schlafbedarf, optimieren weiter unsere Leistungsfähigkeit und setzen noch eine Weiterbildung und einen Termin im Fitnessstudio obendrauf. Auch dieser Zustand kann trotz positiver Gefühle gesundheitsschädlich werden, denn es fehlt das zyklisch erforderliche Runterkommen, die Entspannung. Menschen im Dauerstress – ob positiv oder negativ erlebt – befinden sich in Dysregulation und bedürfen zum Ausgleich der Aktivierung des parasympathischen Nervensystems.

Unangemessene Mobilisierung

Es gibt einen weiteren Aspekt, weshalb es wichtig ist, den Zustand der Mobilisierung bei sich selbst identifizieren zu können. Unser Denken verändert sich im Stresszustand und wird fokussierter und tendenziell negativer. Das hat damit zu tun, dass sich der Organismus bei steigendem Stress, also bei steigender subjektiver Bedrohungswahrnehmung, zunehmend auf die Gefahr fokussieren und wirklich alle Hinweise darauf finden muss. Die Wahrnehmung wird also zunehmend selektiv und negativer.

Das Warnsystem funktioniert dabei so schnell, dass die analytischen Funktionen des Neokortex zu langsam sind. Im Eifer des Gefechts kann es so zu »falsch positiv« gemeldeten Gefahreneinschätzungen kommen. Es kann z. B. sein, dass ich im realen Leben mit Kolleginnen zusammenstehe und ein übergeordneter, aber wohlwollender Kollege vor mir steht, der aufgrund seines eigenen Stresses einen dummen Witz gemacht hat. Mein System identifiziert es als Gefahr – z. B., weil ich in frühen Beziehungen von überlegenen Personen (dem Vater oder Lehrer) vor anderen lächerlich gemacht wurde. Die abgespeicherte und blitzschnell identifizierte Neurostruktur heißt: unterlegen vor Überlegenem, Publikum, Witz über mich, Abwertung → Alarm!

Wohlgemerkt: Unser vegetatives Nervensystem tut sein Bestes, um uns zu beschützen. Dafür ist diese blitzschnelle Fähigkeit zur Mobilisierung lebenswichtig. In angemessenen Situationen wie beispielsweise Angriffen oder auch kleinen Attacken brauchen wir diese Fähigkeit. Nun kann es aber sein, dass die aktuelle Situation im Unterschied zur alten völlig ungefährlich ist. Das Gegenüber kann uns sehr wohlgesinnt sein, meint seinen Witz durch und durch liebevoll, hat eben eine andere Art von Humor oder ist selbst gerade etwas verlegen und im Stress. Möglicherweise befinden wir uns in einer völlig anderen Lebenssituation als damals: Wir sind nicht mehr abhängig von der Bewertung des Lehrers, sondern sind unser eigener Chef. Wir sind nicht unterlegen, sondern erfahren und beliebt. Dennoch kann es in einem solchen Moment zu einem (Fehl-) Alarm und somit zu einer blitzschnellen inneren Altersregression kommen, d. h., wir fühlen uns plötzlich nicht mehr wie 40, sondern wie 14. Wenn es dumm läuft, reagieren wir entsprechend impulsiv, aggressiv oder pubertär. Unser autonomes Nervensystem hat uns aufgrund einer Fehleinschätzung übervorsichtig gewarnt und damit zu einer unangemessenen Reaktion geführt.

AUS DEM WIRKLICHEN LEBEN: FRIDA

FRIDA ist in einer Familie aufgewachsen, die heute vielleicht als emotional verwahrlost bezeichnet würde. Die kriegstraumatisierten Eltern waren selbst beziehungsunfähig, hatten einen lieblosen Umgang mit sich selbst, miteinander und mit den Kindern, die sie anschrien und schlugen. Insbesondere Frida war der Sündenbock für alles. Gespräche über Gefühle, was jemand braucht oder wie es einem geht, gab es nicht. Für Frida war das normal, sie kannte es nicht anders und lernte ihren Umgang damit.

Früher hatte sie häufig Bauchschmerzen, in der Pubertät kam Migräne dazu, und mit dem Erwachsenwerden entwickelte sie Essstörungen, die als Anorexie begannen und später in Bulimie umschlugen.

Aufgrund der Beziehungserfahrungen mit Eltern und Verwandten sowie deren abwertenden Umgangs mit Frauen lehnte Frida ihre Weiblichkeit massiv ab. Als sich die ersten Rundungen zeigten, versuchte sie, noch mehr zu hungern und diese mit weiter Kleidung zu verschleiern. Gefühle und alle inneren Bedürfnisse – mochten sie noch so normal sein – wurden bekämpft. Frida hatte Angst vor dem Hunger, Angst vor dem Sattsein und Angst vor Begegnungen mit Männern. Sie hatte Angst zu fühlen. Ihr Organismus befand sich in Dauerstress. Sie hatte das Gefühl, nur noch aus Trieben zu bestehen, von denen sie beherrscht war. Wenn sie sich nicht ständig kontrollierte, würde sie immerzu ausrasten, sie würde alles essen, was sie fand oder emotional so bedürftig werden, dass sie es selbst schon abartig fand. Und sie war permanent auf der Flucht, rannte von einem Arzt zum anderen, hielt es nicht lange an einem Ort aus und nutzte jede freie Minute, um zu verreisen.

Doch anstatt zu heilen, wurde der Stress mit dem Erwachsenwerden noch schlimmer. Im Beruf fürchtete sie zu versagen. Vor einer Partnerschaft hatte sie große Angst, fühlte sich aber gleichzeitig unendlich einsam. Aufgrund des anhaltenden Stresses entwickelte sich ein Reizdarmsyndrom, Frida war geplagt von täglichen Durchfällen und wiederkehrenden Blasenentzündungen. In der Apotheke war sie bald die beste Kundin. Sie kannte alle frei verkäuflichen Medikamente gegen Schmerzen und andere Beschwerden, doch nichts half. Mit der Zeit wurde auch ihr Schlaf immer störanfälliger. Es gab Phasen, in denen sie praktisch keinen Tiefschlaf mehr hatte und schon froh sein musste, in der Nacht etwas dösen zu können. Die Angst wurde immer größer und ihre Situation immer aussichtsloser. Frida war wie getrieben, beschäftigte sich nur noch mit ihren Krankheiten und fand nicht mehr heraus aus dem Stress.

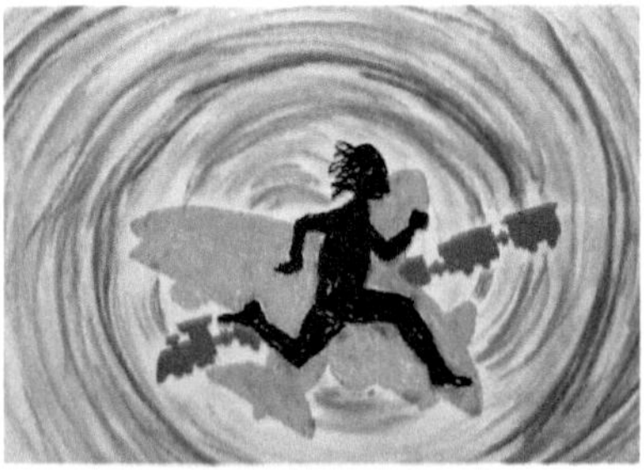

Bild aus Fridas Therapie

Immobilisierung

Nun gibt es noch den hinteren Ast des Vagusnervs im parasympathischen Nervensystem – den sogenannten dorsalen Vagus, der vom Gehirn über den Rücken bis hinunter ins Becken und zu den Genitalien schweift und dabei auch einige innere Organe innerviert. Dieser Zweig des vegetativen Nervensystems ist für die Immobilisierung zuständig. Das heißt, er sorgt dafür, dass in Gehirn, Stoffwechsel und Körper Ruhe einkehrt. Dabei hat auch er unterschiedliche Funktionen, die evolutionsbiologisch überlebenswichtig sind.

Wir können beispielsweise in angenehmer Weise immobilisiert sein, indem wir tiefenentspannt vor uns hindämmern und einschlafen. Das Hirn fühlt sich angenehm leer an, das gesamte System kommt zur Ruhe. Im Schlaf können Gedanken auch sehr kreativ werden. Insbesondere beim Träumen fließen Personen und Erlebnisse aus unterschiedlichen Lebensphasen und Lebenssituationen ungefiltert ineinander. Vielleicht kennen Sie aber auch Situationen, in denen Sie wach lagen und von kreisenden, sorgenvollen Gedanken gefangen waren, die Sie nicht mehr einschlafen ließen? Dies sind alles Effekte der Immobilisierung: Der Neokortex mit seinem logischen Denken oder rationalen Überblick über die Gesamtsituation ist weitgehend deaktiviert. Ängste und Sorgen, die sich im Licht des Tages schnell anders einordnen und beruhigen lassen würden, übernehmen die Führung und lassen sich kaum stoppen.

Sind wir also friedlich am Schlafen oder Entspannen, so gibt es nichts zu regulieren. Handelt es sich aber um einen chronischen Zustand des dauerhaften Schläfrigseins, etwa gepaart mit anderen Symptomen wie einem Stimmungstief und dem Verlust von Freude an ehemals erfreulichen Tätigkeiten, so kann die Immobilisierung auch in eine Depression münden.

Es kann aber auch sein, dass unsere Neurozeption blitzschnell eine große Gefahr wittert, bei der sie im Abgleich mit den gespeicherten Erfahrungen zum Ergebnis kommt: »Das ist lebensgefährlich. Hier hast du bisher keine Chance gehabt zu kämpfen oder zu fliehen. Stell dich tot!« Das vegetative Nervensystem wird auch autonomes Nervensystem genannt, denn es schlägt blitzschnell und *autonom* zu, bevor wir darüber nachdenken können, und immobilisiert uns.

Die innere Kettenreaktion fühlt sich beispielsweise so an: Trigger! → Plötzlich kommt ein Gefühl der Schwere. »Mein Kopf ist leer oder rauscht nur noch. Ich fühle nichts mehr, kann nichts mehr sagen, mir fällt nichts mehr ein. Ich bin weg, abgekoppelt aus dem Kontakt, einsam. Vielleicht fühle ich Todesangst oder einfach nur Leere.«

Charakteristisch für eine immobilisierte Reaktion ist, dass die Person trotz großen inneren Stresses nicht mehr handlungsfähig ist. In wahrgenommenen Gefahrensituationen kann das so weit gehen, dass Gliedmaßen praktisch taub oder gelähmt sind. Die Person spürt ihre Hände, Beine oder Füße nicht mehr und kann manchmal nicht mehr gehen oder weglaufen. Sie ist nicht mehr in Kontakt mit sich selbst sowie mit der Umgebung und lässt die Dinge einfach über sich ergehen. Manchmal »verlässt« sie ihren Körper – beispielsweise bei einem Verkehrsunfall unter dem Auto liegend – und beobachtet sich selbst von außen oder von oben. Die Schwelle der Schmerzwahrnehmung wird durch eine Hormonflut deutlich angehoben. Das Aus-sich-heraus-Treten nennen wir auch Dissoziation. Die Immobilisierung ist bei starker Ausprägung also neben ihren positiven, entspannenden Seiten – wie etwa dem Schlaf – auch eine Überlebens- und Traumareaktion und kann Symptom einer Traumafolgestörung sein.

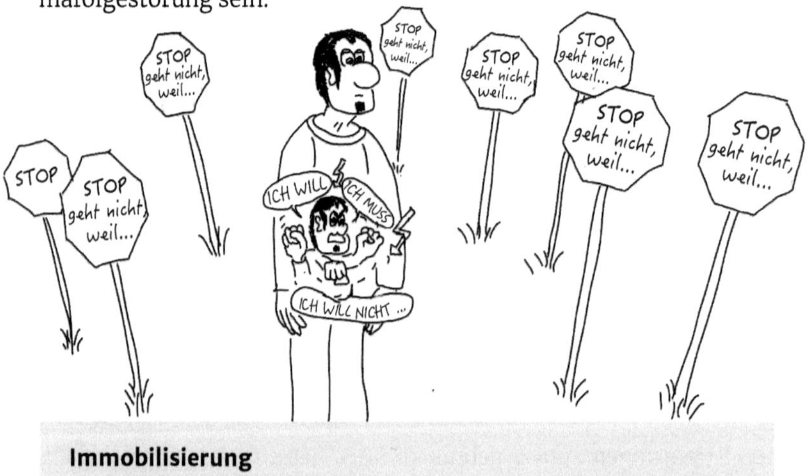

Immobilisierung

- Gefühl von Schwere
- Gefühl von Leere
- Schwierigkeit, klare Gedanken zu fassen, Leere im Kopf

- distanziert, wie unter einer Glocke
- gefühllos
- Gefühl von Handlungsunfähigkeit
- Atmung flach
- Herz rast oder schlägt kaum noch
- Körper bzw. Körperteile kaum noch zu spüren

Regulationsbedarf?

Auch bei der Immobilisierung ist es wichtig, den Zustand zuerst zu identifizieren. Was ist gerade passiert? Bin ich immobilisiert?

Da es sich um eine autonome Reaktion des vegetativen Nervensystems handelt, ist die Wahrnehmung direkt in der Situation oft schwierig. Denn ebenso wie bei der Mobilisierung sind kortikale Funktionen, die zur Analyse der Situation hilfreich wären, zu einem mehr oder weniger großen Anteil deaktiviert. Bei leichter Immobilisierung kann die Person das Geschehen zwar registrieren, fühlt sich aber dennoch handlungsunfähig. Bei stärkerer Immobilisierung dauert es länger, bis die Person wieder das Gefühl eines inneren Zusammenhangs hat und einen reflektierten Blick auf das Geschehen werfen kann.

Wichtig ist auch folgende Regel:

> Um aus der Immobilisierung herauszukommen, braucht es zuerst Mobilisierung.

Sich aus der Immobilisierung heraus direkt zu entspannen ist schwer möglich. Manchmal gibt es Mischformen. Zum Beispiel spüren wir keine Energie, uns zu wehren, können aber doch bei einem weiteren Angriff lautstark zurückschlagen. Manchmal ist ein Gefühl der Schwere und Resignation da, die kortikalen Fähigkeiten reichen aber noch aus, um eine kooperative Absprache zu treffen. Grundsätzlich aber gilt: Zuerst braucht es Aktivierung, um den im Organismus angestauten Stress abzubauen. Gegebenenfalls muss die Person für die nötigen Veränderungen kämpfen. Mit der zurückgewonnenen Handlungsfähigkeit kann auch die Entspannung wieder eintreten.

Intensitätsstufen der Immobilisierung

Es gibt Situationen im Leben, die uns wiederkehrend frustrieren. Insbesondere im Job oder in einer längeren Partnerschaft kommt es über die Jahre zwangsläufig zu Verletzungen, Enttäuschungen und anderen unangenehmen Gefühlen. Wenn zu einer wiederholten Kränkung – und mag sie noch so banal sein – eine ähnlich strukturierte alte Beziehungsinformation in den Netzwerken des Gehirns gespeichert ist, so kann es zu Alarmzuständen unterschiedlicher Stärke sowie auch zu Fehlalarmen kommen.

Stellen wir uns vor, ein kleiner Junge erlebt als Erstgeborener wiederholt, dass seine jüngeren Geschwister liebevoller und besser versorgt werden. Er versucht, auf verschiedene Arten um Liebe und Zuwendung zu kämpfen, wird aber immer wieder zurückgewiesen. Nun wird dieser Junge Vater. Die Quelle seiner Zuwendung – damals die Mutter, heute die Partnerin – wendet sich bevorzugt dem Nachwuchs zu. Bei ihm kommt es zu unerfüllten Bedürfnissen und einem Mangelempfinden. Zunächst begehrt er auf und streitet mit ihr (Mobilisierung). Doch bald spürt er, dass er keine Chance hat, Kampf oder Flucht also nicht möglich ist, weil er die Familie nicht verlassen kann oder will. Triggersituationen sind dann beispielsweise das Heimkommen, wenn sie ihn kaum begrüßt und stattdessen die neusten Errungenschaften des Kindes preist, oder auch körperlicher Liebesentzug. Jetzt kann der Mann in eine Immobilisierung kippen. Er versucht schon gar nicht mehr, um etwas zu bitten oder zu kämpfen. Er zieht sich zurück, verliert den Kontakt zu sich und nach außen (Immobilisierung). Je tiefer die Wunden, die er sich in frühen Jahren zugezogen hat und die in späteren dazukommen, umso heftiger die Reaktion.

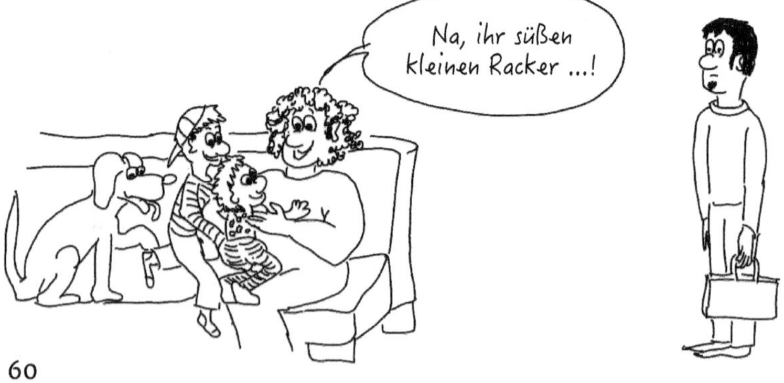

Wir alle kennen unterschiedliche Intensitätsstufen der drei Modi (sozialer Kontakt, Mobilisierung und Immobilisierung), und es gibt Mischformen. Wir können beispielsweise leicht sympathisch aktiviert und dennoch teilweise im sozialen Kontaktsystem sein. In der geschilderten Situation kann es sich also um einen leichten Impuls der Enttäuschung und Resignation im Moment des Reinkommens handeln. Der Mann grüßt in den Raum, freut sich auf seine Frau und registriert ihre Fokussierung auf das Kind. Er spürt einen Stich im Bauch, einen Moment der Schwere, des inneren Zusammensackens, der Hoffnungslosigkeit. Danach kann es ihm gelingen, wieder in einen kontaktfähigeren Modus umzuschalten. Er reguliert sich selbst, indem er sich erst mal in Ruhe auszieht, seine Hände wäscht, die Post durchsieht und dann wieder offener auf die Frau zugehen kann. Diese liest an ihm, ob er resigniert ist, mechanisch antwortet oder wieder ehrlich zugewandt ist. So kann es bei einer einmaligen oder seltenen, leichten Verstimmung in der Partnerschaft bleiben. Es kann aber auch eine Dynamik der Eskalation bzw. chronischen Entwicklung entstehen. Vor dem Hintergrund alter Wunden bei ihm und entsprechender komplementärer Prägungen bei ihr kann es sein, dass er sich nur noch im resignierten, abgeschalteten Zustand im Haus aufhält und gar keinen Kontakt mehr zulässt.

Bei entsprechenden Erfahrungen und Prägungen der Frau kann es sein, dass auch sie unglücklich und unerfüllt ist. Vielleicht ist es ihr auch gerade recht, nicht mehr viel mit ihm zu tun zu haben, weil sie mit der Partnerschaft abgeschlossen hat und sich nur noch für das Kind interessiert. Oder sie hat noch Hoffnung, erlebt ihn aber so entkoppelt, dass sich auch in ihr zunehmend Ärger, Resignation und Kontaktarmut breitmacht.

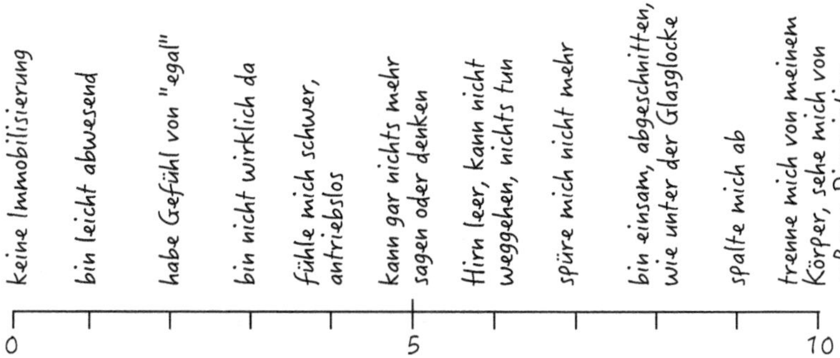

AUS DEM WIRKLICHEN LEBEN: JAN UND LISA

JAN hat früh gelernt, seine Wahrnehmung nach außen und nicht auf die eigenen Bedürfnisse zu lenken. Er erinnert sich beispielsweise noch an ein wichtiges Fußballspiel. Sein Trainer wollte ihn aufstellen, weil das Team seine Tore brauche. Als er es der Mutter erzählte, las er sofort die Verzweiflung in ihrem Gesicht: »Wie soll das gehen? Wer passt denn dann auf die Kleinen auf?« Jan spürte, dass seine Mutter ihn wieder zur Kinderbetreuung brauchte. Doch diesmal war es ihm wichtig, er wollte mitspielen und mit den Kumpels gegen den Abstieg kämpfen. Als seine Mutter zu weinen begann, wurde er wieder hoffnungslos, seine Energie sackte weg und er sagte das Spiel ab.

In Jan entstand ein Automatismus, der ihn sehr schnell abschalten ließ. Wenn ihn jemand ärgerte, unterwarf er sich und passte sich an. Auch in der Ehe bewährte sich diese Bewältigung. In vielen Situationen konnte er Schaden vermeiden, indem er einfach den Mund hielt und schaute, dass **LISA** sich wieder beruhigt. Er ist so gut im Lesen der Mimik, dass er an ihrem Gesicht ablesen kann, wann Widerstand zwecklos ist. Er spürt es in seinem Körper. Etwas sackt in ihm zusammen. Die Schultern, der Rücken, etwas wird mit einem Schlag kraftlos. Plötzlich fehlen ihm auch die Worte. Er findet nichts mehr, das er ihrem Wortschwall entgegensetzen kann, und spürt nur noch seine Resignation.

An dem Tag, als Lisa ihm von der Affäre erzählt, ist es noch mal anders. Sein Herz schlägt wie wild, er möchte schreien aus lauter Angst, sie zu verlieren. Aber es kommt kein Wort aus ihm heraus. Es fühlt sich an, als sei plötzlich eine Glasglocke über ihn gestülpt, die ihn von der Welt abschneidet. Er kann nicht mehr denken und fühlt nichts mehr. Wie erschlagen sitzt er da und hat keine Idee, wie lange dieser Zustand dauert.

Sich selbst verstärkende Prozesse

Alle Modi, in die unser vegetatives Nervensystem wechseln kann, können eine Eigendynamik entwickeln. Sie sind auf einer sozialen Ebene »ansteckend« und können sich so gegenseitig verstärken.

Damit beginnt eine Entwicklung, die wir Eskalationsspirale nennen: Ich fühle mich angegriffen, wehre mich, jetzt fühlt sich der andere angegriffen und »schlägt« zurück. Ich mache meine Position noch deutlicher – der andere auch. Mit der Zeit wird die Reaktion unangemessen, ich setze darum noch mal einen drauf, der andere schlägt zurück oder blockiert und »stellt sich tot«. So kann eine wechselseitige Dynamik eskalieren und immer unkontrollierbarer werden.

Rutscht ein Mensch zum Beispiel aufgrund von Schmerzen oder persönlichen Triggern – durch Reize, die eine innere Kettenreaktion auslösen – in einen mobilisierten Zustand, so beginnen sich Wahrnehmung und Denken zu verändern. Sie werden enger, fokussierter, drängender und tendenziell negativer. Ein Mensch in diesem Zustand erweckt per se in seinem Umfeld eher negative als positive Resonanz. Die begrenzte Begeisterung aufseiten des anderen wird in dessen sympathisch aktiviertem Nervensystem als persönlich ablehnend und feindselig interpretiert und so fort.

Damit kann es auch im Außen zu Kettenreaktionen kommen: Im Job läuft es nicht mehr so rund, und die Arbeit wird zur Belastung. Nach Feierabend ist die Bedürftigkeit hoch, die erlebte Resonanz allerdings nicht so positiv wie erhofft. Auch das kann die Person wieder als persönlich und feindselig interpretieren, was möglicherweise eine weitere Kettenreaktion auslöst. Der Stress im Organismus und im Beziehungssystem steigt, vielleicht kommen Schmerz und noch mehr Frust dazu, und die abendliche Aktivität (z. B. der Sport oder das Treffen mit Freunden, also eigentlich eine Ressource, die der Regeneration dienen sollte) wird abgesagt. Wie zu erwarten leidet nun auch der Schlaf, und es kommt eventuell zu gesundheitsschädigendem Verhalten wie etwa erhöhtem Alkoholkonsum. Am Morgen kommt »die Rechnung«, und das Spiel setzt sich fort – wenn es dumm läuft, über Monate oder Jahre. Chronische Stresszustände, bei denen wir uns wechselseitig triggern, können damit auf breiterer gesellschaftlicher Ebene zu sozialen Unruhen oder Krieg führen. Irgendwann gibt es auf beiden Seiten nur noch Opfer und Kämpfe, wie wir es vom Nahostkonflikt kennen oder in der Corona-Impfdebatte und im Ukraine-Krieg erlebt haben.

Auch der immobilisierte Zustand ist »ansteckend«. Psychotherapeutinnen, aber auch Angehörige von psychisch Erkrankten erleben häufig, wie sehr schwer depressive Menschen oder auch Menschen mit Psychosen Energie abziehen können. Die allumfassende Schwere, Kraftlosigkeit und Handlungsunfähigkeit motiviert uns anfangs dazu zu versuchen, dass wir das Gegenüber ermutigen und stärken, es also mobilisieren. Wenn das nicht gelingt, nehmen wir die Schwere, Ohnmacht und Handlungsunfähigkeit bald in uns selbst wahr. In Partnerschaften und Freundschaften kann das irgendwann zu aggressivem Gegensteuern oder auch zur Resignation und Lähmung des Helfenden führen.

Doch auch die Energie, die ein aktivierter ventraler Vagus erzeugt, kann »ansteckend« sein. Was hilft uns am allermeisten und allerbesten, wenn wir in einer Krise stecken? Viele Menschen würden jetzt antworten: »Jemand, der mich versteht.« Das bedeutet mit anderen Worten: die Empathie, also das Einfühlungsvermögen eines anderen Menschen. Wichtig ist dabei die emotionale Stabilität des Gegenübers. Es hilft uns eben nicht so viel, wenn der oder die andere genauso heftig über denjenigen wettert, der uns gestresst hat. So kann es sein, dass ich meiner Freundin erzähle, wie schlimm sich mein Partner verhalten hat. Dabei spüre ich einen Impuls, meine Freundin möge ebenfalls ärgerlich werden, auf den Tisch hauen und sagen, wie ärgerlich, unverschämt und gemein sie meinen Partner findet. Wenn sie dabei jedoch heftiger reagiert als ich selbst, hilft mir das nicht, sondern wiegelt mich weiter auf oder macht mir Angst. Wir brauchen also einen Menschen, der uns versteht und gleichzeitig stabiler reagiert als wir selbst. In psychologischer Sprache heißt das: *Zur Co-Regulation braucht es einen regulierten anderen.*

In einem Partnerschaftskonflikt kann dieser andere leider nicht die Partnerin oder der Partner sein – denn er ist ja der Verursacher. Wer angeklagt wird, kann nicht gleichzeitig zur Co-Regulation der ausgelösten Gefühle von Ärger, Frust oder Verzweiflung zur Verfügung stehen. Entsprechend defensiv äußert sich das Gegenüber, was die gekränkte Person wieder als Angriff, Abwertung oder Forderung aufnimmt, sodass es autonom zu weiteren Defensivreaktionen kommt.

Den anderen zu attackieren und gleichzeitig Verständnis und eine empathische Reaktion zu erwarten gehört lediglich in die

Eltern-Kind-Beziehung. Eltern sind die Großen, die Überlegenen und Stabilen und sollten kindliche Attacken wie »Ich hab dich überhaupt nicht mehr lieb« oder »Du bist immer so gemein und hast ... [Bruder/Schwester etc.] viel lieber als mich« stabil aushalten können, ohne sich selbst angegriffen oder verletzt zu fühlen. Leider ist auch das keine Selbstverständlichkeit, und viele Menschen haben die Co-Regulation durch stabile Eltern nicht erfahren.

Dennoch ist die Co-Regulation durch einen regulierten anderen eine hochwirksame – und damit »ansteckende« – Möglichkeit, wieder selbst in den Modus des ventralen Vagus zu kommen. Seien es Freundinnen oder Freunde, die uns zuhören und bestätigen, sei es die liebevolle Umarmung des stabilen Partners oder der Partnerin. Es kann auch einfach die Ablenkung durch eine soziale Situation sein wie etwa das Ausgehen mit der fröhlichen Clique oder das Zusammensein mit anderen Menschen, die keine momentan wunden Punkte in uns drücken. Es lenkt uns ab von inneren Impulsen, destruktiv zu streiten oder zu verweigern und uns damit defensiv zu verhalten. Der Kontakt bringt uns auf andere Gedanken und löst angenehmere Gefühle aus. Umarmungen oder andere liebevolle Berührungen können die Regulierung weiter unterstützen. So kommt der gesamte Organismus schrittweise wieder in eine offene, stabile oder auch entspannte Balance und Körperhaltung.

AUS DEM WIRKLICHEN LEBEN: FRED UND HANNE

Gerade auf politischer Ebene lagen **FRED** und **HANNE** häufig nah beieinander. Die emotional aufgeladene und politisch angespannte Zeit der Corona-Pandemie allerdings hatte es geschafft, beide voneinander zu entfernen. Anfangs diskutierten sie noch engagiert über Wege und Lösungen, bis die Impfdebatte sie in unterschiedliche Lager trieb.

Bei Fred gab es ein inneres Ja zur Impfung. Er spürte ein Vertrauen in den Impfstoff, und seine diffuse Angst vor einer Erkrankung begann sich mit den ersten beiden Impfungen zunehmend zu legen. Bei Hanne löste der Gedanke ein inneres Nein aus. Sie litt seit Jahren unter einer Autoimmunerkrankung und versuchte, ihren Körper vor zusätzlichen Belastungen zu schützen. Zu groß war ihre Sorge vor Nebenwirkungen oder Spätfolgen.

Wie in der medial verbreiteten politischen Debatte wurde das Impfen auch für Fred zur wichtigsten anzustrebenden Lösung. Er wurde zunehmend intolerant gegen Impfgegner und deren Argumente. In Diskussionen vertrat er kämpferisch die Position, dass er sich aus Solidarität und Uneigennützigkeit habe impfen lassen. Dass er selbst sich damit sicherer fühlte und persönlich mit der Impfung seine Angst hatte beruhigen können, hatte er im Stress selbst aus den Augen verloren.

Hanne dagegen suchte wie andere Menschen mit einem inneren Nein nach alternativen Lösungen. Sie begann, sich zunehmend als Außenseiterin zu fühlen. Der Druck, der medial sowie von Fred auf sie ausgeübt wurde, verstärkte ihr inneres Nein, begünstigte ein Leugnen der Gefahr und mobilisierte immer mehr Widerstand. Zunehmend begann Hanne, sich widerständigen Gruppen und Theorien anzuschließen, um dort die Zugehörigkeit und das Verständnis zu finden, die sie in ihrer Partnerschaft und Familie vermisste.

Der Stress zwischen Fred und Hanne war massiv und wurde täglich durch Nachrichten aus unterschiedlichen Quellen untermauert, sodass keine Empathie für die andere Seite mehr möglich war. Über Monate konnte sich das Paar kaum annähern, und so gerieten beide immer stärker in einen Zustand emotionaler Entbehrung und gegenseitiger Verletzung.

Es brauchte ein Jahr, einige Zeichen politischer Deeskalation und viel persönliche Anstrengung, um mit der Zeit wieder vertrauensvoller aufeinander zugehen und in wirklichen emotionalen Kontakt treten zu können.

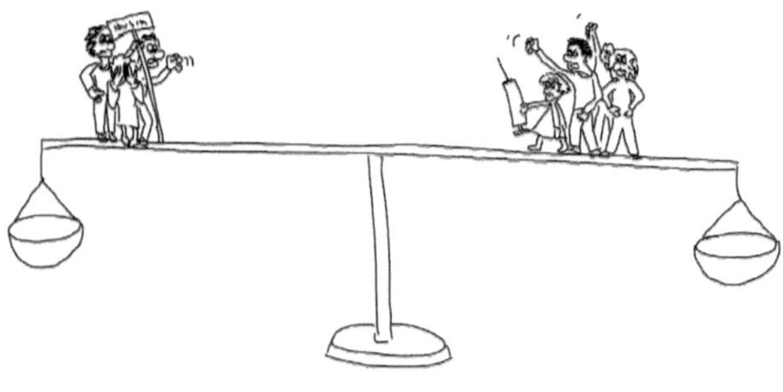

Hierarchie der verschiedenen Modi

Wir kommen auf die Welt ohne ein klares Gefühl für unser Selbst. Unser Selbst besteht aus einem Sortiment von neuronalen Netzwerken, die im Bereich des Neokortex angesiedelt und in diesem Lebensalter noch nicht ausgebildet sind. Nach Erkenntnissen des Hirnforschers Joachim Bauer bildet sich unser Selbst im Laufe der ersten Lebensjahre aufgrund von Resonanzphänomenen. Das Baby wird von seinen Bezugspersonen gespiegelt, indem diese die Mimik, Gestik und Laute liebevoll nachahmen. So bekommt das Kind zunehmend ein Gefühl für sein Selbst und entwickelt ein Selbstbewusstsein. Je nach Resonanz seiner wichtigen Bezugspersonen entwickelt es die Einstellung, ob es eher ein Geschenk für die Welt ist oder eher eine Last.

Wir sind also darauf angewiesen, Resonanz zu erfahren. Doch was passiert, wenn diese Resonanz gestört, gefährlich oder gar nicht vorhanden ist? Kennen Sie das »Still Face Experiment«? Der amerikanische Entwicklungspsychologe Edward Tronick untersuchte bereits in den 1970er-Jahren, was passiert, wenn der Kontakt zwischen Baby und wichtiger Bezugsperson unterbrochen wird. In seinem berühmten Experiment, das beispielsweise auf YouTube[5] zu finden ist, ist diese Hierarchie der Bewältigung gut zu sehen. Die etwa einjährigen Kinder sitzen in einem Kindersitz direkt vor der Mutter. Mit Beginn des Experiments unterbrach die Mutter den Kontakt zum Kind, drehte den Kopf zur Seite, schaute ausdruckslos und reagierte ca. zwei Minuten lang nicht mehr auf ihr Kind. Die Reaktion der Kinder auf die bedrohliche Kontaktunterbrechung folgte einer bestimmten Hierarchie: Zuerst versuchten die Kinder, die Aufmerksamkeit der Mutter mit sozialem Engagement zurückzugewinnen. Sie machten Späßchen, zeigten auf Dinge und wandten sich dabei direkt an die Mutter. Blieb deren Mimik ausdruckslos, übernahm der Kampf-Flucht-Modus, also das Stressnervensystem, die Führung. Die Kinder wurden laut, schrien, protestierten und versuchten, sich aus ihren Sitzen zu winden, also zu kämpfen oder zu fliehen.

Nach zwei Minuten wurde das Experiment abgebrochen, weil die Untersuchenden davon ausgingen, dass es, wenn die Mutter sich weiter so verhält, zu einer Bindungsverletzung beim Kind kommen kann. Diese Einschätzung war neu, denn entsprechend damals verbreiteter Erziehungsannahmen hätte das Kind im resignierten, ermatteten Modus auch als »brav« und nicht mehr aufmüpfig

5 Verfügbar unter: https://www.youtube.com/watch?v=YTTSXc6sARg [30.7.2023].

gegolten. Doch die Untersuchenden wussten, dass der Schein trügt: Das Kind wäre zwar nach außen still und angepasst, aber nach innen resigniert, verzweifelt und »totgestellt«.

Auch Steven Porges geht in seiner Polyvagaltheorie davon aus, dass das vegetative Nervensystem eben dieser Hierarchie folgt – und zwar auch im weiteren Leben: Zuerst versucht der Mensch es mit sozialem Kontakt – wir sind freundlich, offen und bieten Kooperation an. Zeigt sich, dass die Kooperation nicht erwidert wird, schaltet das System auf den Sympathikus um. Jetzt probieren wir, unser Ziel mit Kampf zu erreichen, oder wir versuchen zu fliehen. Erkennt das autonome Nervensystem, dass weder Kampf noch Flucht möglich sind, so schaltet es autonom in den Modus der Immobilisierung. Wir resignieren, sind hoffnungslos, fühlen uns einsam und sind nicht mehr richtig handlungsfähig.

In der therapeutischen Praxis wird diese Hierarchie manchmal noch weiter ausdifferenziert. In antizipierten Gefahrensituationen geschieht die menschliche Reaktion häufig in dieser Reihenfolge:

1. sozialer Kontakt, Kooperation und Verbundenheit
2. Mobilisierung: Kampf
3. Mobilisierung: Flucht
4. Immobilisierung: Unterwerfung
5. Immobilisierung: Kollaps.

Wenn wir an die Grenzen unserer kooperativen Fähigkeiten stoßen, mobilisiert sich unser autonomes Nervensystem zuerst zu Kampf und einem Impuls nach vorn. Wir engagieren uns, argumentieren oder streiten. Scheitert dieser Einsatz oder wird aufgrund der Erfahrungen als aussichtslos bewertet, gibt es einen Impuls wegzukommen, und wir versuchen, mit unserer Mobilisierungsenergie zu fliehen und der Situation zu entkommen. Scheitert auch dies oder erscheint uns aufgrund der Erfahrungen als aussichtslos, so reagiert unser Organismus mit Immobilisierung. Wir resignieren und unterwerfen uns. Diese Reaktion wird auch als »fawn response« oder »Bambi-Effekt« bezeichnet. *Fawn* ist im Englischen das Rehkitz und bedeutet, dem Angreifer zu schmeicheln oder sich zu unterwerfen, damit er sich beruhigt. Wir versuchen, es recht zu machen und dem anderen zu gefallen. Erst wenn auch das als aussichtslos erlebt oder bewertet wird, kollabiert das System und kann beispielsweise in eine Ohnmacht führen. Unser Organismus folgt mit dieser Hierarchie dem Prinzip, unsere Bedürfnisse zu befriedigen und, wenn das nicht gelingt oder Bedrohung ins Spiel kommt, zu überleben.

Mischformen der vegetativen Zustände

Alle Zustände des vegetativen Nervensystems können in Reinform auftreten und in Mischformen. Wir können also vollständig ausgeglichen, im Reinen mit uns und im sozialen Kontaktsystem sein. Wir können in Extremsituationen so mobilisiert und beispielsweise wütend werden, dass wir nichts anderes mehr sehen und hören und unter Hochspannung im wahrsten Sinne des Wortes um uns schlagen. Und wir können in Extremsituationen – beispielsweise bei gewalttätigen Übergriffen oder Unfällen, wenn unsere Neurozeption Lebensgefahr identifiziert – völlig immobilisiert, d.h. handlungsunfähig und mit der Wahrnehmung von Ort und Geschehen entkoppelt sein.

Im normalen Alltag zeigen sich in der Regel schwächer ausgeprägte Zustände und Mischformen. Eine typische Mischform ist etwa das Spiel. Wir sitzen am Tisch, trinken Tee und spielen Schach, Siedler oder Mensch-ärgere-dich-nicht. In diesen Momenten sind wir normalerweise im ventralen Modus mit einer Brise sympathischer Aktivierung, denn wir sind im Wettbewerb und wollen gewinnen. Eine andere Mischform ist die Stille. Wir liegen entspannt auf der Couch, hören Musik und kriegen es kaum hin, beim Klingeln aufzustehen und an die Haustür zu gehen. Dann sind wir ebenfalls im ventralen Zustand, aber mit einer Brise Immobilisierung. Bekannt ist weiterhin das Einfrieren, in der psychologischen und traumatherapeutischen Fachwelt als »Freeze« bezeichnet. Es beschreibt einen Zustand hoher ängstlicher Anspannung und gleichzeitig eine starre Handlungsunfähigkeit, ist also sympathisch aktiviert bei gleichzeitiger Aktivierung des dorsalen Vagus.

Alles Wissenswerte in Kürze

Die Theorien der modernen Hirnforschung helfen uns, zu verstehen, wie unser Erleben und Verhalten zustande kommt. Über unsere Sinne scannen wir ständig, aber noch unterhalb der Bewusstseinsschwelle, unsere Umgebung auf der Suche nach Gefahren und mit dem Bestreben nach Sicherheit. Die wahrgenommenen Signale werden in Sekundenbruchteilen mit den im Gedächtnis gespeicherten Erfahrungen abgeglichen. Wird eine Gefahr erkannt, so schaltet das autonome Nervensystem in einen Defensivmodus, der uns schützen soll.

Nach den Erkenntnissen des Hirnforschers Steven Porges gibt es zwei Defensivmodi: die Aktivierung des sympathischen Nervensystems zu Kampf oder Flucht und die Aktivierung des hinteren (dorsalen) Strangs des Vagusnervs, der uns immobilisiert.

Die Modi des vegetativen Nervensystems wechseln nach einer bestimmten Hierarchie: Zuerst versuchen wir, unser Anliegen mit unserer sozialen Kontaktfähigkeit zu erreichen. Scheitert das, versuchen wir zunächst zu kämpfen, dann zu fliehen. Erkennt unser System, dass es weder kämpfen noch fliehen kann, so schaltet es autonom in den Modus der Immobilisierung. Wir versuchen erst mal, den Angreifer durch Anpassung und Unterwerfung zu beruhigen. Scheitert auch das, so kann im »Tot-stell-Reflex« der gesamte Organismus kollabieren.

Wir sind soziale Wesen und auf menschlichen Kontakt angewiesen. Im Defensivmodus mangelt es uns allerdings an kortikalen Hirnfunktionen wie logischem Denkvermögen, Weitblick, Reflexionsfähigkeit, Humor und vor allem unserer Empathiefähigkeit, die einen befriedigenden sozialen Kontakt erst ermöglicht.

Der jeweilige vegetative Zustand ist auf einer sozialen Ebene »ansteckend«: Im Modus sozialer Verbundenheit können wir andere mitreißen, im Kampfmodus geraten wir in Streit, und wenn wir resigniert oder depressiv sind, lösen wir beim Gegenüber oft ebenfalls Hilflosigkeit und Ohnmachtsgefühle aus. Insbesondere in Partnerschaften wünschen wir uns in Krisen die Unterstützung des anderen. Doch gelingende soziale

Unterstützung, die sogenannte Co-Regulation, braucht einen »regulierten anderen«. Wenn wir den Partner oder die Partnerin attackieren, steht er oder sie uns nicht mehr zur Co-Regulation zur Verfügung, und die Dynamik eskaliert.

Das können Sie tun!

Machen Sie sich zunehmend bewusst, in welchem Modus sich Ihr vegetatives Nervensystem befindet. Scannen Sie die vergangenen Tage und Wochen durch und versuchen Sie, jeweils eine Situation zu finden, in der Sie im jeweiligen Modus waren. An welche Körperwahrnehmungen können Sie sich erinnern? Wie war Ihr Denken? Wo war Ihr Wahrnehmungsfokus?

Soziales Kontaktsystem (ventraler Vagus):

....

....

Mobilisierung (Sympathikus):

....

....

Immobilisierung (dorsaler Vagus):

....

....

In welchem Modus befindet sich Ihr vegetatives Nervensystem jetzt gerade? Ist es eine Mischform? Beschreiben Sie Ihre Wahrnehmungen und somatischen Marker:

....

....

Anwendung der neurobiologischen Erkenntnisse

»Alle Daten, die wir über unsere Sinne empfangen, [werden] durch unser Nervensystem gefiltert und darin neu zusammengesetzt und [liefern] uns damit ein Bild, das wir Realität nennen.«

Immanuel Kant[6]

Realität als Ausdruck vegetativen Befindens

Es gibt keine Realität. Unser Denken bildet nicht die Realität ab, sondern ist Ausdruck unseres vegetativen Zustandes. Was Philosophen bereits vor Jahrhunderten postulierten, wird heute wissenschaftlich untermauert und ist die zentrale Botschaft, die sich durch dieses Buch ziehen wird. Mit ihr haben wir einen Schlüssel in der Hand, mit dem wir wirksamen Einfluss auf unsere Lebensgestaltung nehmen können. Die Regel dazu lautet:

Wir (er)leben unser Leben entsprechend der vegetativen »Brille«, mit der wir gerade schauen. Je nach Modus, in dem sich unser Nervensystem befindet, erleben wir die gleiche Situation anders. Diesen Modus können wir durch Selbstregulation ändern. Damit haben wir mehr Einfluss auf das Erleben unseres Lebens.

Selbstverständlich gibt es Wahrheiten und Fakten, an denen nicht zu rütteln ist. Unsere Bewertung kann jedoch – abhängig vom Modus des vegetativen Nervensystems – völlig unterschiedliche Qualitäten haben.

Wie kommt es, dass wir Menschen verletzen, die uns eigentlich wichtig sind? Warum tun wir Dinge, von denen wir wissen, dass sie uns nicht guttun? Weshalb ertragen wir manchmal Zustände, von denen wir wissen, dass wir sie längst hätten beenden sollen? Oder wie kommt es, dass Menschen sich die Namen ihrer Liebsten an exponierter Stelle auf die Haut tätowieren lassen, obwohl sie vielfach an sich selbst oder anderen gesehen haben, dass Partnerschaften ziemlich schnell zu Ende gehen können?

Das hat häufig damit zu tun, dass unser Nervensystem autonom entscheidet, was zu tun ist – z. B., weil Verliebtheit ein biochemisch

6 Zit. nach Yalom 2005.

veränderter »Stresszustand« des Organismus ist, der unser Denken verändert, wenngleich sich das sehr angenehm anfühlt. Oder weil Prägungen stärker sind als der Wille und es z. B. einfacher scheint, noch ein Glas Wein zu trinken, als das klärende Gespräch zu suchen. Oder weil Teile des Gehirns Gefahr wittern und in einen defensiven Modus schalten, wir also eher streiten oder uns totstellen, als mitfühlend die Überlastung im anderen zu sehen.

Unterschiedlicher Blick auf das Gleiche

Immer wieder kommt es vor, dass verschiedene Menschen die gleiche Situation völlig unterschiedlich erleben und später erzählen. Außenstehende fragen sich dann: Sprechen die beiden vom Selben? Ja, sie sprechen vom Selben – und doch nicht. Wir nehmen die gleiche Situation über unsere Sinne wahr und gleichen die Wahrnehmungen blitzschnell mit ähnlichen Erfahrungen in unserem Gedächtnis ab. Dieser Abgleich muss unterschiedlich ausfallen, da

Ventrovagaler, verbundener Modus:

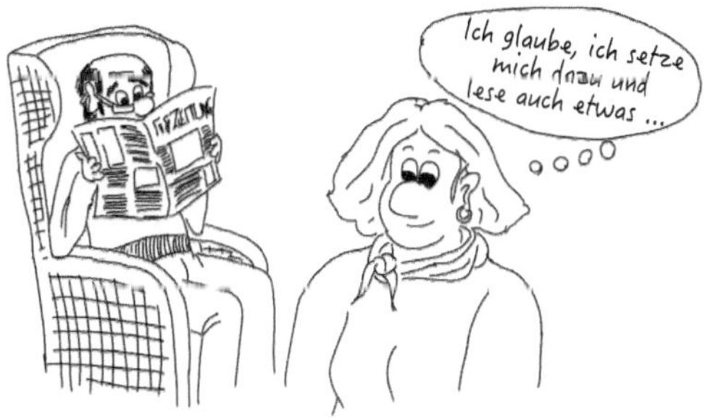
Ich glaube, ich setze mich dazu und lese auch etwas ...

Stressmodus:

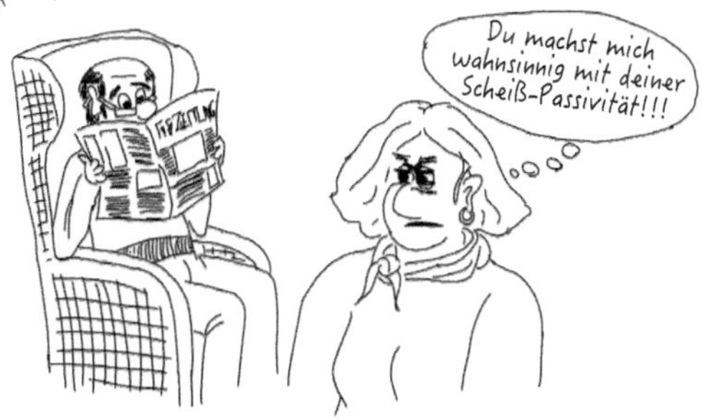
Du machst mich wahnsinnig mit deiner Scheiß-Passivität!!!

jeder seine ganz eigenen Erfahrungen gemacht hat, mit denen er das Erlebte vergleicht. Jedes vegetative Nervensystem schaltet unter Umständen in einen anderen Modus: Der eine ist beispielsweise von der dynamischer werdenden Diskussion gestresst und reagiert alarmiert. Der andere empfindet sie als angenehm, und es beginnt gerade, Spaß zu machen. Entsprechend schaltet das eine Nervensystem vielleicht in den Sympathikus, der Blick wird eng und fokussiert, und die andere Person bleibt offen und motiviert. Beide reagieren und bewerten das gleiche Geschehen also mehr oder weniger unterschiedlich. Und manchmal empfinden wir auch selbst die gleiche Situation am einen Tag so und am anderen völlig anders.

Beispielsweise arbeitet er in einer Kneipe und kommt manchmal nachts später heim als geplant. Sie ist lieber zu Hause bei den Kindern. Sein Zuspätkommen ist für sie schon ein Trigger und löst eine innere Kettenreaktion aus. Manchmal gibt es Nächte, in denen sie entspannt liegen bleiben und weiterschlafen kann. Manchmal rastet sie völlig aus, schreit, tobt und beleidigt ihn aufs Schlimmste. Wo ist der Unterschied? Was ist in der einen Nacht anders als in der anderen?

Ventraler, verbundener Modus

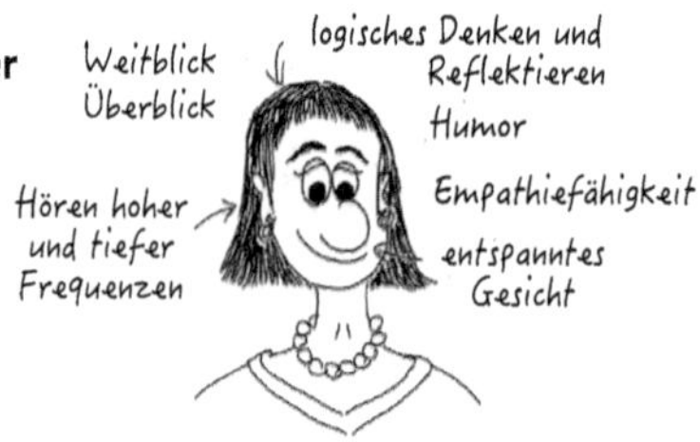

Wir schaffen das. Ich bin hier mit dir am richtigen Platz. Wir gehören zusammen, und ich spüre, dass wir das schaffen können und es wieder richtig gut werden kann, wenn wir uns bemühen.

Stressmodus, Kampf-/Fluchtsystem

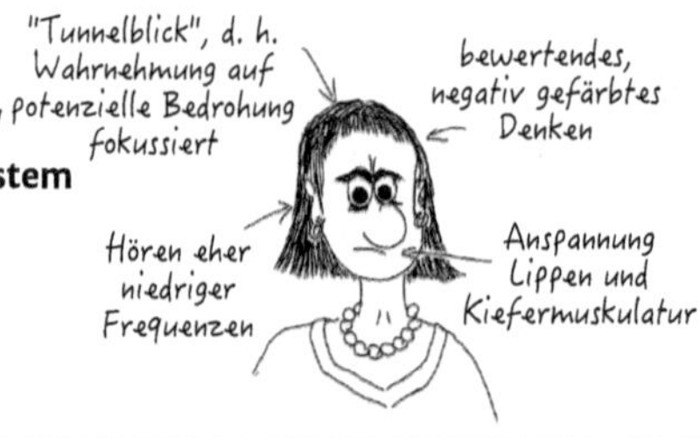

Siehst du! Da haben wir's doch wieder! Es geht dir am A... vorbei, wie's mir geht. Das machst du doch mit voller Absicht, nur um mir eins reinzudrücken!

Resignation, Immobilisierung

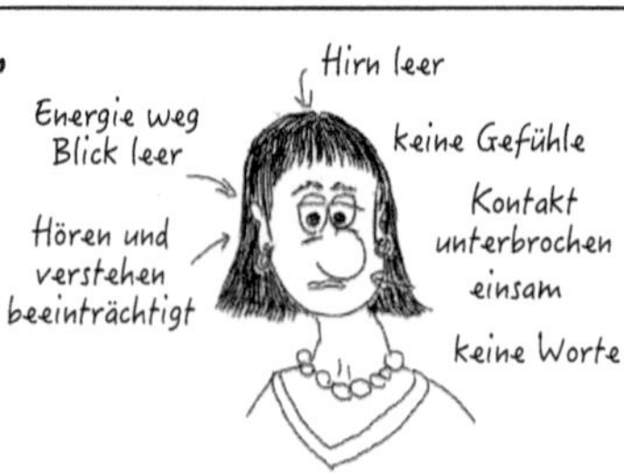

Ich kann nicht mehr. Es ist hoffnungslos. Ich habe alles getan und gesagt – es nützt nichts. Ich habe auch keine Kraft mehr. Es ist aus.

Nehmen wir an, die Betreffenden wenden sich nun an eine Therapeutin und fragen, was hier zu tun ist, ob diese Partnerschaft eine Chance hat, ob sie wieder richtig gut werden kann oder nicht? Wer kann das wissen? Selbst die Betroffenen schätzen es am einen Tag völlig anders ein als am anderen. Professionell Helfende werden sich entsprechend zurückhalten, eine Prognose auszusprechen.

Es gibt eine einzige Regel, die häufig empfehlenswert ist: *Im Stresszustand sollten keine weitreichenden Entscheidungen gefällt werden.* Denn diese Entscheidungen beruhen auf einer eingeschränkten Wahrnehmungs- und Denkfähigkeit. Weitreichende Entscheidungen sollten gut überlegt und reflektiert sein, damit sie auch zukünftigen Belastungen und Entwicklungen in alle Richtungen standhalten können. Wenn unser Nervensystem in einen defensiven Modus gerät, sollten wir uns also aus der Situation entfernen und daran arbeiten, uns wieder zu regulieren, d.h. in einen sozial-verbundenen, stabilen Modus zu kommen. Und wenn auch in diesem Zustand der Reflexion die Erkenntnis klar und deutlich lautet: »Es ist vorbei. Wir haben alles versucht. Ich treffe aus klarer Selbstverantwortung meine Entscheidung zu gehen – und ich kann das«, dann ist es Zeit, dies auch zu tun.

Je öfter es uns allerdings gelingt, uns selbst gut zu regulieren, umso größer ist interessanterweise auch die Chance, dass die Partnerschaft eine gute Wende nimmt und sich wieder zwei regulierte, empathische Persönlichkeiten begegnen, die sich gegenseitig sehen, verstehen und einander das geben können, was sie brauchen.

Die Polyvagaltheorie bietet eine einfache Art der Kategorisierung, um festzustellen in welche Art der Dysregulation ein Mensch gekippt ist.

Im normalen Leben navigieren wir ständig zwischen den drei Modi hin und her: dem sozialen Kontaktsystem, der Mobilisierung und der Immobilisierung. Insbesondere aber zwischen dem *ventralen Vagus und dem Sympathikus* spielt sich das gesunde, alltägliche Leben ab. Wir mobilisieren uns und ruhen uns wieder aus. Wir regen uns kurz auf, dann aber auch bald wieder ab. Wir gehen in Aktivität und entspannen uns danach wieder. Dieser Wechsel ist völlig normal und gesund.

Mit etwas Übung und anhand der oben erwähnten Merkmale und körperlichen Signale – auch »somatische Marker« genannt – können wir lernen, schnell zu identifizieren, in welchem Modus wir uns gerade befinden. Damit haben wir eine wichtige Voraussetzung dafür, dauerhaft belastende Zustände zu erkennen und unnötige Eskalationsprozesse zu vermeiden, zu stoppen oder aus diesen herauszufinden.

Für unser Projekt der Selbstregulation ist es wichtig, den Modus unseres Nervensystems zu identifizieren. Auch im gesunden Leben ist es normal, beispielsweise in Unterwerfung oder Erstarrung zu geraten, wenn unser System überfordert ist. Handlungsbedarf besteht, wenn wir dauerhaft entweder in der Mobilisierung (z. B. im Dauerstress) oder der Immobilisierung (z. B. in Trägheit und Apathie) verharren. Oder wenn unser vegetatives Nervensystem in einem Teufelskreis aus abwechselnder Aktivierung des Kampf-/Flucht- und des Immobilisierungsmodus angekommen ist, dann braucht es dringend Hilfe zum Ausstieg. Die Dauerbelastung aus körperlicher Anspannung oder resignativer Lethargie flutet den Organismus mit Stresshormonen und kann irgendwann Krankheiten auslösen.

Grundsätzlich gibt es drei Richtungen, in die wir uns jetzt regulieren sollten:

<table>
<tr><td>1</td><td>Ich möchte etwas angehen, für das ich gerade zu passiv oder zu antriebslos bin. Ich brauche mehr Energie, also Mobilisierung.</td><td>soziales Kontaktsystem
Mobilisierung
Immobilisierung</td></tr>
<tr><td>2</td><td>Ich bin unangemessen oder chronisch angespannt, ängstlich oder verärgert, also mobilisiert, und brauche Entspannung.</td><td>soziales Kontaktsystem
Mobilisierung
Immobilisierung</td></tr>
<tr><td>3</td><td>Ich befinde mich im immobilisierten Zustand, brauche also zuerst Mobilisierung, bevor ich mich wieder entspannen kann. Denn der Weg aus der Immobilisierung erfolgt zwingend über die Mobilisierung.</td><td>soziales Kontaktsystem
Mobilisierung
Immobilisierung</td></tr>
</table>

Zeichen frühzeitig erkennen

Viele Menschen fragen sich, woran sie erkennen können, dass sie bereits über ihre Grenzen gegangen sind. Sie merken erst hinterher, dass sie abgeschaltet oder unangemessen reagiert haben, und wollen lernen, diese Zeichen früher zu erkennen, bevor es zu spät ist.

Auch dafür können wir auf unseren Körper als »Lautsprecher« der Seele hören und unsere somatischen Marker nutzen. Der Körper spricht zu uns – zuerst recht leise. Erst dann, wenn wir nicht auf ihn hören, spricht er mit lauterer Stimme, das heißt mit deutlicheren Symptomen.

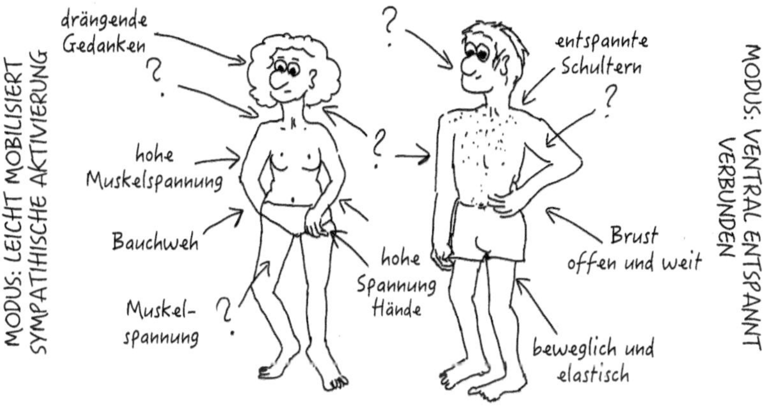

Das Umschalten des vegetativen Nervensystems geschieht unbewusst und schneller, als wir denken können. In unserem Alltag findet es meist in feineren Abstufungen statt, als es für unsere jagenden und sammelnden Vorfahren nötig war oder auch in Extremsituationen angemessen ist. Es bahnt sich mit kleinen Zeichen an, die sich summieren und immer deutlicher werden können. Zunächst ist da vielleicht ein Gefühl von Enge in der Brust. Dann spüren wir die etwas erhöhte Muskelspannung. Vielleicht nehmen wir wahr, wie sich unsere Mimik verändert. Manche Menschen werden hibbelig oder sinken in sich zusammen.

Viele Menschen registrieren beispielsweise ein *verändertes Denken* als erstes Zeichen für beginnende sympathische Aktivierung. Die Gedanken fokussieren sich auf ein Thema, kommen dort aber nicht voran. Die Konzentrationsfähigkeit lässt nach oder die Aufmerksamkeit fixiert sich dranghaft in eine Richtung. Körperliche Zeichen sind zunächst vielschichtig und schwer zu verstehen, doch es lohnt sich, zu lernen, wie wir sie zunehmend wahrnehmen, ernstnehmen und deuten lernen können.

Das Gute ist: Meist verlaufen innere (steigender innerer Stress) und äußere Eskalationsprozesse (z.B. Streit) in vielen kleinen Schleifen. Das bedeutet: Wir haben viele Chancen, aus den Prozessen auszusteigen. Wir können die äußere Situation verändern, indem wir uns etwas mobilisieren und Nein sagen oder eine Lösung vorschlagen. Und wir können versuchen, in uns mehr Ruhe zu finden, indem wir uns selbst beruhigen. Wichtig ist, die beginnende Alarmsituation als vom Körper signalisierte Grenze wahrzunehmen und uns zu erlauben, so zu fühlen, wie wir fühlen.

Der »Balken im eigenen Auge«

Insbesondere in langjährigen oder schwierigen Partnerschaften und Beziehungen versagt manchmal unsere Körperwahrnehmung: Wir fühlen uns angegriffen, bemerken das aber nicht, sondern finden den anderen feindselig und aggressiv. Oft wollen wir gar keinen Streit und bemühen uns sehr, konstruktiv und sachlich zu bleiben, anstatt dem anderen unseren eigenen Ärger um die Ohren zu hauen. Doch der andere eskaliert immer mehr, sucht Streit und scheint nicht mehr herauszufinden aus der Destruktivität. Von uns selbst sind wir dagegen überzeugt: »Aber ich, ich bin doch immer noch so konstruktiv und vernünftig! Mir ist nichts vorzuwerfen!«

Das Phänomen wurde bereits in der Bibel beschrieben: *»Wir sehen den Splitter im Auge des anderen, aber nicht den Balken im eigenen Auge«* (Matthäus 7,3). Wir lesen den anderen oft genauer, als wir uns selbst lesen können. Unser Nervensystem ist darauf ausgerichtet, Gefahren im Außen zu erkennen. Kritik oder Vorwürfe des anderen sind für das eigene Nervensystem wie Angriffe. Wir werden defensiv, aber merken es nicht. Eskalationen verlaufen meist in vielen kleinen Spiralen und bauen sich immer mehr auf. Wenn wir selbst getriggert sind, etwa von einem Vorwurf oder einer Gefahr, werden Teile im Neokortex, die für die Introspektion (den Blick ins eigene Innere) zuständig sind, deaktiviert. Wir nehmen die Sprache unseres eigenen Körpers nicht mehr wahr, sondern richten unsere Wahrnehmung auf die gefühlte Bedrohung von außen. Das Phänomen geschieht unwillkürlich, wird daher nicht wahrgenommen und hat schon zu vielen Paarkonflikten geführt – frei nach dem Motto »Ich bin doch noch ganz ruhig, aber du bist ja wieder total hysterisch!«.

Der Trick ist nun folgender: *Wenn wir lesen, dass unser Partner im Defensivmodus ist, können wir davon ausgehen, dass wir es auch sind.* Jetzt braucht es zuerst Selbstregulation, bevor wir miteinander weitermachen. Wir sollten also einen Schritt zurücktreten. Das kann gelingen, indem wir ein paarmal tief durchatmen oder erst mal eine Runde um den Block gehen. Sobald wir wieder etwas regulierter sind, spüren wir unsere Körpersignale – etwa die der Mobilisierung (Angst, Ärger, ...) oder der Immobilisierung (Erschlaffen, nicht mehr richtig denken oder reden können etc.) – wieder besser. Das heißt: *Der Stress des anderen zeigt uns unseren eigenen Stress.*

Selbstregulation auf der biologischen Ebene bedeutet die Fähigkeit, feine Signale des Körpers erkennen und nutzen zu können, schließlich selbst auf das autonom alarmierte Nervensystem einwirken und es in die gewünschte Richtung steuern zu können. So können wir wieder zur vollen Handlungs- und Kontaktfähigkeit des gesamten Organismus zurückfinden.

AUS DEM WIRKLICHEN LEBEN: FRIDA

FRIDA beginnt eine ambulante Therapie, obwohl sich alles in ihr dagegen sträubt. Von ihren Ärzten zu hören, »das ist doch alles psychisch«, ist die schlimmste Kränkung. Wieder fühlt sie sich nicht ernst genommen und wie früher für blöd erklärt und zum Sündenbock abgestempelt.

Doch es geht nicht mehr anders, und Frida beschließt, der Psychotherapie eine Chance zu geben. Die erste Sitzung bei ihrer Therapeutin ist eine Sternstunde – endlich ein Mensch, der sie ernst nimmt! Sie kann alles erzählen, ohne verachtet oder als minderwertig dargestellt zu werden. In der heutigen Sitzung hat sie bahnbrechende Erkenntnisse: Ihr Körper spricht zu ihr! Er hat keine andere Sprache, um sich ihr mitzuteilen. Und er meint es gut. Er will sie vor Verletzungen beschützen. Das war schon früher so

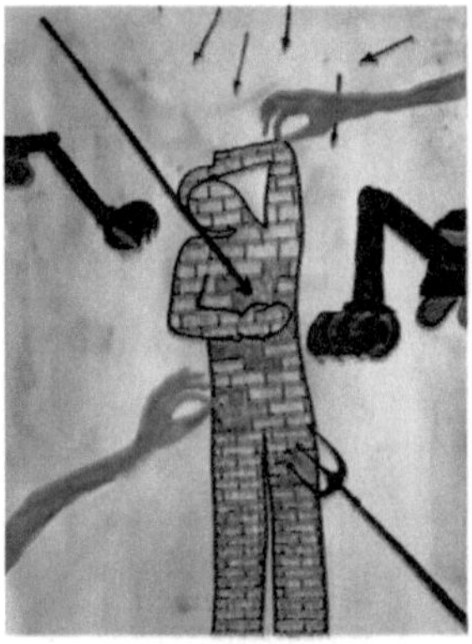

gewesen, aber sie hat seine Stimme nicht verstanden, bzw. in der Familie hatte es geheißen: »Stell dich nicht so an, da muss man durch.«

Im Laufe der Therapie hat Frida einen Blick auf sich selbst entwickelt, der endlich milder und gnädiger ist als all die Selbstverachtung, mit der sie sich zusätzlich zu ihrem körperlichen Leid noch selbst gestraft hatte. Die Symptome sind dadurch nicht verschwunden, aber sie erscheinen in einem neuen Licht, und endlich kann sie sie anders bearbeiten.

Den Autopiloten ausschalten

Wir haben gesehen, dass der Organismus autonom reagiert und sich dabei eher auf alte Einschätzungen verlässt, als auf die reale Situation bzw. auf bewusste Gedanken. Dieser Mechanismus ist sehr sinnvoll. Unser Gehirn mag Routinen. Sie sparen Energie, beschleunigen die Handlungsfähigkeit und erhöhen die Sicherheit. Wenn wir uns über Alltagsroutinen detaillierte Gedanken machen müssten (z. B.: Wie stehe ich heute auf und komme aus dem Bett? Wie war genau der Weg ins Bad? Soll ich heute Zähne putzen oder nicht? Welche Zahncreme wäre heute passend und wo ist sie?), wären wir mit unserem Alltag überfordert. Ebenso ist es mit bekannten Gefahrenquellen. Unsere Vorfahren taten gut daran, sehr wachsam zu sein in bestimmten Situationen und Handlungsabläufe dann blitzschnell zur Verfügung zu haben (z. B.: Achtung! An dieser Stelle gibt es Löwen oder gefährliche Hyänen. An diesen Felsen sind schon mehrere Menschen aus unserem Stamm abgestürzt. Hier gibt es giftige Schlangen ...). Unser Gehirn liebt Vorhersehbarkeit, Gewohnheiten und Handlungsautomatismen. Sie können lebensrettend sein und sparen im gesamten Organismus viel Energie.

Automatisierte Reaktionen kommen also blitzschnell und quasi per Autopilot. Es gibt einen auslösenden Reiz, und wenn der als Gefahr bewertet wird, löst er unmittelbar und automatisiert eine defensive Kettenreaktion aus. Diese Reiz-Reaktions-Kette kann Gefahrensituationen auch überbewerten und unangemessen sein. Wenn wir uns selbst bei einer unangemessenen Reaktion ertappen, können weitere defensive Schleifen wie beispielsweise der Ärger über uns selbst oder auch Scham folgen. Je defensiver die innere Kettenreaktion, umso länger braucht es, bis wir uns wieder von dem Schreck erholt haben.

Auf der anderen Seite automatisierter Reaktionen steht unser Belohnungssystem. Hier ist der Neurotransmitter Dopamin der Hauptakteur. Unser Organismus strebt nach Wohlfühlen und Belohnungen aller Art, die mit der Ausschüttung größerer Mengen an Dopamin verbunden sind. Wir wollen gelobt, gesehen und berührt werden. Wir wollen Ablenkung, positive Aufregung und Spaß haben. Unsere Zunge strebt nach interessanten Aromen, nach Süßem und Fett und der gesamte, erschöpfte Körper manchmal danach, einfach nur abzuhängen, anstatt rauszugehen und sich zu bewegen. Diese Liste ließe sich lange fortsetzen. Unser Verstand weiß dabei, dass etwas nicht gut für uns ist – und dennoch können wir geradezu gierig danach werden.

In beiden Fällen ist der erste Schritt, diese Automatismen zu beobachten und den *Autopiloten auszuschalten*. Das heißt, wir setzen den Automatismus außer Kraft, indem wir den Prozess beobachten, unterbrechen und die Wahrnehmung in den jetzigen Moment holen. Dazu ist es hilfreich, Handlungsalternativen vorbereitet zu haben und sich klar zu machen, was im Hier und Jetzt gerade wirklich passiert und wie schlimm das tatsächlich ist. Je stärker wir uns über den automatisierten Ablauf bewusst werden, desto eher können wir ihn unterbrechen.

Wir brauchen also die Fähigkeit zur Selbstbeobachtung, die nicht abwertend sein sollte. Die wertfreie Selbstbeobachtung ist lernbar, braucht jedoch auch Übung. Sie lässt sich beispielsweise mit den Methoden der Achtsamkeit erlernen, üben und verstärken. Wir lernen dabei, unseren Körper, unsere Gedanken und Gefühle immer besser wahrzunehmen und die eigenen Zeichen des Umschaltens auf eine Defensivreaktion zu erkennen: »Jetzt passiert etwas in mir. Meine Gedanken werden feindselig. Ich spüre einen Impuls

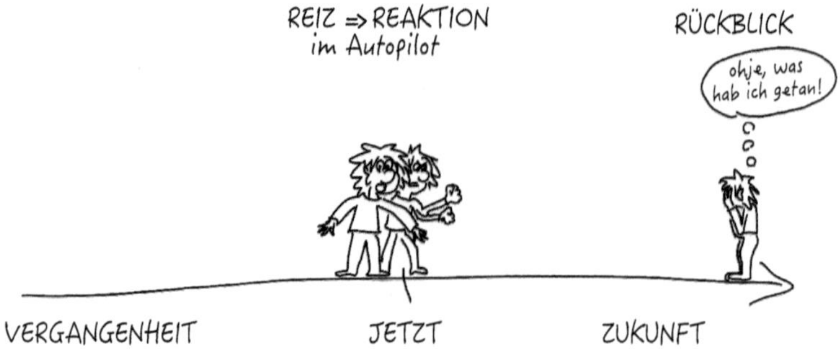

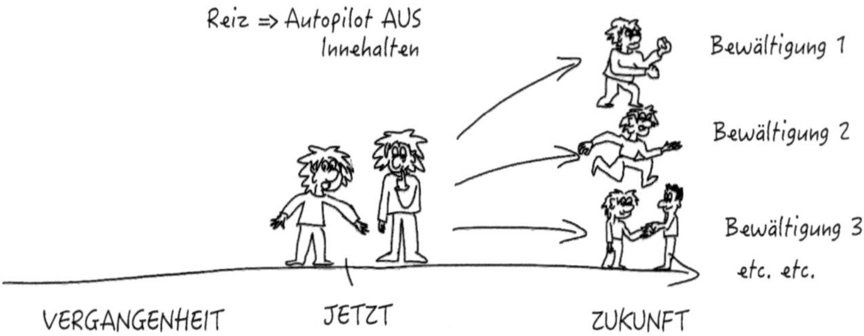

zurückzuweichen oder anzugreifen. Ich spüre, wie sich meine Muskeln anspannen, in meinen Händen und im Gesicht. Ich kann mich selbst beobachten, wie sich meine Augenbrauen zusammenziehen und meine Augen schmäler werden. Mein Herz beginnt, schneller zu klopfen …« Wenn wir lernen wollen, uns selbst besser zu regulieren, dann ist es wichtig, die Wahrnehmung immer *dichter an den Moment des Umschaltens* zu bringen, um immer früher mehr Handlungsmöglichkeiten zu haben.

Den Blick wieder weiten

Metaebene oder: *Ist das wirklich so schlimm?*

Wenn wir den Autopiloten ausgeschaltet haben, agieren wir nicht mehr in der Form der alten, impulsiven Reaktionen. Was aber tun wir jetzt? Eine Möglichkeit, die auch im Yoga vorgeschlagen wird, besteht darin, auf eine Metaebene zu gehen, quasi von oben auf die Situation zu schauen und sich jetzt zu fragen: »Ist das, was gerade solchen Stress in mir auslöst, *wirklich so schlimm*? Ist es ernsthaft und objektiv betrachtet schwierig, gefährlich oder bedrohlich?« Wir merken meist schnell, wenn dem so ist. Dann gibt es ein klares Ja, und wir kämpfen weiter.

Viele Situationen sehen heute in unserem Erwachsenenleben aber eher so aus: Wir sind auf der Straße und wollen schnell zur Arbeit oder nach Hause. Das Auto vor uns fährt aber mit 45 km/h durch die Stadt oder mit 80 auf der Landstraße. Oder wir stehen beim Einkaufen im Supermarkt mal wieder an der »falschen« Kasse. An der anderen geht es viel schneller. Jetzt können wir uns fragen: »Ist das jetzt wirklich so schlimm?« Ein Teil von uns antwortet dann vielleicht mit »Ja!«. Ein anderer aber kann sagen: »Nein, es ist nicht wirklich schlimm. Es macht am Ende vielleicht ein oder zwei, maximal fünf Minuten aus, die ich früher daheim bin. Was ändern die an meinem Leben?«

Insbesondere mit unseren nahen, wichtigen Bezugspersonen reiben wir uns oft an bestimmten Verhaltensweisen auf. Das hat mit den höheren Erwartungen zu tun, die wir an nahestehende Personen haben, und damit, dass sie frühe Beziehungs- und Bindungsmuster leichter als andere triggern. So können wir im Lauf der Jahre allergisch auf das typische Sozialverhalten des anderen reagieren, auf bestimmte Körperhaltungen oder -gesten z. B. beim Essen oder Trinken, auf bestimmte Arten, sich zu kleiden, zu stehen, zu reden oder zu atmen und so fort. Der gefühlte Stress in der jeweiligen Situation ist der realen »Bedrohung« oft nicht angemessen – doch im Stresszustand ist uns das nicht klar. Wir fühlen uns von diesem Verhalten oder Ausdruck »bedroht« und spüren den Stress körperlich.

Der Satz »Ist das wirklich so schlimm?« ist eine Möglichkeit, den logischen Teil unseres Gehirns wieder zu aktivieren – und damit ein Selbstregulations-Tool. Nach einer rationaleren und weniger alarmiert emotionalen Antwort können wir uns umorientieren. Der Autopilot ist ausgeschaltet, die Handlung kann eine Wende nehmen. Jetzt können wir schauen, was wir mit uns und der gewonnenen Zeit anfangen. Wir können tief und bewusst atmen. Wir können uns z. B. umschauen, ob wir etwas Schönes entdecken, das uns sonst in der Eile nicht aufgefallen wäre, uns jetzt aber erfreuen kann.

Die Frage nach dem Danach

Ein anderes Tool, um aus dem Autopiloten auszusteigen und sich selbst zu regulieren, ist die Frage: »Wie wird es dir *danach* gehen?« Manchmal ist es wohltuend, laut Stopp zu sagen, Grenzen zu setzen oder auch sich zu streiten, und manchmal tut ein Schokoriegel einfach gut. Manchmal können wir aber klar spüren, dass es uns oder unserer Beziehung nicht guttut, den Ärger so herauszulassen oder uns auf eine bestimmte Art zu verhalten.

Insbesondere, wenn es sich um sinnliche Verlockungen handelt, die mit einer starken Dopaminausschüttung verbunden sind, lohnt es sich, diese Fragen zu stellen:

- »Wenn ich jetzt das Happy Meal mit einem großen Vanilleshake zu mir nehme, fühle ich mich *danach* (nicht dabei!) besser oder fühle ich mich besser, wenn ich eine gesunde, nährstoffreiche Mahlzeit zu mir nehme?«
- »Fühle ich mich *danach* besser, wenn ich jetzt noch ein Glas Wein oder einen Gin Tonic trinke oder wenn ich auf Orangensaft umsteige?«
- »Geht es mir *danach* besser, wenn ich meinem Impuls folge und den Tag auf dem Sofa verbringe oder wenn ich eine Runde durch den Wald laufen gehe und dann aufs Sofa zurückkehre?«

Viele Tätigkeiten, die eine schnelle Dopaminausschüttung versprechen – wie Junkfood, Pornografie, Surfen durch Social Media und vieles mehr –, bringen eine kurzfristige Befriedigung, sorgen aber rückblickend und langfristig für negativere Gefühle. Die Frage nach dem Danach kann helfen, uns selbst ein kleines Stück zu regulieren und den Autopiloten zu unterbrechen.

> AUS DEM WIRKLICHEN LEBEN: JAN UND LISA
>
> **JAN** beschäftigt sich seit einiger Zeit mit seiner Gesundheit. Er versucht, mehr Sport zu treiben, weniger Fleisch zu essen und mehr zu trinken. Im Internet hat er einen Gesundheitspodcast gefunden, der ihn sehr inspiriert und den er sich abends oft anhört.
>
> Es ist Ostern. Jan und **LISA** hatten Gäste, haben gut gegessen und getrunken und die Bäuche sind voll. Als alle abgereist sind und die Wohnung wieder in Ordnung gebracht ist, kommt Lisa freundlich

auf Jan zu: »Ich hole mir ein Osterei. Soll ich dir eins mitbringen?« Jan spürt kurz in sich hinein und hat keinen großen Appetit darauf: »Nein, danke. Ich bin noch so satt«, sagt er und wendet sich wieder seiner Zeitung zu. Doch Lisa hakt noch mal nach: »Ich habe dir extra deine Champagner-Eier gekauft. Die magst du doch so gern. Ich bringe dir gern was mit?« Jan ist eigentlich ganz wohl in seinem Körper, spürt aber in Lisas Nachfrage, dass er ihr eventuell eine Freude machen könnte, und stimmt zu. Sie setzen sich gemütlich aufs Sofa, packen die Eier aus und genießen die Schokolade. Das Ei schmeckt super, findet jetzt auch Jan. Doch kaum ist es vertilgt, spürt er in sich ein Verlangen nach mehr. Das darf doch nicht wahr sein, denkt er. Jetzt hatte ich null Lust drauf und kann dann nicht aufhören? Der Drang nach mindestens einem weiteren Ei wird immer stärker. Dann erinnert er sich an den Podcast, den er kürzlich gehört hat: »Frage dich, bevor du etwas tust, wie du dich danach fühlen wirst«, empfahl der Podcaster. Diese Regel fand er sehr weise und konnte sie bereits mehrfach anwenden, wenn er keine Lust auf das Fitnessstudio oder die gesunde Gemüse-Bowl hatte. Jetzt fällt es ihm wie Schuppen von den Augen: Ich hätte es vorher wissen können, dass ich mich hinterher schlechter fühle … Er nimmt sich vor, diese Frage häufiger zu stellen.

Triggersituationen erkennen

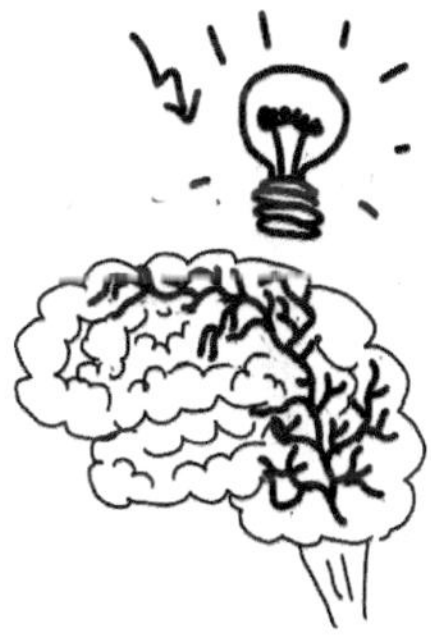

Während uns manche Dinge ziemlich kalt lassen, gibt es zu anderen Themen im Gehirn Netzwerke, die uns ziemlich schnell und stark reagieren lassen. Für unsere Mitmenschen ist das oft nicht nachvollziehbar, weshalb manche Situationen solch starke oder gar explosive Reaktionen auslösen können, denn sie kennen die Lebensgeschichte dahinter nicht. Obwohl es sich dabei um scheinbar banale Dinge handelt, können sie massive Auswirkungen auf unseren Organismus haben.

Beim Erlernen verbesserter Selbstregulation ist es also sinnvoll, sich selbst zu beobachten und stressauslösende Momente, die Trigger, im Rückblick zu vergleichen. Ist ein Muster zu erkennen? Gibt es bestimmte Situationen (die Arbeit, große Gruppen, Langeweile etc.?), bestimmte Menschen (mein Partner, meine Mutter, mein Nachbar etc.?), eine bestimmte Verhaltensweise (jemand ist sehr laut, sehr schweigsam, sehr selbstbewusst etc.?), die das Potenzial haben, eine Stressreaktion in mir auszulösen? Dafür lohnt es sich, ein spezielles Tagebuch, eine Datei oder eine andere Form von Notizen anzulegen. Denn je besser wir darin sind, ein Bewusstsein für persönliche Triggersituationen zu entwickeln, umso eher sind wir in der Lage, uns auf erwartbare Stress-Situationen vorzubereiten und den Handlungsspielraum zu erhöhen.

Wichtige Erkennungshilfen für eigene Triggerzustände sind oben genannte somatische Marker. Für viele Menschen ist es anfangs schwierig, die Anspannung in ihrem Körper wahrzunehmen. Manche haben auch nur eine schwache Wahrnehmung für ihren Herzschlag oder die eigene Körpertemperatur und können auch Druckgefühle oder ein Kribbeln kaum spüren. Ein recht deutliches Zeichen, mit dem das Umschalten in einen Defensivmodus oft anfängt, sind veränderte Gedanken: *Sie beginnen, sich plötzlich zu bündeln und immer mehr auf ein Thema einzuengen, werden angestrengter und feindseliger.* Dieses Zeichen ist ein Hinweis darauf, dass das Stressnervensystem bereits die Führung übernommen hat und die für den sozialen Kontakt zuständigen kortikalen Funktionen bereits eingeschränkt sind.

Micro Habits: Investitionen in vielen kleinen Schritten

Wenn Sie die Wahl hätten, heute 1 Million Euro zu bekommen oder einen Cent, der sich einen Monat lang täglich verdoppelt – was würden Sie tun? Viele Menschen setzen auf die Million. Doch was passiert mit dem Cent? Er verdoppelt sich anfangs nur langsam und macht Sie am Ende reicher. In den ersten Wochen sind es wenige Euro, aber am 28. Tag knacken Sie die Millionenschranke und am 31. Tag des Monats haben Sie 10,7 Millionen.

Vielen Menschen fehlt die Geduld, wirklich in ihr Leben, ihre Partnerschaft oder ihre Gesundheit *zu investieren*. Sie wollen alles auf einmal umkrempeln und geben wieder auf, wenn es nicht gleich klappt. Unsere digitale Welt ermöglicht uns Sofort-Befriedigungen. Ich möchte etwas wissen? Ich google es. Ich brauche dies und das? Mit Prime ist es morgen da. Den Bedürfnisaufschub, den wir Menschen beim Erwachsenwerden erlernt haben sollten, haben viele nicht gelernt oder wieder verlernt. Auch viele Therapien versprechen große Veränderungen in kurzer Zeit. Es gelingt ihnen auch oft, mit neuen Erkenntnissen zu beeindrucken. Große Erkenntnisse machen große Hoffnungen. Das Problem ist: Wenn die neuen Erkenntnisse nicht gleichermaßen im gesamten Organismus ankommen, also in Körper, Geist und Seele verankert und so neuronal mit alten Erfahrungen verknüpft werden, kommt es zum Jo-Jo-Effekt. Der neue Erfolg verpufft als Momentaufnahme.

Vorher:

Reiz →	Reaktion im Autopiloten →	Reue, Schuldgefühle oder noch mehr Ärger

Mit mehr Übung:

Reiz →	Reaktion im Autopilot und gleichzeitige Selbstbeobachtung dabei →	schnellere Unterbrechung der Kettenreaktion →	Selbstregulation und schnellere Rückkehr zu Ausgeglichenheit

Idealzustand:

Reiz →	Erkennen des Reizes als Trigger →	Innehalten →	Selbstregulation →	Ausgeglichenheit, stabile Reaktion, Auswahl an Handlungsmöglichkeiten

Wenn wir unsere Persönlichkeit also weiterentwickeln und neues Erleben und Verhalten *stabil* verankern wollen, müssen wir den ganzen Organismus mitnehmen. Und das geht nur in vielen kleinen Schritten, sogenannten *Micro Habits*. Das kann das tägliche Glas Wasser nach dem Aufstehen sein, der Salat *vor* der Hauptspeise oder Vollkorn- statt Weißmehlprodukten. Etablieren Sie diese kleinen Schritte, bevor Sie weitere Elemente gesunder Ernährung einführen. Wir fahren regelmäßig mit dem Fahrrad zur Arbeit, bevor das sportliche oder ökologische Programm erweitert wird, oder machen die eine Yogaübung in der Mittagspause als Vorbereitung für ein erweitertes Bewegungsprogramm. Ist die Yogaübung irgendwann verinnerlicht und automatisiert, dann können wir leichter noch eine zweite Übung dranhängen. Wenn das Yoga beginnt, Spaß zu machen, und seine Wirkung entfaltet, bauen wir bald drei kleine Yogaeinheiten ein. Wenn es sich irgendwann nicht mehr nur mühsam, sondern gut anfühlt, uns das Repertoire aber langweilig wird, besuchen wir einen Kurs oder recherchieren nach neuen Übungen, die wir in das bald tägliche Workout einbauen können und so fort. Die Investition zahlt sich erst später aus, dafür ist der Gewinn aber sicher und dauerhaft.

AUS DEM WIRKLICHEN LEBEN: JAN UND LISA

LISA möchte wirklich etwas ändern an ihrem Leben. Sie möchte ihre Ehe retten, ruhiger werden, ihre Frustrationstoleranz erweitern und lernen, sich auch ohne Eskalation oder Fremdgehen besser zu spüren. Seit einem halben Jahr experimentiert sie damit, unangenehme Gefühle länger aushalten zu können, und hat begonnen, in aufbrausenden Momenten einen Spaziergang zu machen. Das Wandern durch die Natur hilft ihr, ihre Gedanken zu sortieren und ein bisschen runterzukommen.

Als die Schule eine Mittagsbetreuung für die Kinder anbietet, steht sie vor der Entscheidung: »Nehme ich das in Anspruch? Wenn ja, dann könnte ich etwas länger arbeiten.« Doch etwas in ihr weicht zurück. Ihr Körper signalisiert ihr: »Mach das nicht.« Es taucht der verwegene Gedanke auf, die Kinderbetreuung in Anspruch zu nehmen, aber nicht mehr zu arbeiten, sondern an diesen Tagen regelmäßig einen Waldspaziergang oder eine kleine Wanderung zu machen.

Aber dieser Gedanke löst Stress aus. Alte kritische verinnerlichte Stimmen melden sich und attackieren sie innerlich: »Was bist du für ein Faulpelz! Das Leben ist kein Ponyhof, sondern harte Arbeit! Wer tagsüber nicht arbeitet, ist ein Waschlappen!« Sie wagt es, mit **JAN** darüber zu sprechen, und der ermutigt sie zu ihrer Überraschung zu dem Schritt.

Lisa schafft es, ein Jahr lang täglich eine kleine Waldwanderung zu machen. Sie fühlt sich ausgeglichener und gestärkt. Außerdem stellt sie fest, dass sie in diesem Jahr praktisch nicht krank war. Es ist nicht immer leicht, den Spaziergang anzutreten. Mal regnet es, mal hat sie schlecht geschlafen und manchmal hat sie einfach keine Lust. Doch dann sagt sie sich: »Du hast dich dafür entschieden. Es ist deine Zeit, nutze sie.« Dann schaltet sie den Kopf aus und macht sich auf den Weg. Und spätestens nach den ersten zehn Minuten spürt sie, wie gut es war, loszugehen. Die Auszeit in der Natur gehört schon zu ihrem Tagesablauf. Und wenn es mal nicht geht, weil sie verreist sind oder Gäste haben, vermisst sie ihren Wald und ihre Bewegung.

Der Sport tut Lisa gut. Im Wald geht sie jetzt auch manchmal auf den Fitnessparcours und trainiert gezielt einzelne Muskeln. Es ist kein großer Mehraufwand, denn ihr Körper ist fit und gut trainiert. Lisa fühlt sich mit der Zeit ausgeglichener und auch immer wohler in ihrem Körper.

Eines Tages zieht sie ihre alten Lieblingskleider aus dem Schrank hervor und stylt sich vor dem Spiegel. Sie ist zufriedener mit sich selbst geworden und manchmal ist sie jetzt auch in Stimmung, sich für Jan schön zu machen. Jan ist überrascht von dieser Wende, er kann seine Freude darüber aber immer wieder ausdrücken. Er lobt sie für ihre sportliche Motivation und macht ihr Komplimente.

Jans Unterstützung und Anerkennung ist für Lisa so wertvoll, dass sie sich Gedanken darüber macht, warum es ihr selbst so schwerfällt, etwas Nettes an ihn zurückzugeben. Da kommt ihr eine Idee: Immer, wenn Jan ihr ein Kompliment macht, möchte sie ihm mindestens innerhalb der nächsten Stunde auch etwas Nettes sagen oder etwas Gutes tun. Sie erzählt ihm nichts von der Regel, denn manchmal fällt es ihr noch ganz schön schwer, etwas zu finden. Es ist wie ein Waldspaziergang im Regen. Doch auch hier sagt sie sich: »Los geht's. Probiere es einfach. Es ist noch kein Meister vom Himmel gefallen.« Mit der Zeit wird es leichter, die Komplimente kommen ihr fast genauso leicht von den Lippen wie Jan, und sie ist stolz und glücklich über ihre Entwicklung.

Korrigierende Erfahrungen

Auch bei der Selbstregulation ist ein wesentlicher Teil der Aufbau neuer Automatismen. Lebensgeschichtlich erworbene Erfahrungen und eingeschliffenes Verhalten sind aufzugeben und neues zu generieren. Durch neues Denken, Erleben und Verhalten entstehen im Gehirn neue Synapsen, die an bestehende Netzwerke andocken und diese verändern können. Wo mehr Aktivität ist, entstehen immer mehr Synapsen und in Bereichen mit geringerer Aktivität können synaptische Verbindungen schrittweise verkümmern. Neue Netzwerke brauchen viele *korrigierende* Erfahrungen und damit viel Übung und Praxis, um ebenso stark zu werden, wie es die alten einmal waren.

Die Traumatherapeutin Dami Charf (2018) verwendet dazu in *Auch alte Wunden können heilen* das schöne Beispiel eines alten Weges, der vielfach befahren war, um den jetzt aber eine viel besser gepflasterte Umgehungsstraße gebaut wird. Die Nutzung des neuen Weges erfordert anfangs noch bewusstes Umdenken und Umplanen der Strecke, doch irgendwann wird die Umgehung zu einem Automatismus. Wir erleben immer wieder die Vorteile, und die neue Straße wird immer selbstverständlicher. In diesem Prozess wird der alte Weg zunehmend von der Natur zurückerobert. Er wächst langsam zu und wird immer mehr überwuchert. Wir können diesen Weg noch lange sehen – und wenn wir wollen, können wir ihn auch noch gehen. Aber es kommt der Zeitpunkt, ab dem das unbewusste Handeln autonom den neuen Weg anstrebt.

Die ersten Schritte sind – wie bei der Million und dem Cent – meist sehr mühsam. Wer beispielsweise zum Ja-Sagen tendiert und den Mitmenschen schlecht Grenzen setzen kann, übt vielleicht zunächst einmal, nicht mehr direkt zu reagieren, wenn Jobs zu vergeben sind. Die Person nimmt sich vor, sich einfach nicht mehr freiwillig zu melden: »Die Hand bleibt unten!« Wenn das einige Male funktioniert hat, die Aufgabe ihr dann aber um die Ecke (z. B. durch direkte Ansprache) doch zugefallen ist, nimmt sie sich vor, zukünftig nur noch mit einer Verzögerung zu reagieren, und sagt standardmäßig den Satz: »Ich muss das erst mit meinen Terminen abgleichen. Ich melde mich.« Wenn das schon besser gelingt, werden die nächsten Veränderungsschritte vorbereitet und eingeübt.

Die große Investition zahlt sich dann aus, wenn im gesamten System genügend korrigierende Erfahrungen gesammelt sind – z. B., dass die Welt nicht untergeht, wenn ich Nein sage, dass meine

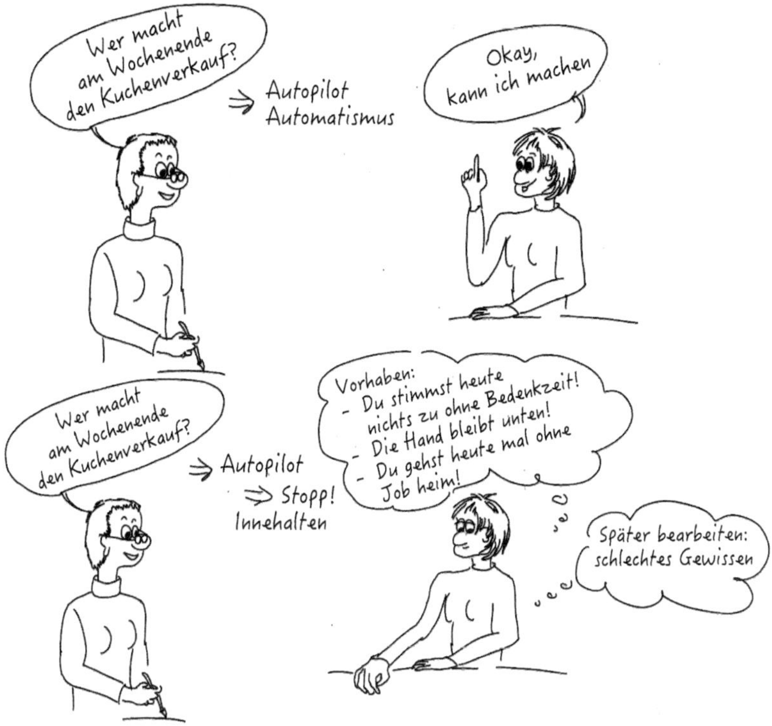
Wer macht am Wochenende den Kuchenverkauf?
⇒ Autopilot Automatismus
Okay, kann ich machen
Wer macht am Wochenende den Kuchenverkauf?
⇒ Autopilot
⇒ Stopp! Innehalten
Vorhaben:
- Du stimmst heute nichts zu ohne Bedenkzeit!
- Die Hand bleibt unten!
- Du gehst heute mal ohne Job heim!
Später bearbeiten: schlechtes Gewissen

Freundschaften nicht brechen oder ich verlassen werde und so weiter. Vielleicht gehen meine Mitmenschen sogar respektvoller mit mir um, weil sie mit mir nicht mehr alles machen können. So wird es immer leichter, stimmiger und selbstverständlicher für mich, auch mal Nein zu sagen.

Schlechtes Gewissen

Ein gefährlicher Killer der Veränderung ist das schlechte Gewissen. Auch hier handelt es sich um einen Automatismus. Es ist das automatisierte Auftreten innerer Bremsen, wenn wir gegen unser inneres Wertesystem oder verinnerlichte Aufträge agieren. Im engeren Sinn sind es häufig die Werte unserer verinnerlichten Erziehungspersonen. In manchen Therapiesprachen werden sie als Eltern-Ich oder Über-Ich bezeichnet. Es ist also nicht unser komplettes eigenes Wertesystem, gegen das wir verstoßen, sondern es sind insbesondere die anerzogenen, lebensgeschichtlich geprägten und damit neuronal stabil abgebildeten Werte derjenigen, die uns geprägt haben. In diesem Sinne zählen auch kulturelle oder religiöse Einflüsse dazu.

Die Selbstfürsorge stand und steht auch heute in vielen Familien, Religionen oder Kulturen nicht auf dem Erziehungsprogramm. Wir hörten beispielsweise »Wasch dir die Hände vor dem Essen«, obwohl wir keine Lust dazu hatten. Wir sollten uns Süßigkeiten vor der Hauptmahlzeit verkneifen. Wir sollten nicht egoistisch sein und die Schokolade teilen. Wir sollten Bitte und Danke sagen, wenn wir etwas wollten. An diesen Beispielen wird deutlich, wie sinnvoll viele dieser Erziehungsmaßnahmen sind. Die andere Seite der Medaille ist: Selbstachtsame und selbstfürsorgliche Impulse und Verhaltensweisen, die für ein gesundes Leben ebenfalls Sinn ergeben, wurden meist nicht explizit gelehrt. Viele Menschen hörten praktisch nie Äußerungen wie »Du musst das nicht machen, wenn du nicht magst«, »Wenn dir heute nicht danach ist, musst du nicht zum Fußballtraining gehen« oder »Nein, die Tante darf dich nicht küssen, wenn du es nicht willst«.

Erziehungsmaßnahmen und kulturelle Prägungen sind dazu gedacht, uns in einer Gesellschaft einordnen zu können und auch unter widrigen Bedingungen gemeinschafts- und lebensfähig zu sein. Aber auch hier macht die Dosis das Gift: Wenn wir ausschließlich lernen, uns an äußere Regeln anzupassen und eigene Bedürfnisse den Anforderungen unterzuordnen, werden wir zu einem Volk von Befehlsausführenden, die alles abnicken. Wenn wir allerdings nur darauf achten, worauf wir Lust haben, erreichen wir keine Ziele, und es belastet unsere sozialen Kontakte. Es braucht also beides.

Wenn wir bei neuem, selbstfürsorglichem Verhalten allerdings ein sehr schlechtes Gewissen bekommen, können wir davon ausgehen, dass wir die Seite der Selbstfürsorge noch nicht so gut gelernt haben.

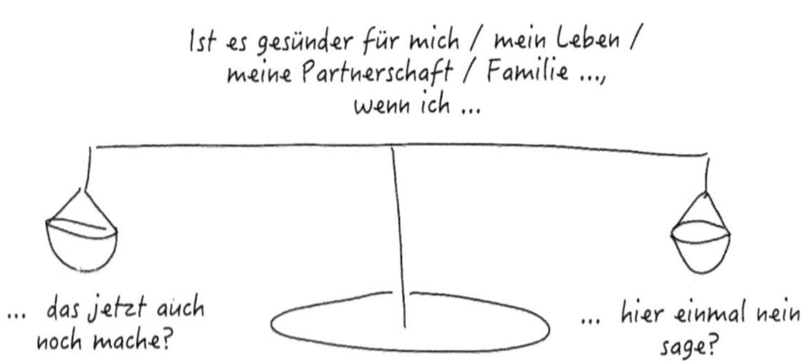
Ist es gesünder für mich / mein Leben / meine Partnerschaft / Familie ..., wenn ich ...
... das jetzt auch noch mache?
... hier einmal nein sage?

Hier gilt wieder: Was wir in Kindertagen nicht ausreichend gelernt haben, müssen wir uns als Erwachsene selbst aneignen. Niemand gibt uns mehr die Erlaubnis, selbstfürsorglich zu handeln – auch die Freundin oder der Partner sind dafür nicht zuständig. Wir müssen uns die Erlaubnis selbst geben. Wenn Ihnen das schwerfällt, empfehle ich, beide Anliegen auf eine innere Waagschale zu legen und abzuwägen, welcher Wert gerade eine Spur wichtiger ist.

Selbstwirksamkeit

Die *Selbstwirksamkeit* spielt eine wesentliche Rolle bei der Habituierung von Veränderung. Selbstwirksamkeit ist ein psychologischer Fachbegriff und steht für die Überzeugung und das Erleben, herausfordernde Situationen *aus eigener Kraft* bewältigen zu können. Ich tue etwas – und es zeigt Wirkung! Selbstwirksamkeit ist praktisch das Gegenteil von Ohnmacht oder Abhängigkeit. Immer wenn wir etwas tun können und damit eine Wirkung erzielen, sind wir selbstwirksam.

Unerwünschtes Verhalten fühlt sich oft automatisiert und ohnmächtig an. Wir haben das Gefühl, etwas geschieht mit uns. Gerade wenn wir unser eigenes System umschreiben wollen, ist es elementar, das Gelingen nicht dem Zufall zu überlassen oder von äußeren Umständen abhängig zu sein. Um Entwicklung zu fördern, lohnt es sich also, auch nach *den eigenen Anteilen im Muster des Gelingens* zu forschen.

- Wie habe ich das hingekriegt?
- Was habe ich anders gemacht?
- Wo habe ich anders gedacht/gehandelt/geplant/reagiert etc., sodass es diesen Verlauf begünstigt hat?

Sobald wir selbstwirksam sind, sind wir nicht mehr abhängig davon, dass etwas geschieht oder andere etwas für uns tun. Abhängigkeit ist vielleicht manchmal angenehm und bequem, aber im Kern doch riskant. Aus diesem Grund spielt auch bei allen folgenden Regulationsmöglichkeiten das Erleben, es selbst zu tun und die Regulierung selbst bewirkt zu haben, eine elementare Rolle.

Festigung

Korrigierende Erfahrungen, die in eine gewünschte Richtung weisen, können wir festigen, indem wir das Erlebte mit bestehendem Wissen verknüpfen und die neuen Netzwerke *aktiv* stärken. Wenn wir das nicht tun, kann es sein, dass die positive Erfahrung mehr oder weniger unbeachtet wie eine Eintagsfliege quasi verpufft. Wir brauchen also neue Kategorien in unserem Gehirn, neue Einstellungen, in die wir die neue Erfahrung einsortieren können. Je mehr und aktiver wir unser Gehirn schließlich mit der korrigierenden Erfahrung beschäftigen, umso spürbarer wird die neue Erfahrung in unserem Kopf. Das heißt: Je länger und aktiver wir dabei über den neuen Erfolg nachdenken, uns freuen, bei uns selbst oder anderen bedanken etc., desto mehr schlägt es sich auch physiologisch in neuen Strukturen nieder.

Zur Habituierung ist es wieder hilfreich, den gesamten Organismus einzubeziehen, also

- die beteiligten Gedanken zu betrachten (Kognitionen/»Geist«)
- sich die eigenen Gefühle klarzumachen (Emotionen/»Seele«) und
- nachzuspüren, wie es sich im Körper anfühlt (Körper)

– im Sinne von: »Yeah, das habe ich gerade wirklich geschafft! Ich fasse es nicht! Bravo an mich selbst (Gedanken)! Das fühlt sich jetzt echt erleichternd an, ich freue mich wirklich! Die Angst ist weg (Gefühle). Was spüre ich in meinem Körper? Ich bibbere noch ein bisschen. Aber da ist auch so eine Leichtigkeit, ich möchte dauernd grinsen, es prickelt irgendwie in meinem Bauch (Körper).«

Die Rolle des Neurotransmitters Dopamin

Dazu kommt ein erfreulicher Nebeneffekt: Sind neue Bewältigungsautomatismen aufgebaut und gelingen immer leichter, so spüren wir in dem neuen Verhalten eine *Belohnung*. Hier spielt auch der Neurotransmitter Dopamin eine Rolle. Er wird bereits bei der Erwartung eines Geschehens ausgeschüttet, motiviert uns weiterzumachen und verstärkt unser Erleben – im Guten wie im Schlechten.

Große Mengen an Dopamin sind allerdings nicht ungefährlich für unser Erleben: Sie können große Begeisterung auslösen, aber auch tiefen Frust.

Der Neurowissenschaftler Wolfram Schultz postulierte den »dopamine reward prediction error« (Schultz 2016), was bedeutet, dass das Feuern der Dopaminneuronen eine Verzerrung in der Belohnungserwartung codiert. In einem Experiment betätigten Affen auf ein Lichtsignal hin einen Hebel und erhielten dafür einen Tropfen Saft. Solange das Spiel noch neu war, löste es große Begeisterung aus. Bereits in Erwartung der Belohnung wurden große Mengen an Dopamin ausgeschüttet. Nach 20 oder 30 Durchgängen jedoch war der Effekt bekannt. Die Dopaminrezeptoren feuerten direkt nach dem Aufleuchten des Lichts, aber nicht mehr nach der Belohnung durch den Saft. Fiel nach dem Licht der Saft aus, so fiel das Dopaminniveau sogar unter das Ausgangsniveau.

Vielleicht kennen Sie das auch? Jemand schwärmt von einem unfassbar großartigen Restaurant, aber Sie finden es nicht ganz so umwerfend und erleben es eher als Enttäuschung. Oder Sie betreten ein Restaurant mangels Alternative ohne große Erwartung, wollen einfach nur satt werden und werden dann positiv überrascht – und sind begeistert. Das heißt, wenn wir niedrige Erwartungen haben und das Ergebnis ist besser als erwartet, bekommen wir viel Dopamin. Sind die Erwartungen höher und das Ergebnis schlechter, so sinkt der Dopaminspiegel tiefer als zuvor. Es kann sich dann auch anfühlen wie eine Bestrafung. Der »dopamine reward prediction error« liefert die Grundlage für körperliche Abhängigkeiten, aber auch Verhaltenssüchte: Wenn wir etwas toll finden, wollen wir mehr davon. Wir erleben es bald nicht mehr als so belohnend – und brauchen eine Dosissteigerung. Das gilt auch für Verhaltensweisen wie den Drang nach wiederholter Verliebtheit, den Konsum von hoch verarbeitetem Junkfood oder Pornografie.

Wenn wir ein gesundes Leben führen wollen, lohnt es sich, den Dopaminhaushalt auszubalancieren. Hohe Peaks führen unweigerlich zu tiefen Abstürzen – oft unter das Ausgangsniveau. Der Neurowissenschaftler Andrew Huberman warnt vor großen Dopaminausschüttungen und empfiehlt, eher kontinuierlich für kleine

Ausschüttungen zu sorgen. Beispielsweise können wir durch die Frage »Wie geht es mir danach?« unser Nervensystem darauf trainieren, nicht zum Sklaven des Dopaminsystems zu werden, sondern umgekehrt das Dopamin zu kontrollieren, z. B.: »Wie geht es mir danach, wenn ich jetzt dieses Junkfood esse? Bekommt mein Körper durch eine vollwertigere Mahlzeit auch ein bisschen Dopamin?« Und da Dopamin bereits bei der Vorstellung des Danach ausgeschüttet wird, kann auch durch die Einstellung »Ich tue damit etwas Gutes, Sinnvolles, Ökologisches oder Gesundes« ein kleiner Belohnungseffekt eintreten.[7]

Wir können unserem Organismus beibringen, auf große Mengen an Dopamin zu verzichten. Das bedeutet zwar weniger Begeisterung, aber auch weniger Abstürze, mehr Balance und weniger Stress im ganzen System. An dieses Niveau kontinuierlicher kleiner Belohnungen – beispielsweise durch wirklich gesundes Essen, kooperatives Verhalten oder regelmäßige Bewegung – kann der Körper sich gewöhnen. Das Verhalten erzeugt zusätzlich mehr Gesundheit, Zufriedenheit und Stolz auf sich selbst – und damit weitere kleine Dopamindosen. So kann es sein, dass regelrecht ein Bedürfnis nach dem neuen Verhalten entsteht und dass uns etwas fehlt, wenn wir mal wieder eine Runde durch alte Muster drehen und z. B. *nicht* gesund essen oder *nicht* meditieren.

Das Ziel ist also der Umbau unseres neurobiologischen Systems. Wir reduzieren Stress, resensibilisieren unsere Dopaminrezeptoren, generieren neue Netzwerke durch Übung bzw. Wiederholung und lassen so neue Automatismen entstehen.

Alles Wissenswerte in Kürze

Es gibt keine allgemeingültige Realität. Was wir als Realität empfinden, ist eine Mischung aus der Situation, unseren unbewussten Erinnerungen, der körperlichen Reaktion darauf und unserer Interpretation dessen. Unser Denken ist gefärbt vom Zustand unseres vegetativen Nervensystems, und unsere Wahrnehmung von Realität unterliegt vielen Einflussfaktoren. Die gleiche Situation kann im entspannten Zustand eine bestimmte Reaktion und beispielsweise im sympathisch aktivierten Stress-

7 Siehe den Podcast, verfügbar unter: https://hubermanlab.com oder https://www.youtube.com/watch?v=mtGsJ1GTFB4 [30.7.2023].

zustand eine völlig andere Reaktion und Bewertung auslösen.

Mit etwas Übung können wir lernen, anhand unserer somatischen Marker (also durch Körpersignale wie etwa ein verändertes Denken, muskuläre Spannung oder Herzrasen) den Modus unseres vegetativen Nervensystems zu erkennen. Wir können lernen, persönliche Triggersituationen, die innere Reiz-Reaktions-Ketten auslösen, zunehmend zu identifizieren und unsere somatischen Marker zu lesen. Mit diesem Wissen gelingt es uns besser, habituierte Kettenreaktionen, die bisher im Autopiloten ausgeführt wurden, zu erkennen und auszusteigen. Wir können uns besser selbst regulieren und aus Vorwürfen sowie Erwartungen an andere aussteigen. Wir sind nicht mehr abhängig von deren Reaktion und können unser Leben selbstwirksamer gestalten.

Für ein stabil verändertes Erleben und Verhalten muss unser Gehirn umgeschrieben werden. Das ist aufgrund der Neuroplastizität möglich. Neue neuronale Netzwerke können alte, destruktive ersetzen, indem wir die neuen aktiv nutzen. Dafür braucht es Zeit, Wiederholung und korrigierende Erfahrungen.

Für die nachhaltige Veränderung haben sich sogenannte Micro Habits bewährt. Durch Investition in diese Micro Habits geschieht Veränderung zunächst sehr langsam und kaum spürbar, was etwas mehr Geduld erfordert. Eine wichtige Rolle spielt dabei der Neurotransmitter Dopamin. Wir können lernen, unser Dopaminsystem auf niedrigerem Niveau zu stabilisieren. Ist das neue Verhalten zunehmend etabliert, fallen weitere Schritte unvergleichlich leichter und können sich entsprechend schneller und in größeren Schritten nachhaltig im Erleben und Verhalten verankern.

Das können Sie tun!

Nehmen Sie sich ein paar Minuten Zeit und sammeln Sie Beispielsituationen, in denen Sie spürbar in den drei Modi waren. Wann, wo, wie war das? Welche Körperwahrnehmungen waren in der Situation zu spüren? Wie war Ihr Denken?

Soziales Kontaktsystem:

....

Mobilisierung:

....

Immobilisierung:

....

• • •

Übung für Fortgeschrittene

Identifizieren Sie eine typische Situation in Ihrem Leben und schauen Sie, wann und wie Sie diese Situation mal im einen und ein anderes Mal im jeweils anderen Modus erlebt haben. Wie waren die Umgebungsbedingungen, unter denen Sie die gleiche Situation entspannt, ein anderes Mal verärgert und ein drittes Mal hoffnungslos, resigniert erlebt haben?

Soziales Kontaktsystem:

....

Mobilisierung:

....

Immobilisierung:

....

• • •

Wenn Ihr Körper der »Lautsprecher« Ihrer Seele ist, welches sind bei Ihnen die ersten Anzeichen, mit denen Ihr Körper beginnenden Stress oder Gefahr meldet?

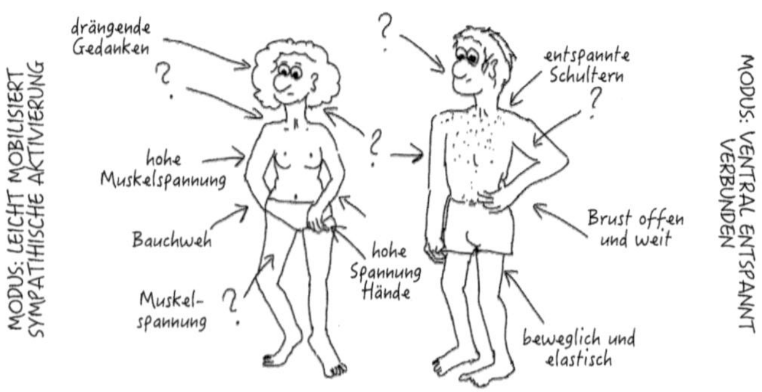

Skalieren

Wie bereits eingangs erwähnt lohnt es sich, den Intensitätsgrad des Modus für sich selbst zu skalieren. Wie hoch ist mein Stress jetzt im Moment auf einer Skala von 1–10? Spüre ich eine gewisse Anspannung, eine Spur von Ärger oder Wut, also Mobilisierung? Wo befinde ich mich auf meiner persönlichen Stress-Skala, wenn 1 oder 2 einfach leicht erhöhte Aufmerksamkeit und 10 völlig kopflose Rage bedeutet? Wenn ich in mir einen Impuls zur Immobilisierung spüre, eine Schwere, Resignation und Hoffnungslosigkeit ... wo stehe ich gerade selbst auf meiner persönlichen Stress-Skala zwischen 1 und 10? Vielleicht bedeutet eine leichte Erschöpfung und Lustlosigkeit 1, 2 oder 3, bei 5 oder 6 fühle ich mich deprimiert und handlungsunfähig und bei 9 oder 10 gibt es eine völlige Abspaltung von der Welt und dem menschlichen Kontakt?

Die Skalierung ist sinnvoll, weil Triggersituationen eskalierend sein können. *Wenn ich mich angegriffen fühle, sucht meine Wahrnehmung nach einer Bestätigung dafür – und findet sie. Wir sammeln selektiv Zeichen, die unsere Annahme bestätigen.* So entwickelt sich zuerst eine innere Eskalation, die schnell durch vorwurfsvolles, angriffslustiges Verhalten zur äußeren Eskalation werden kann. Eskalationen bestehen also meist aus kleinen Schritten, auch wenn wir manchmal das Gefühl haben, dass etwas plötzlich kam.

Vergleichbar mit der Entstehung von Triggersituationen ist auch der Ausstieg nur in mehreren Schritten möglich. Und: Obwohl wir uns die sofortige Erleichterung ersehnen, findet auch die Regulierung in Etappen statt. *Viele der nachfolgend vorgestellten Regulierungstools haben eine sichere Wirkung, aber eben nur eine kleine!* Um die Lernmotivation zu erhalten, kann es sinnvoll sein, eine feinere Skalierung zu wählen, beispielsweise von 0 bis 100. Wenn Sie Ihre Anspannung skalieren, kommen Sie beispielsweise auf 57. Dann atmen Sie drei Mal tief und bewusst ein und aus und skalieren neu. Die individuelle Stress-Skala zeigt dann vielleicht 54 an. Das verändert die Konfliktsituation zwar noch nicht, ist aber ein wichtiger Schritt zur Selbstregulation und Deeskalation.

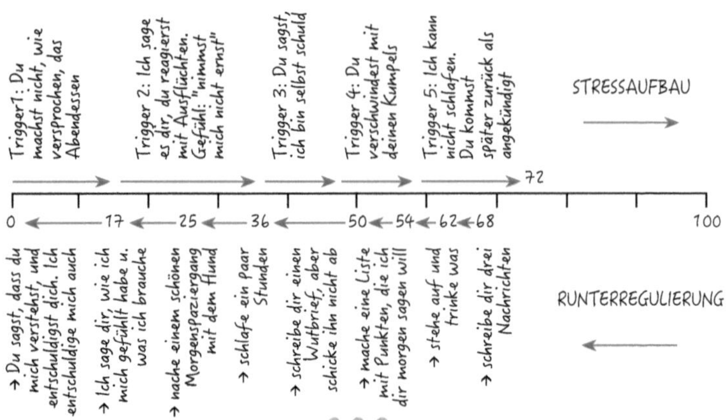

Frage »Ist das wirklich so schlimm?«

Picken Sie zwei oder drei typische Situationen heraus, in denen Sie sich in den letzten Tagen aufgeregt haben. Richten Sie den Blick möglichst auf Situationen mit wichtigen Bezugspersonen, denn dort kommt es oft zu Stressreaktionen, die nicht angemessen sind (z. B.: »Es stört mich, wie du trinkst/das Besteck hältst/telefonierst, …«).

Notieren Sie einige Beispielsituationen:

....

Merken Sie sich diese Situationen. Wenn sie das nächste Mal auftreten, nehmen Sie sich einen Moment Zeit, schalten Ihren Autopiloten aus, skalieren Ihren Stress auf der feinen inneren Skala und stellen sich die Fragen: »Ist das wirklich so schlimm?«, »Würden andere Menschen auf dieses Verhalten genauso intensiv reagieren wie ich?«. Skalieren Sie Ihren Stress erneut.

Micro Habits

Sammeln Sie z. B. drei Ziele, die Sie in Ihrem Leben ändern möchten. Sortieren Sie diese mit aufsteigender Schwierigkeit. Nehmen Sie sich nun jedes einzelne Ziel vor und zerlegen es noch mal in viele kleinere Schritte. Entscheiden Sie sich für eins der Ziele. Wählen Sie den ersten, kleinsten Schritt aus und planen Sie, wann/wo/wie genau Sie diesen in Ihr Leben einbauen können.

Tipp: Neue Gewohnheiten haben dann eine größere Chance, stabil zu bleiben, wenn sie an bereits Erreichtes oder schon fest Habituiertes angedockt werden, z. B.: »Immer vor dem Zähneputzen mache ich drei Dehnungsübungen.«

Erfolg festigen

Erinnern Sie sich an eine Situation, in der Ihnen etwas gelungen ist, das Sie sich gewünscht haben. Nehmen Sie sich drei Minuten Zeit, um dieses Ereignis noch mal in allen Sinnesdimensionen in sich aufleben zu lassen: Wann/wo/wie war das? Laden Sie innerlich die Bilder hoch und betrachten Sie diese genussvoll. Was war zu sehen? Was war zu hören? Welche Gefühle hatten Sie? Wie und wo war Freude/Erleichterung/Stolz etc. im Körper zu spüren? Formulieren Sie Ihre Freude in unterschiedlichen Worten und Sätzen und atmen Sie dabei tief ein und aus. Vielleicht fällt Ihnen auch eine Musik dazu ein. Lächeln Sie. Genießen Sie es.

Versuchen Sie, in der nächsten gelungenen Situation gleich der Erfahrung auf allen Sinnesebenen mehr Raum zu geben:

- Wenn Sie die veränderte Reaktion bei sich bemerken, halten Sie einen Moment inne.
- Denken Sie alles noch mal genüsslich und in allen Sinnesdimensionen durch.
- Sagen Sie sich aktiv: »Wie schön ist das! Ich bin glücklich, stolz, erleichtert, ich freue mich!« (kognitive und emotionale Verankerung / »Geist« und »Seele«).
- »Wie und wo spüre ich das in meinem Körper? Wie fühlt es sich an, dass es diesmal so anders gelaufen ist?«
- Sagen Sie innerlich danke an sich selbst, den anderen, die Situation, Gott oder die Welt, ...
- Machen Sie die Situation in Ihrem Kopf groß und breit und lang und tief. Aktivieren Sie Ihre neuen Synapsen. Und freuen Sie sich weiter, wenn immer neue, bestätigende Erfahrungen dazukommen.

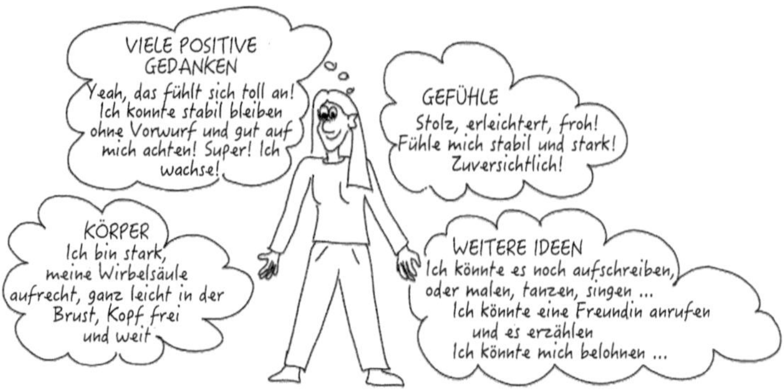
VIELE POSITIVE GEDANKEN
Yeah, das fühlt sich toll an! Ich konnte stabil bleiben ohne Vorwurf und gut auf mich achten! Super! Ich wachse!
GEFÜHLE
Stolz, erleichtert, froh! Fühle mich stabil und stark! Zuversichtlich!
KÖRPER
Ich bin stark, meine Wirbelsäule aufrecht, ganz leicht in der Brust, Kopf frei und weit
WEITERE IDEEN
Ich könnte es noch aufschreiben, oder malen, tanzen, singen …
Ich könnte eine Freundin anrufen und es erzählen
Ich könnte mich belohnen …

• • •

Selbstwirksamkeit: Muster des Gelingens erforschen

Wie kam es genau zu diesem positiven Erlebnis?

- War es (wirklich) reiner Zufall?
- Was haben Sie selbst dazu beigetragen?
- Was ist Ihre Leistung und Ihr Verdienst daran?
- Was ist Ihnen diesmal gelungen und warum?
- Was haben Sie anders gemacht?
- Wie waren die Umgebungsbedingungen?
- Wie haben Sie selbst Einfluss darauf genommen, dass die Umgebungsbedingungen diesmal so waren?

Arbeiten Sie die Aspekte heraus, die kein Zufall waren und loben Sie sich dafür.

• • •

Erkennen von Triggern

Es ist wichtig, den eigenen Triggerzustand *möglichst früh* zu erkennen, weil wir bei fortgeschrittener sympathischer Aktivierung nicht mehr genügend aufnahme- und handlungsfähig sind. Erstellen Sie Ihre persönliche Triggerliste am Ende dieses Buches. Lenken Sie Ihre Wahrnehmung auf persönliche Stress-Situationen und versuchen Sie, den Auslöser zu identifizieren, der den inneren Alarm ausgelöst hat. Die Liste wird vermutlich immer unvollendet sein. Und dennoch werden sich mit der Zeit Themen und auslösende Situationen finden, die Sie mit diesem Wissen zukünftig früher erkennen und entschärfen können.

• • •

Selbstregulation: sich wieder handlungsfähig machen

Ist Ihr vegetatives Nervensystem in den Modus der Immobilisierung gerutscht, also resigniert, deprimiert und antriebslos, dann ist es von zentraler Bedeutung, sich zu bewegen. *Stehen Sie eher auf, als dass Sie sitzen.* Richten Sie Ihre *Wirbelsäule auf* und *atmen Sie ein paar Mal kräftiger ein* statt aus. Fokussieren Sie sich auf die wahrgenommene Grenzüberschreitung. *Suchen Sie aktiv nach Gefühlen von Wut oder Ärger*, nicht nach Trauer oder Enttäuschung (Letzteres bewirkt eher Immobilisierung). Richten Sie den Blick fest auf den anderen und sagen Sie »So nicht!«, »Nicht in diesem Ton!« oder was auch immer ansteht.

• • •

Selbstregulation bei Krise: 5–4–3–2–1

- Begeben Sie sich an einen ruhigen, ungestörten, sicheren Ort, möglichst mit dem Blick nach draußen in die Natur.
- Lockern Sie enge Kleidung oder Schuhe.
- Lenken Sie Ihre Wahrnehmung auf das, was Sie *sehen* können, und *zählen Sie fünf Dinge davon auf*, z. B.: der Tisch, die Taschentuchbox, das Fenster, meine Schuhe, der Balkon gegenüber.
- Lenken Sie Ihre Wahrnehmung jetzt auf das, was Sie *hören* können, und *zählen Sie fünf Dinge davon auf*, z. B.: Autogeräusche, Vogelgezwitscher, Stimmen nebenan, Klopfen in der Heizung, das Rascheln meiner Klamotten.
- Lenken Sie Ihre Wahrnehmung jetzt zu Ihrem *Körper* und *zählen Sie fünf Dinge auf*, die Sie gerade *spüren* können, z. B.: Anspannung in den Schultern, Herzklopfen, kalte Füße, Stirnfalte, meinen Atem.
- Jetzt beginnen Sie wieder beim *Sehen*, diesmal *vier* Dinge. Es können, aber müssen keine neuen sein, z. B.: Tempobox, Fenster, Balkon gegenüber, Blumentopf.

- *Hören*, *vier* Dinge, z. B.: Auto, Vogelgezwitscher, Heizung, Rascheln meiner Klamotten
- *Spüren*, *vier* Dinge, z. B.: Schulterverspannung, kalte Füße, Atem, warme Brust
- Jetzt *drei* Dinge sehen ...
- *Drei* Dinge hören ...
- *Drei* Dinge spüren und so fort ...

• • •

Belastende Situationen beenden: drei Mal stopp sagen

Wenn Sie eine zermürbende Debatte beenden wollen, ist es wichtig, dass Sie sich nicht mehr auf der Sach- oder Beziehungsebene in das Thema verwickeln lassen. Sie gehen auf eine Metaebene, d. h. betrachten sich selbst, Ihr Gegenüber und die Struktur von oben, und sagen, dass Sie so, wie es gerade läuft, nicht mehr mitmachen. Dann machen Sie einen »Sprung in die Schallplatte«. Das ist ein Begriff aus der Vinyl-Zeit und bedeutet: Eine Stelle wird immer wiederholt. Weitere Argumente werden nicht mehr inhaltlich beantwortet. Sie wiederholen nur diesen einen Satz, z. B.: »In diesem Ton rede ich nicht mit dir. Wenn du nicht aufhörst, ist das Gespräch beendet.« *Diesen Satz wiederholen Sie maximal drei Mal!* Ignoriert das Gegenüber ihn auch beim dritten Mal, *verlassen Sie die Situation!* Dazu braucht es Konsequenz und die innere Klarheit, aus der Situation wirklich aussteigen zu wollen. Das erfordert einen etwas mobilisierten Zustand, um nicht resigniert in die alte Dynamik zurückzufallen. Der Ausstieg ohne Klärung ist natürlich nicht die Lösung für eine verfahrene Beziehungssituation. Er dient dem Schutz vor destruktiver Eskalation und ist in diesem Sinne nicht nur selbstverantwortlich, sondern auch verantwortungsvoll für die Partnerschaft. Selbstverständlich muss das Paar die Themen im Beispiel (»Zweisamkeit« und »Alkohol«) im ventralen, verbundenen Zustand noch mal anschauen und im Vollbesitz der geistigen Kräfte konstruktiv klären.

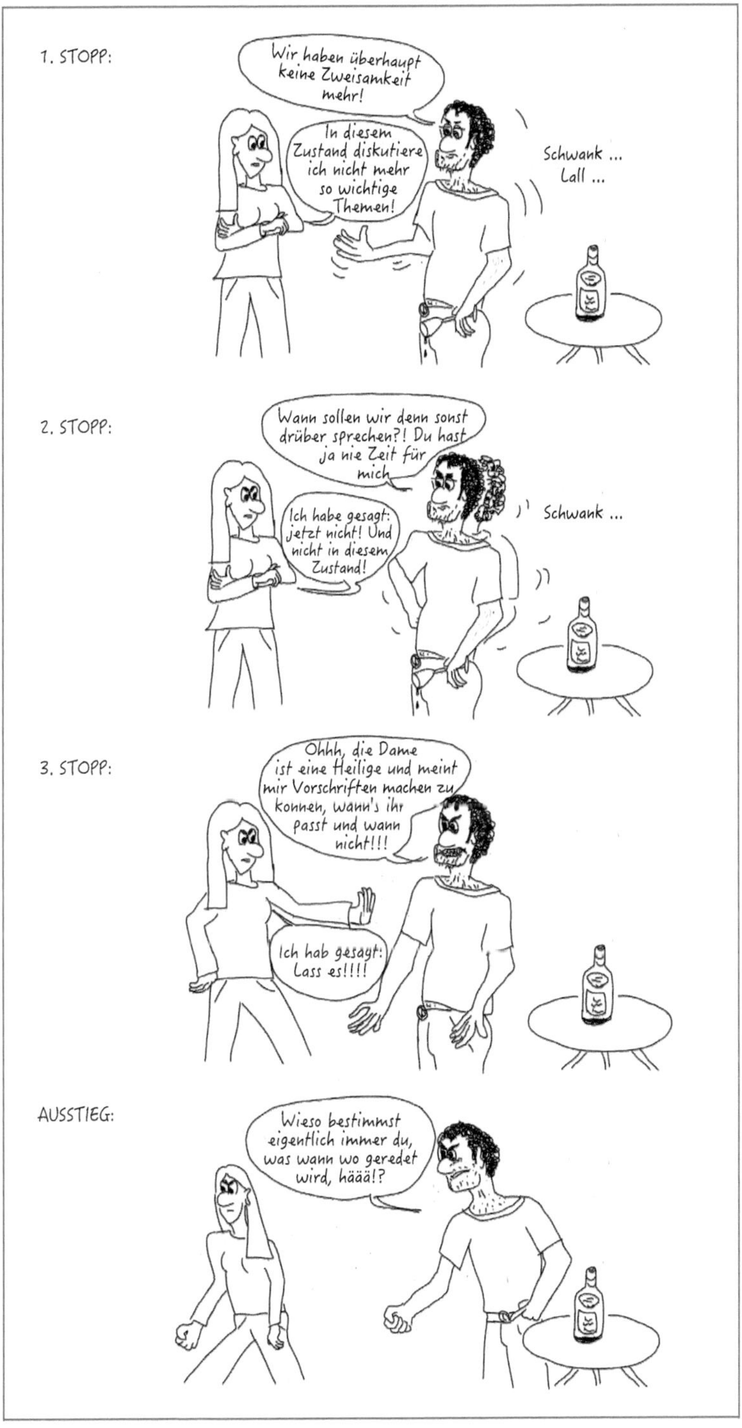
1. STOPP:
Wir haben überhaupt keine Zweisamkeit mehr!
In diesem Zustand diskutiere ich nicht mehr so wichtige Themen!
Schwank ... Lall ...
2. STOPP:
Wann sollen wir denn sonst drüber sprechen?! Du hast ja nie Zeit für mich
Ich habe gesagt: jetzt nicht! Und nicht in diesem Zustand!
Schwank ...
3. STOPP:
Ohhh, die Dame ist eine Heilige und meint mir Vorschriften machen zu konnen, wann's ihr passt und wann nicht!!!
Ich hab gesagt: Lass es!!!!
AUSSTIEG:
Wieso bestimmst eigentlich immer du, was wann wo geredet wird, häää!?

• • •

»Journaling«: Veränderung schriftlich begleiten

Journaling bedeutet, ein Notizbuch zu nehmen und hineinzuschreiben. Anders als beim klassischen Tagebuchschreiben, bei dem es eher darum geht, das Innerste ungefiltert herauszulassen, verfolgt das Journaling meist ein konkretes Ziel.

Wenn wir daran arbeiten wollen, automatisierte Reiz-Reaktions-Muster zu verändern, dann hat es sich bewährt, zunächst die eigenen Muster zu beobachten. Dazu können wir z. B. in einer Tabelle die Situationen notieren, in denen wir mit unserem Erleben und Verhalten nicht zufrieden sind. Beschreiben Sie dabei möglichst detailliert, was genau geschehen ist, was Sie dabei im Einzelnen gedacht und gefühlt haben und wie Sie sich schließlich verhalten haben. In der nächsten Spalte können Sie dann die Gedanken, Gefühle und Verhaltensweisen beschreiben, die Sie lieber erlebt oder gezeigt hätten. Nach mehrwöchiger konsequenter Selbstbeobachtung können so automatisierte Muster deutlich werden. Durch die Beschreibung des Wunscherlebens und -verhaltens kann das System bereits einen Übergang in eine neue Art des Umgangs finden und einüben.

• • •

Positive Ansteckung: Engelskreis

Gut zu wissen ist auch: Nicht nur Stresszustände können sich gegenseitig hochschaukeln. Auch eine Verankerung im ventralen Vagus, also im Modus der »sozialen Verbundenheit«, kann »ansteckenden« Charakter haben. Gerade in festgefahrenen Paardynamiken können wir auch den ansteckenden ventralen Kreislauf beobachten. Wendet sich eine Partnerschaftsdynamik beispielsweise aus einem Teufelskreis in einen Engelskreis, fallen auch hier die Dominosteinchen bald immer leichter und fast von selbst: »Dein Lächeln und deine freundliche Geste motivieren mich, dir etwas Nettes mitzubringen. Das wiederum freut dich. Du würdigst meine Geste und bedankst dich. Das motiviert mich neu, auch dir noch mal zu danken und eine Freude zu machen.

Die wechselseitige aufmerksame und zärtliche Zuwendung tut dir wieder so gut, dass du gern und leicht mit weiterer Positivität antwortest – und so weiter.«

• • •

Prüfen Sie alle getesteten Übungen noch mal und tragen Sie die für Sie wirkungsvollsten in die Schatzliste am Ende des Buches ein.

AUS DEM WIRKLICHEN LEBEN: LUISE UND VITO

VITO stammt aus einer Winzerfamilie. Während ihrer Zeit in Paris führten **LUISE** und Vito ein ausschweifendes Leben, und hin und wieder floss auch ordentlich Rotwein. Nachdem Vito sich für die Beziehung mit Luise entschieden hatte, zogen sie zusammen in die Schweiz und bekamen zwei Kinder. Das Leben ist für beide anstrengend, und manchmal reiben sie sich aneinander sehr stark auf. Das Weintrinken ist für Vito zum täglichen Ritual geworden. Immer häufiger trinkt er am Abend eine ganze Flasche allein. Über die Jahre ist es einige Male zu Situationen gekommen, in denen Vito so sehr die Kontrolle verlor, dass er nachts herumschrie und Luise bedrohte. Einige Male wurden die Kinder dabei wach, zeigten ihre Angst, und Vito brach vor deren Augen weinend auf der Treppe zusammen.

Für Luise ist Vitos Alkoholkonsum zum Trigger geworden. Sie spürt ihre Anspannung und erkennt, wie ihre Wahrnehmung sich alarmiert fokussiert, wenn er sagt, dass er einen anstrengenden Tag hatte, oder wenn er in die Küche geht, und sie hört, wie er sich ein Glas aus dem Schrank nimmt. Sie merkt, wie ihre Wahrnehmung vom Geschehen magnetisch angezogen wird und sie angstvoll darauf wartet, dass er beginnt zu trinken. Sie kann sich selbst beobachten, wie sie immer vorwurfsvoller wird, wenn er sich beispielsweise nachschenkt. In seiner Persönlichkeit registriert sie feinste Veränderungen, etwa die verwaschene Stimme und wie er unsensibler auf sie und ihre Grenzen oder Anliegen reagiert. Luise sieht, dass der Alkohol für Vito zum Problem geworden ist. Es würde ihr leichter fallen, damit umzugehen, wenn er das auch einräumen könnte. Doch genau das verweigert Vito und wirft ihr stattdessen Kontrolle und Humorlosigkeit vor.

Das Thema Alkohol ist zu einem Triggerthema zwischen den beiden geworden. Vito registriert ebenfalls sofort, wie Luise ihn beobachtet und welche Botschaft sie auf den Lippen hat. Auch er kann inzwischen sein inneres Umschalten beobachten. Es spürt, wie ihr Blick blitzschnell Widerstand und Trotz in ihm triggert und er wütend auf sie wird. Dann fühlt er sich wie ein kleines Kind behandelt und schenkt sich erst recht nach.

Seit einigen Monaten beschäftigen sich beide mit ihrer Selbstbeobachtung und Selbstregulation. Sie haben ein gutes Gespräch miteinander, in dem Vito zugeben kann, dass ihm das Maß manchmal entgleitet, und in dem auch Luise zugeben kann, dass sie ihre Gelassenheit verloren hat und vermutlich oft zu schnell vorwurfsvoll wird.

Doch wie so oft folgen auf das Gespräch weitere Rückwärtsschleifen, in denen beide das Gefühl haben, nicht akzeptiert zu sein und einander bekämpfen zu müssen.

Eines Abends schließlich kommt Luise von einem Freundinnenabend zurück. Sie erkennt mit einem Blick, dass Vito getrunken hat, und zieht sich, um Konflikte zu vermeiden, schnell zurück. Vito aber ist bereits enthemmt, läuft ihr mit respektlosem Drängen hinterher und will mit ihr diskutieren. Es kommt zu einem kleinen Eklat, bei dem Luise aber stabil bleiben kann, sich in ihre Zimmertür stellt und sagt: »Ich ziehe mich jetzt hier zurück, weil ich sehe, dass du getrunken hast, und das stresst mich sehr. Ich möchte dich jetzt nicht kritisieren oder streiten, darum gehe ich jetzt ins Bett.« Vito will das nicht akzeptieren und versucht, sie zur Seite zu schieben. Da wird Luise etwas lauter: »Vito, lass es! Ich diskutiere in diesem Zustand nicht mit dir. Ende der Diskussion!« Vito unternimmt noch einen kraftlosen Versuch, sie umzustimmen, lässt sie dann aber die Türe schließen.

Am nächsten Morgen treffen sich beide in der Küche. Luise fällt es schwer, nach dem gestrigen Abend auf ihren Mann zuzugehen, doch der eröffnet das Gespräch mit einer Nachfrage, wie es mit den Freundinnen war. Auch das ist ein Trigger für Luise, weil Vito die Angewohnheit hat, unangenehme Dinge unter den Teppich zu kehren. Doch sie lässt sich diesmal nicht darauf ein. Sie kann ihre Trigger inzwischen besser erkennen und sich selbst regulieren. Sie erwidert: »Vito, du hast gestern Abend zu viel getrunken und nicht respektiert, als ich eine Grenze ziehen wollte. Ich mache das nicht mehr mit. Das geht einfach nicht mehr.« Vito schaut betroffen und brummelt etwas wie: »Ja, das war blöd. Es kann wirklich nicht sein, dass ich mich jedes Mal betrinke, wenn du abends mal allein ausgehst ...« Luise ist überrascht von der Reaktion, fühlt sich aber so stabil, dass sie nicht nachlegen muss und es so stehen lassen kann. So kann der Austausch ohne Scham und Widerstand in beiden nachklingen.

Um der positiven Wende eine Chance zu geben, versucht Luise in den folgenden Tagen, ihre Wahrnehmung auf die Veränderung von Vito zu legen. Obwohl ihr Organismus immer noch alarmiert reagiert, wenn sie ihn in der Küche ein Glas holen hört, versucht sie sich zu sagen: »Er bemüht sich gerade sehr. Das ist toll, und ich möchte das honorieren. Hey, Luise, so deutlich hat er sein Problem auch noch nie eingeräumt. Wie fühlt sich das an?« Sie spürt in ihren Körper hinein und findet ein bisschen Freude und Zuversicht in sich. Gleichzeitig findet sie eine große Angst, dass es einfach wieder nur ein Strohfeuer gewesen sein könnte.

Um die Ohnmacht ein bisschen zu überwinden, versucht sie, noch genauer auf das zu schauen, was sie beigetragen hat und wodurch sie das Geschehen doch mitsteuern kann – z. B., dass sie ihm nicht mehr so oft mit Vorwürfen begegnet, sondern sich eher zurückzieht, dass sie unfruchtbare Diskussionen im alkoholisierten Zustand unterbindet und dass sie es schafft, das Gespräch so mit ihm zu führen, dass er nicht in Widerstand geht, sondern selbst Verantwortung einräumen kann.

Auch Vito arbeitet an sich. Er versucht, den Impuls, zum Glas zu greifen, frühzeitig zu erkennen und Alternativen dazu zu finden. Er besorgt sich einen Termin zu einem Beratungsgespräch in einer Alkoholberatungsstelle, auch wenn er Luise aus Furcht vor ihrem Triumph nicht davon erzählt. Luise bemerkt weitere Zeichen seines Bemühens und auch seines Erfolgs und kann sich im Zusammensein wieder mehr entspannen, was auch für Vito hilfreich ist.

5 SELBSTREGULATIONS-MÖGLICHKEITEN

»Das Geheimnis der Veränderung besteht darin,
deine ganze Energie darauf zu konzentrieren,
Neues aufzubauen, statt Altes zu bekämpfen.«
Sokrates

Im folgenden Abschnitt geht es um Tools, also »Handwerkszeuge«, die wir im Bedarfsfall selbstständig einsetzen können, um uns innerlich zu beruhigen oder zu aktivieren. Es werden Möglichkeiten

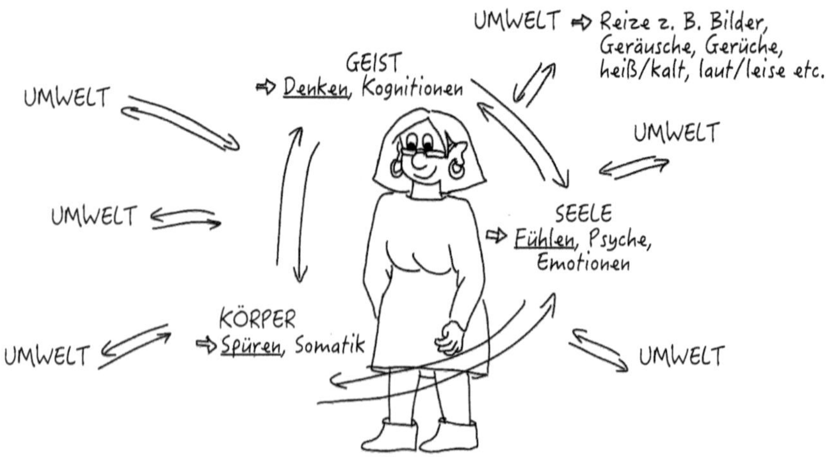

vorgestellt, wie wir wieder Ruhe, Konstruktivität und Handlungsfähigkeit in den *Körper*, die *Gedankenwelt* und die eigenen *Gefühle* bringen können. Da alle Anteile Auswirkungen aufeinander haben, können wir dort ansetzen, wo es für uns am besten passt, um uns selbst wieder in Balance zu bringen.

AUS DEM WIRKLICHEN LEBEN: FRED UND HANNE

FRED ist 70 Jahre alt und ehemaliger Offizier beim Militär. Seine Frau **HANNE** ist 15 Jahre jünger, stammt aus einem Pfarrhaushalt und war ihr Leben lang für die Familie sowie karitativ tätig. Als beide in die Paartherapie kommen, sind die Fronten verhärtet und die Seelen sowie bestimmte Themen in der Partnerschaft schon wund. Sie haben seit über zehn Jahren keine körperliche Beziehung mehr zueinander, geschweige denn eine sexuelle oder erotische. Hanne war jahrelang in Therapie. Sie konnte dort wieder etwas zu sich finden und verdrängte Bedürfnisse herausarbeiten – aber an der partnerschaftlichen Beziehung änderte das wenig.

In der Therapie führt Fred die Anklage: Seine Frau sei »frigide«. Er habe schon so viel probiert und diskutiert, es sei nichts zu machen, sie sei einfach gefühlskalt. Im Alltag mit Haus, Garten, Ausflugen, Freunden und Verwandten oder auch Gesprächen über Politik und Gesellschaft funktionieren beide gut als Team. Doch in der Paartherapie rollen bei Hanne während der ganzen Stunde die Tränen. Sie schildert, wie sehr sie emotionale Gespräche und ein Sich-verstanden-Fühlen in der Ehe vermisst. Nach einiger Zeit gesteht Fred ein, dass er ein Urteil, eine Art Schiedsspruch von der Therapeutin erwarte. Sie solle sagen, wer recht hat und wer es wie gut oder schlecht mache, was die Therapeutin natürlich verweigert.

Nach einigen Sitzungen, in denen sich beide zunehmend öffnen und emotional verbinden können, kommt ihnen eine Erkenntnis: Auf geistig-intellektueller Ebene können sich beide gut verbinden. Aber da, wo der/die eine bedürftig und ausgehungert ist (Körper/Seele), stößt der/die andere an eigene Grenzen und umgekehrt. Keiner von beiden ist in seiner Art richtig oder falsch, sondern beide haben unterschiedliche Lebenserfahrungen gemacht und dadurch unterschiedliche Seiten entwickelt. Hanne beispielsweise lernte in der Pfarrersfamilie, sich in andere einzufühlen, aber sie wurde nicht ermutigt, sich selbst und ihren Körper zu mögen.

Einzig die Gefahr einer ungewollten Schwangerschaft wurde benannt, und sie erlebte den Umgang der Eltern mit Körperlichkeit und Nähe als ablehnend. Auch im späteren Leben ist Sexualität für sie reine Mühsal. *Sie tut es, weil es dazugehört, weil sie spürt, dass es für ihn wichtig ist, und manchmal, ganz selten, erlebt sie den Sex selbst ein klein wenig positiv.*

Fred dagegen musste früh stark sein. Der Vater war im Krieg gefallen und die Mutter als alleinerziehende Witwe hart geworden. Er lernte, nicht zu weinen und stattdessen Leistung zu zeigen. Damit ist er gut durchs Leben und insbesondere durch die Berufsjahre gekommen. Er mag sein Genital, masturbiert oft und hat den Sex immer genossen. Doch emotionale Tiefe und Gespräche mit seiner Frau sind für ihn belastend. *Er tut es manchmal doch, weil es dazugehört, weil er spürt, dass es für sie wichtig ist, und manchmal, ganz selten, erlebt er die Gespräche über Gefühle selbst ein klein wenig positiv.*

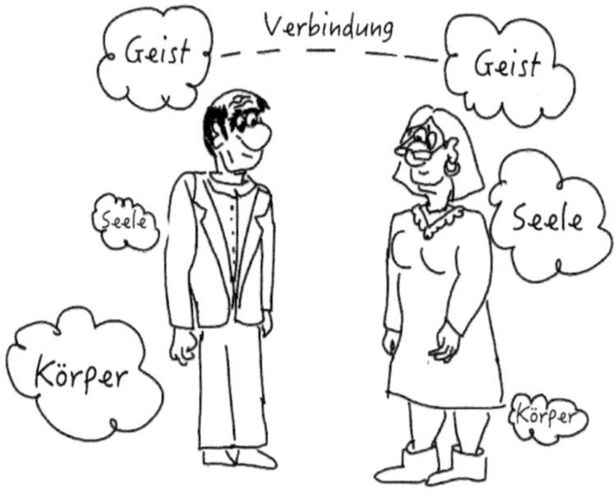

Beide Partner erkennen, dass sie im Leben unterschiedliche Teile ihrer selbst entwickelt haben und die anderen eher verkümmert sind. Mit dieser Erkenntnis können sie einander etwas besser vergeben, mit weniger zufrieden sein und die Erwartungen an den anderen etwas leichter loslassen. Sie bereiten damit den Boden für Wachstum. Wenn Fred sie umarmt, lernt Hanne, sich zu beruhigen, ohne ihn wegzustoßen. Sie lernt, ihren Stress selbst zu regulieren und sich auch zu mehr Körperlichkeit zu aktivieren. So schafft sie es mit der Zeit zunehmend, ihren Körper besser wahrzunehmen, anzunehmen und gar genussvoller zu erleben.

Fred seinerseits überwindet Schritt für Schritt seine Angst vor Gefühlen. Er erkennt sein Vermeidungsverhalten und seine Abwehrreaktionen, wenn Hanne ihm sagt, dass sie etwas vermisst, oder ihm mitteilt, was sie braucht. Er kann sich auch zunehmend selbst öffnen und genießt es sogar hin und wieder, verstanden zu werden und seine Sorgen vor dem Älterwerden zeigen zu dürfen.

Selbstregulation – reine Symptomkosmetik?

Eventuell ist bei Ihnen der Gedanke aufgetaucht, ob es sich bei der Selbstregulation nicht um reine Symptomkosmetik handelt? Die Krise hat ja schließlich eine Ursache, und die sollte beseitigt werden, damit wir uns nicht in einer Endlosschleife selbst regulieren müssen.

Das ist richtig. Wenn ich mit der Hand immer wieder auf die heiße Herdplatte fasse, die Wunde mühevoll pflege, heile und mich beruhige, anschließend aber immer wieder drauffasse, dann wäre es wichtig, die Ursache zu beheben. Aber was ist die Ursache? Zwingt mich jemand draufzufassen? Dann brauche ich die Entschlossenheit und Handlungsfähigkeit eines ausgewogenen, leicht mobilisierten Nervensystems, um mich zu wehren und Stopp zu sagen. Gibt es eine Art inneren Drang draufzufassen? Dann brauche ich die Ruhe, Offenheit und Stabilität sowie die Körperwahrnehmung, um herauszufinden, was die Funktion dahinter ist, und nach alternativen Bewältigungsstrategien zu suchen. Oder kapiere ich einfach nicht, dass die Platte immer wieder heiß ist? Dann brauche ich günstigere Lernbedingungen, um meinem System nachhaltig beizubringen, dass es schmerzt, auf die Platte zu fassen, und Alternativen zu entwickeln, denn das Gehirn lernt nur im ausgeglichenen ventralen Zustand.

Ist unser vegetatives Nervensystem dagegen in einem Defensivmodus, kämpfen wir einen manchmal aussichtslosen Kampf, sind wütend oder resigniert und damit nicht lernfähig. Die Schuld und Verantwortung sehen wir nur beim anderen, wir bocken und warten so lange, bis der sich verändert. Ein ventrovagal ausbalanciertes Nervensystem mit einem voll funktionsfähigen Gehirn ist also die Grundlage dafür, um auch weiterreichende Ursachen betrachten, bearbeiten und lösen zu können.

Ist das Nervensystem reguliert und beruhigt, kann ich tiefergehende Reflexionen anstellen, um mich selbst, meine Geschichte und meine Beweggründe besser zu verstehen. Oft lösen sich die Dinge allerdings tatsächlich auch von selbst, sobald wieder alle sozialen Fähigkeiten funktionieren. Ich gehe – wie Marshal Rosenberg (2006), der die »Gewaltfreie Kommunikation« prägte – davon aus, dass wir Menschen im Kern sozial veranlagt sind. Wir wollen, dass es uns und unseren Mitmenschen gut geht. Wenn wir uns im Modus des aktivierten ventralen Vagus befinden, dann sind wir nicht feindselig, sondern das Wohlergehen der uns nahestehenden Mitmenschen ist uns so wichtig wie unser eigenes.

Umgekehrt bedeutet das: Wer nicht gut für sein Kind sorgt oder nicht liebevoll mit dem Lebenspartner umgeht, befindet sich selbst in einem defizitären Zustand und funktioniert daher als soziales Wesen nicht vollständig. Wenn wir den menschlichen Organismus wieder in sein Gleichgewicht bringen, kann er seine empathischen und sozialen Fähigkeiten selbst entwickeln und gute Lösungen finden. In diesem Zustand können wir uns bei Unrecht wehren und anschließend kooperieren. Und wir können auch alte Wunden bearbeiten und heilen – aber nur in diesem Zustand der »sozialen Verbundenheit«.

Wenn Veränderung stagniert

Viele Betroffene und auch Fachleute streiten sich um die Frage: Soll ich einfach dafür sorgen, dass es mir wieder besser geht, oder muss ich zuerst die Ursachen für mein Missbefinden verstehen? Und auch wenn Letzteres angenommen wird: Reicht es, grob zu wissen, welche Muster und Verhaltensweisen früh geprägt und erlernt wurden, oder muss ich die Muster komplett verstehen und noch mal durcharbeiten?

Menschen, die psychisch oder psychosomatisch krank sind und leiden, haben meist schlimme Dinge erlebt. Diese können früh geschehen sein, im Sinne traumatischer Erlebnisse oder harter Entbehrungen in der Kindheit. Sie können etwa familiär entstanden und transgenerational, also unbewusst von einer Generation zur nächsten weitergegeben worden sein. Sie können auf einem einzelnen oder auch auf komplexen, wiederholten Traumata basieren. Sie können auch im Laufe einer Krankheitsgeschichte im Zusammenhang mit

Behandlern, Klinikaufenthalten oder z. B. durch ablehnende oder bagatellisierende Reaktionen des sozialen Umfelds entstanden sein.

Es gibt vielfältige Ereignisse, die dem psychischen Leiden eines Menschen zugrunde liegen können. In der systemischen Arbeit gehen wir davon aus, dass *in lebenden Systemen Veränderung normal und Nichtveränderung erklärungsbedürftig ist.* Probleme tauchen auf und durchlaufen eine Phase, bis das System sich wieder reguliert. Doch Veränderung kann auch stagnieren, und Probleme oder Symptome können chronifizieren. Wann passiert das?

Michael Bohne (2022) beschreibt die fünf verbreitetsten Lösungsblockaden (»Big Five«):

- *Selbstvorwürfe:* Wir können uns selbst bestimmte Dinge oder Handlungen nicht verzeihen und machen uns innerlich dafür Vorwürfe.
- *Fremdvorwürfe:* Wir geben anderen die Schuld für unser Leid, hängen darin fest und warten auf Entschädigung.
- *Erwartungen an andere:* Wir finden, der andere soll sich zuerst bewegen. Erst, wenn endlich dies und das geschieht, kann es uns besser gehen.
- *Altersregression:* Wir verhalten uns wie in einem früheren Lebensalter, d. h., wir fühlen uns in diesem Moment klein und hilflos wie ein Kind oder unverstanden und rebellisch wie ein Teenager. In diesem Moment können wir nicht wahrnehmen, dass wir die gestandene, lebenserfahrene und erwachsene Person sind, die wir heute aber sind.
- *Loyalitätskonflikte:* Unbewusste innere Loyalitäten verhindern, dass wir uns z. B. stark, stabil oder glücklich zeigen oder dass wir erfolgreich werden. Eine innere Loyalität kann z. B. lauten: »Weil meine Mutter es so schwer hatte und so viel für mich entbehrt hat, darf ich es nicht leicht haben« oder »Weil die ganze Herkunftsfamilie arm und ungebildet war, darf ich nicht studieren und damit reich und erfolgreich werden« etc.

Wenn eine oder mehrere dieser »Big Five« gegeben sind, kann es sein, dass das Stressnervensystem sich nur vorübergehend beruhigt, dann aber doch immer wieder hochfährt und Gefahren meldet, weil der Konflikt nicht gelöst ist und unbewusst weiterschwelt. Hier kann Therapie oder Coaching helfen, innere emotionale Verknüpfungen zu verstehen, zu verändern und neu zu vernetzen.

Wenn wir unsere Geschichte tiefergehend reflektieren und bearbeiten wollen, müssen wir im ventralen Zustand sein. Nur dann ist unser Gehirn fähig, über den Tellerrand hinauszusehen und durch neue Vernetzungen zu lernen. Für eine günstige Lernsituation braucht es Sicherheit und einen co-regulierenden anderen (z. B. die Therapeutin). In der Therapie oder dem Coaching findet dann durch das Gespräch oder andere therapeutische Methoden eine Aktualisierung der gespeicherten Situation statt, d. h., der Stress wird wieder spürbar. Aufgrund des sicheren Settings und der neuen Beziehungserfahrung bei aktualisiertem Stress und einem veränderten Umgang damit als in der damaligen Situation, findet im Gehirn ein sogenanntes »Mismatch« statt, d. h., es gibt keine Übereinstimmung mit den alten Erfahrungen und Abläufen. Daraus kann eine wichtige korrigierende Erfahrung resultieren. Nach den Forschungsarbeiten von Antonia Pfeiffer (2022) lassen sich in einem solchen Setting auch belastende emotionale Erinnerungen innerhalb eines gewissen Zeitfensters kontinuierlich und nachhaltig umschreiben.

Safety first

Bei der Selbstregulation gibt es eine Regel: *Stabilisierung vor Wachstum.* Egal ob es sich um professionelle Therapie oder Selbsthilfe handelt, können wir die Krisenbewältigung grob in zwei Abschnitte unterteilen: *eine Stabilisierungsphase und eine Wachstumsphase* (Kollmeyer u. Röder 2021). Je höher das Eskalationsniveau des Gesamtorganismus, desto nötiger ist zuerst die Stabilisierung.

Bei hohem Eskalationsniveau braucht es also zuerst Investitionen dahingehend, das subjektive Gefühl für Sicherheit zu stärken, damit das Nervensystem wieder ausgewogener funktioniert und die betreffende Person die Anregungen auch aufnehmen kann. Ist wieder Ruhe und Stabilität in den Gedanken, Gefühlen und im Körper eingekehrt, so gewinnt der Mensch seine Handlungsfähigkeit zurück, und die akute Krise ist überstanden.

An die Stabilisierung kann sich nun eine Wachstumsphase anschließen, die die lebensgeschichtlichen Themen und Muster, die in Krankheit oder Krise geführt haben, tiefergehend reflektiert und bearbeitet. Die betreffende Person kann sich mit eigenen Mustern auseinandersetzen und beispielsweise schauen, was sie selbst zum Geschehen beigetragen hat.

Das Interesse an tiefer gehender Selbstreflexion ist jedoch nicht bei allen vorhanden. Es gibt Menschen, die sich sehr für Psychologie und ihr eigenes Funktionieren interessieren und die auch im gestressten Zustand noch recht gut in der Lage sind, Hintergründe genauer zu explorieren und reflektieren.

Anderen Menschen genügt es, wenn das Symptom verschwunden und wieder Ruhe in Körper, Geist und Seele eingekehrt ist. Es reicht ihnen, um ihr Leben wieder selbstständig und befriedigend zu leben, und sie suchen keine tiefergreifende Auseinandersetzung mit sich selbst.

Auch wenn es Angehörige oder auch Fachleute aus professioneller Perspektive manchmal drängt, zu sagen, »Sie sollten sich wirklich einmal genauer mit Ihren Kindheitstraumata auseinandersetzen«, ist es in meinen Augen übergriffig, das zu fordern. Jeder Mensch hat das Recht, für sich zu entscheiden, wie weit er gehen will. Manchmal kommt das Interesse zur Vertiefung im Laufe der Zeit von allein. Und manchmal kann auch eine komplex traumatisierte Person mit hoher Lebensqualität leben, allein dadurch, dass sie lernt, ihre Trigger zu erkennen und sich selbst effizient zu regulieren. Sie wird immer selbstwirksamer und schreibt ihr Gedächtnis kontinuierlich um, sodass der Organismus über kurz oder lang neue autonome Reaktionen auf alte Reize zeigt.

Warnhinweis!

Im folgenden Teil finden Sie einige wirksame Möglichkeiten der Selbstregulation. Aber Achtung! *Kein Tool funktioniert immer.* Es funktioniert zum Beispiel vier Mal und beim fünften Mal nicht. Wir denken: »Yeah, endlich habe ich etwas gefunden, das hilft« – und dann klappt es nicht mehr. Das hat damit zu tun, dass es viele

Einflussfaktoren gibt, die hineinspielen: der Gesundheitszustand, die Tagesform, ein geballtes Auftreten von Triggern oder die Kraft des Stressors und vieles mehr. Jedem Anfang wohnt nach Hesse ein Zauber inne, doch es gibt auch eine »Abnutzung« einst beeindruckend wirkender Regulationsmöglichkeiten, also eine Art Gewöhnung mit nachlassender Wirkung.

Weil das so ist und weil das normal ist, dass nichts immer gleich wirkt, ist es sinnvoll, sich ein breites Repertoire an Tools zuzulegen, um bei Bedarf variieren zu können oder – im Notfall – alles auf einmal bzw. nacheinander einsetzen zu können. Am Ende des Buches können Sie Ihre persönliche Schatzliste dazu erstellen und in den folgenden Jahren immer wieder weiterentwickeln.

Es gibt also keine All-in-one-Lösung. Wenn unser vegetatives Nervensystem unter massivem Stress steht, hat das nicht nur einen Auslöser. Es hat sich mit der Zeit aufgeschaukelt. Entsprechend ist es nicht der eine Impuls oder die eine kleine Veränderung, die uns entlastet und in einen ventrovagalen Zustand befördert. Auf einem umfassend hohen Stresslevel ist es nicht möglich, sich durch eine Intervention wieder ruhig, ausgeglichen und stabil zu fühlen. Hohe muskuläre Anspannung kann sich bis in die Tiefenmuskulatur festsetzen, und Fluten von Adrenalin und Cortisol lassen sich nicht innerhalb von Minuten komplett abbauen. Manchmal fühlt es sich für einen Moment so an, als sei alles wieder gelöst, aber meist ist das Phänomen nicht nachhaltig. Ebenso, wie sich der Stresszustand über viele Schritte aufgebaut hat, muss er auch schrittweise wieder abgebaut werden.

Allerdings gibt es in uns Menschen eine Sehnsucht nach der einfachen und schnell wirksamen Lösung. Unsere mediale Welt und ein damit verbundenes Machbarkeitsdenken nähren diese Hoffnung. Wir haben den Eindruck: »Wenn es bei mir nicht funktioniert, bin ich selbst schuld. Ich habe etwas nicht richtig gemacht oder mich nicht genug angestrengt.«

Bei stark geprägten oder über das gesamte bisherige Leben aufgebauten Strukturen ist eine schnelle Veränderung allerdings nicht möglich. Unser Gehirn kann nur schrittweise aus dem Stresszustand aussteigen, und es braucht neue Erfahrungen und damit neuronale

Verbindungen, auf die es sich beim Gefahrenabgleich beziehen kann. Es braucht also eine Wende in vielen Schritten, die sich häufig aus folgenden Elementen zusammensetzen:

- Bewegung
- Atem
- Natur
- Co-Regulation durch einen regulierten anderen (Therapie oder stabile nahe Bezugspersonen) und schließlich
- ein kognitives Reframing, also ein Perspektivwechsel oder eine Neubewertung der Situation.

Alles, was zur Selbstregulation hilft, besteht letztlich aus diesen Elementen: der Spaziergang (Bewegung, Atem, Natur), das Basketball-Training am Abend (Bewegung, Atem, Co-Regulation durch regulierte andere) oder das wohltuende Gespräch mit der Therapeutin oder Freundin, bei dem eine wichtige Erkenntnis kam (Co-Regulation, kognitives Reframing).

Hohe Stresszustände des autonomen Nervensystems brauchen also umfassendere Maßnahmen, um sich wieder zu regulieren. Die nötige Distanz zum Alltag, der reich an Stress-Situationen ist, kann beispielsweise auch durch eine längere Auszeit, entspannenden oder sportlich aktivierenden Urlaub in reizarmer Umgebung, Achtsamkeits-Retreats mit Meditation oder Yoga oder auch durch Kuraufenthalte wie Ayurveda- oder Mutter-Kind-Kuren erreicht werden.

Wenn Selbsthilfemaßnahmen ausgeschöpft sich, wird es für Menschen in sehr belastenden Situationen oft auch vorstellbar, sich in einer psychosomatischen Klinik stationär behandeln zu lassen. In der Klinik haben sie Distanz zum triggernden Umfeld und evtl. belastenden Bezugspersonen. Sie sind ihrer beruflichen Pflichten vorübergehend enthoben, haben professionelle Unterstützung zur Co-Regulation und bekommen alle vegetativ hochwirksamen Maßnahmen wie Sport, Gespräche und gesundheitsfördernde Aktivitäten in der Natur ärztlich verordnet.

> **AUS DEM WIRKLICHEN LEBEN: FRIDA**
>
> Die ambulante Therapie ist eine Wende in **FRIDAS** Leben – aber sie bringt leider nicht die erhoffte Heilung, und die Essstörung belastet

ihren Alltag stark. Zwar ist sie inzwischen in der Lage, sich selbst zu beobachten und ihre Körpermeldungen besser zu verstehen, aber der Stress im gesamten Organismus ist weiterhin massiv.

Die Bearbeitung ihrer psychischen Themen, die alten Verletzungen sowie die Angst vorm Erwachsenwerden, vor ihrer Weiblichkeit und vor Partnerschaften kosten Energie, an der es ihr neben der Arbeit, dem Haushalt und anderen Verpflichtungen mangelt. Die Schlafstörungen machen sie zu einem Nervenbündel. Der Kampf gegen das Essen kostet sie mehr Kraft, als sie besitzt. Die Schmerzen und Durchfälle schwächen den Körper, und Frida findet keine Atempause mehr.

Ihre Therapeutin hatte schon öfter einen Klinikaufenthalt vorgeschlagen, doch Frida hatte sich gesträubt. Inzwischen aber muss sie einsehen, dass es so nicht mehr geht und dass sie mehr Hilfe annehmen darf. Am Anreisetag zur Klinik ist Frida so nervös, dass sie beinahe wieder zurückgefahren wäre. Inzwischen ist sie eine Woche in der Klinik und hat sich gut eingelebt. Sie fasst langsam Vertrauen zu ihrer neuen Therapeutin und blüht in der Kunsttherapiegruppe richtig auf. Hier kann sie ihre so schmerzhaft verdrängten Gedanken und Gefühle endlich ausdrücken. Manchmal glaubt sie, sie sei so voller unstillbarer Sehnsucht und Bedürfnisse, dass sie für ihre Mitmenschen eine Zumutung ist. In der Gruppe entsteht das Bild mit der Botschaft: »Fesselt und knebelt mich, weil ich so bedürftig bin.«

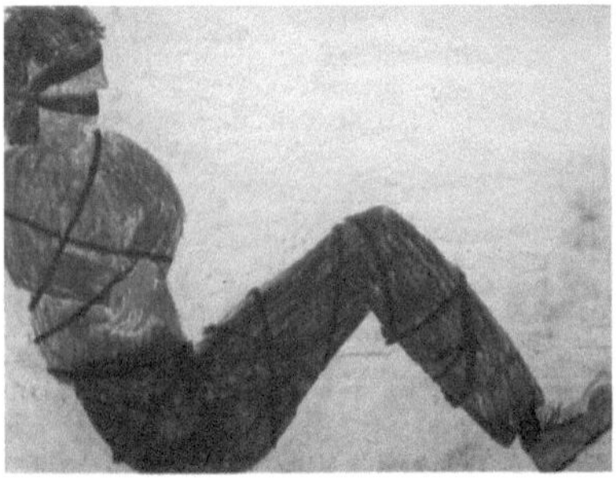

KÖRPER: Am Körper ansetzen

»Kümmere dich um deinen Körper,
als ob du ihn 100 Jahre lang brauchen würdest.«
Teilnehmer der Harvard Study of Adult Development[8]

Noch bis in die 1990er-Jahre wurde der Erziehungsratgeber von Johanna Haarer, den sie in den 1930er-Jahren vor dem Hintergrund

8 Robert Waldinger im Interview mit Jay Shetty. Verfügbar unter www.jayshetty.me/podcast [10.10.2025].

der Naziideologie geschrieben hatte, erfolgreich verkauft. Sie rief ihre Leserinnen und Leser darin auf, mit Zärtlichkeiten und Zuwendung gegenüber Kindern sparsam umzugehen und nächtliche Angst- oder Schmerzschreie zu ignorieren, weil das Kind dann nur halb so lang schreie. Viele Kinder bekamen eher eine Ohrfeige oder Schlimmeres, als dass sie liebevoll in den Arm genommen wurden. Auch das Küsschen zur Begrüßung oder das Sitzen auf dem Schoß der Tante war eher eine mechanische Berührung und transportierte wenig Wärme und Zärtlichkeit. So lernten die Kinder früh: »Auf mein Verhalten, meine Leistung und den Verstand kommt es an. Der Körper ist einfach dabei. Manchmal ist er ein Ort von Schwäche gegenüber Bedürfnissen und Trieben oder ein Ort von Krankheit – mehr nicht.«

Für viele Menschen ist ihr Körper daher unbekanntes Terrain. Es gibt einen Kopf und einen Körper. Der Körper trägt den Kopf. Ansonsten haben sie wenig Verbindung zu ihm. Menschen, die ihren Körper wenig spüren oder mögen, trainieren ihren Verstand, manchmal pflegen sie die Hülle und auf den Körper achten sie nur, wenn er nicht funktioniert.

Wenn die Verbindung zwischen Körper, Geist und Seele so entkoppelt ist, kann es passieren, dass Kränkungen oder anhaltende psychische Verletzungen den Körper »versteinern« lassen. Er geht in eine angespannte Erstarrung, um sich nach außen zu verteidigen und vor Schmerz zu schützen. Der Mensch wirkt erstarrt, mechanisch und es entsteht eine Art Panzer, der den Zugang zum Innenleben verwehrt, sodass dieses unbekannt bleibt.

In der Psychologie gibt es in den letzten Jahren einen wachsenden Boom an körpertherapeutischen Methoden. Insbesondere die moderne Hirnforschung weist immer wieder darauf hin, welche entscheidende Rolle der Körper auch in der Behandlung psychischer oder psychosomatischer Störungen spielt, und befreite die Körperpsychotherapien von ihrem Schattendasein. Wie die inneren Mechanismen im vegetativen Nervensystem aufgrund äußerer oder innerer Reize ablaufen, habe ich in den vorigen Kapiteln dargestellt. Den Körper zu bewegen und berühren spielt eine solch zentrale Rolle in unserem Leben, dass es auch tief in unserer Sprache verankert ist:

»Das *juckt* mich nicht!«, »Der Film geht mir *unter die Haut*«, »Das hat echt was in mir *bewegt*« oder »Es *berührt mich*, wenn ich das sehe« sind Formulierungen, die wir im Deutschen sowie in vielen anderen Sprachen finden.

Berührung

Intuitiv leckt die Kuh ihr gerade geborenes Kalb, und der Bauer reibt sein Fohlen mit Stroh ab, um den Kreislauf der Neugeborenen zu stimulieren. Frühchen mit Atemproblemen werden in manchen Neugeborenenstationen regelmäßig gestreichelt. Viele Menschen lieben Haustiere – insbesondere solche mit Fell. Und viele Tiere betreiben untereinander regelmäßige »Fellpflege«. Der Mensch braucht Berührungen, um zu (über)leben. Die hohe Kindersterblichkeit von bis zu 50 % in rumänischen Kinderheimen des letzten Jahrhunderts ging neben der allgemeinen Mangelversorgung auch auf ein Defizit an körperlicher Zuwendung zurück.

Unser Körper hat nicht nur Wahrnehmungssensoren für Gefahr, sondern auch für Sicherheit. Mit unserem Tastsinn und Berührungen orientieren wir uns und wir können Signale empfangen, die Nähe, Geborgenheit und ein Gefühl von Sicherheit vermitteln. Einen Überblick über vielfältige Studien zum Effekt von Berührungen findet sich z. B. bei Morrison, Löken und Olausson (2010). Beispielsweise bewerten wir Geschäfte positiver und kaufen mehr, wenn der Verkäufer uns berührt, und wir geben dann auch mehr Trinkgeld. Andere Studien zeigen, dass wir ein uns berührendes Gegenüber attraktiver finden. Aus der Paarforschung ist beispielsweise bekannt, dass Paare, die händchenhaltend einen Weg mit Steigung wandern, diesen als weniger steil einschätzen als Paare, die sich nicht berühren.

Maßgeblich dafür sind beispielsweise die c-reaktiven und die c-taktilen Nervenzellen, wie Forscherinnen der Universität Göteborg herausfanden. Die c-taktilen Nervenzellen befinden sich an behaarten Hautstellen, reagieren insbesondere auf langsame Berührung und können nicht von uns selbst aktiviert werden. Bei ihrer Stimulierung wird das Belohnungszentrum des Gehirns aktiviert, was zur Ausschüttung von Botenstoffen wie dem »Antriebs- und Glückshormon«

Dopamin und auch dem »Kuschelhormon« Oxytozin führt. Gleichzeitig schütten wir weniger Stresshormone (Noradrenalin und Cortisol) aus. Dies alles geschieht selbstverständlich nur, wenn wir die Berührung als angenehm oder mindestens neutral bewerten.

Auch über die emotionsregulierende Wirkung von Selbstberührung wissen wir dank der Forschung von Martin Grunwald und anderen inzwischen einiges. Beispielsweise berühren wir alle uns ca. 400- bis 800-mal am Tag selbst, um uns zu regulieren oder zu fokussieren. Eine Studie von Grunwald konnte mittels EEG zeigen, dass spontane Selbstberührungen im Gesicht zu einer Veränderung der Hirnaktivität führte und damit zu einer Zunahme der Beta-Wellen, die mit Konzentration einhergehen, sowie der bei emotionaler Ausgeglichenheit auftretenden Gamma-Wellen (Grunwald et al. 2014). Diese spontanen Selbstberührungen insbesondere im Gesicht ließen sich per Ultraschall auch bei Babys im Mutterleib beobachten. War die Mutter gestresst, berührten die Babys sich besonders häufig im Gesicht. Rauchte die Mutter, so führte das zu einem spontanen Anstieg der Selbstberührungen um 69 % (Reissland et al. 2015, zit. nach Pfeiffer 2022).

Weil Berührung, Bewegung, der Körper selbst und dessen Wahrnehmung einen solch massiven Einfluss auf unser Befinden haben, beginnen wir bei der Vorstellung unterschiedlicher Selbstregulationsmöglichkeiten also mit dem Körper.

Achtsamkeit

»Wenn er ging, war er das Gehen.
Wenn er aß, war Essen in dem Augenblick das einzig Wichtige für ihn.
Wenn er sprach oder zuhörte, war er so intensiv dabei,
wie ich es noch nie bei einem Menschen erlebt hatte.
Er war!«
Johannes von Heinz Körner

Viele Menschen beschäftigen sich heute mit Achtsamkeit. Achtsamkeit bedeutet, den *gegenwärtigen Moment bewusst und frei von Bewertung wahrnehmen* zu können. Es gibt viele Möglichkeiten, Achtsamkeit zu erlernen, von traditionellen Meditationen über die

Methode der Mindfulness Based Stress Reduction (MBSR) nach Jon Kabat Zinn (2011) bis hin zu Formen von Yoga Nidra, die beispielsweise der Neurowissenschaftler Huberman als »Non Sleep Deep Rest« (NSDR), also nichtschlafende tiefe Ruhe, bezeichnet. Mithilfe der Achtsamkeitspraxis steigen wir aus dem Gedankenkarussell aus. Wir fahren den präfrontalen Kortex aktiv herunter und hindern ihn daran, ständig zu denken und Vorhersagen zu machen. Voraussetzung dazu ist die Fähigkeit zur Selbstbeobachtung und die Fähigkeit *wahrzunehmen, ohne zu bewerten*. Etwa so:

»Ich nehme mich als Ganzes wahr und bin damit mehr als mein Körper, meine Gefühle und meine Gedanken. Ich kann meine Gefühle wahrnehmen und benennen. Ich kann den stetigen Fluss meiner Gedanken beobachten. Und ich bin in der Lage, mich zu beobachten und alle Körperteile einzeln mit meiner Aufmerksamkeit anzusteuern und zu spüren. Ich kann alles wahrnehmen und es wertfrei so stehen lassen. Ich bin mehr als mein Körper, meine Gedanken und meine Gefühle.«

Das ist Achtsamkeit. Es ist eine Fähigkeit, die jeder allein oder in Kursen lernen kann und dann regelmäßig üben muss, um ihre Wirkung zu entfalten.

Wir können uns in allen Lebenssituationen selbst achtsam beobachten. Auf Achtsamkeitsübungen können wir uns mit viel Zeit und Raum voll einlassen oder auch die Achtsamkeit mit einiger Übung in alltägliche Lebenssituationen einfließen lassen. Das kann etwa so aussehen, dass wir beim Autofahren dazu tendieren, über Vergangenes zu grübeln oder uns Sorgen um die Zukunft zu machen. Sobald wir dessen gewahr werden, holen wir unsere Aufmerksamkeit zurück ins Hier und Jetzt:

»Das Vergangene ist vergangen und die Zukunft noch nicht da. Was ist genau jetzt? Jetzt fahre ich genau auf dieser Straße vorbei an diesen Bäumen. Die sind grün in verschiedenen Schattierungen und unterschiedlich stark von der Sonne beleuchtet. Ich sehe helles Grün, dunkles Grün und eher gelbliches Grün in der Abendsonne. Jetzt ist jetzt und nicht nachher. Genau jetzt fahre ich an dieser Bushaltestelle vorbei und jetzt höre ich genau diese Geräusche: meinen Automotor, den Nachrichtensprecher im Radio und einen Traktor, den ich am Wegrand passiere.«

Oder beim Wäschezusammenlegen:

»Ich spüre meine Wirbelsäule in der Aufrichtung. Mein Kopf ist nach vorn geneigt, es zieht leicht im Nacken und oberen Rücken. Dieser Stoff ist weich und ein bisschen kühl. Ich schlage ihn mit automatischen Handbewegungen in Form und lege ihn auf den Stapel. Der nächste Stoff ist rauer. Ich spüre meine Oberarme, die Muskeln sind angespannt. Ich rieche den Duft des Waschmittels. Ich nehme meinen Atem wahr ...«

Oder in der Bahn:

»Vor meinem Auge zieht die Landschaft vorbei. Ich höre einen Teppich aus Stimmen und Motorgeräuschen ... vielleicht Rascheln? Mein Körper wird leicht durchgerüttelt. Ich spüre mein Gewicht auf dem Sitz. Meine Füße auf dem Boden, ich kann meine Zehen leicht bewegen und sie dabei innerlich beobachten. Mein Rücken ist angelehnt. Welche Muskulatur hält mich dabei? Ist es eher der Bauch? Oder kommt die Kraft aus dem Rücken? Welche Muskeln sind dabei gerade entspannt und können ganz loslassen? Ich spüre die Bewegung meines Atems. Meine Schultern heben und senken sich.«

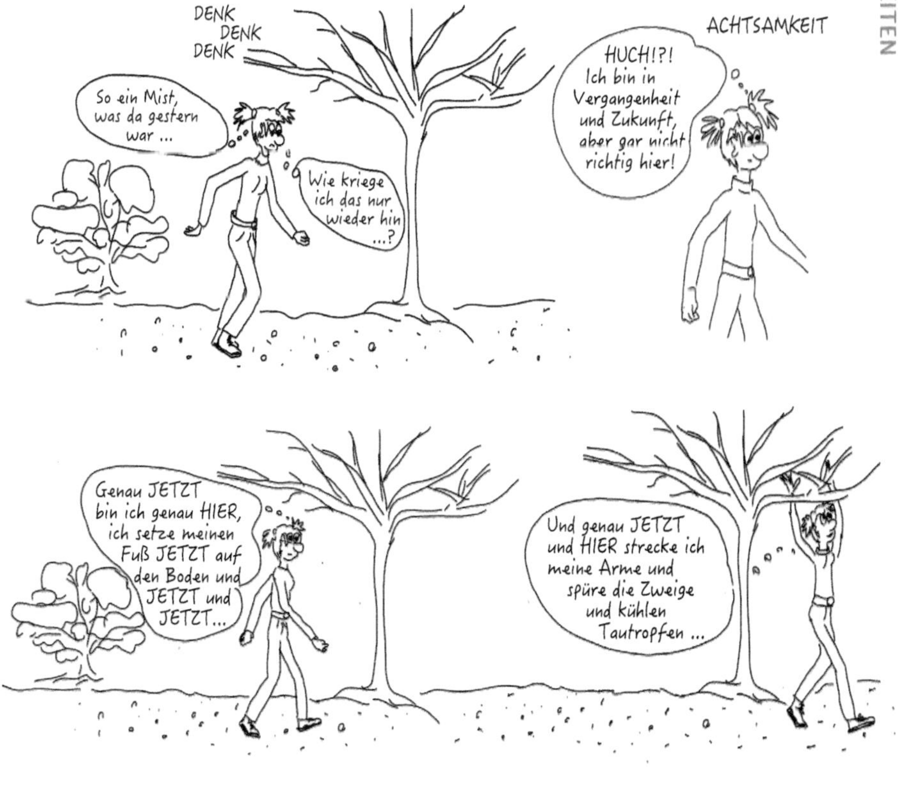

DENK DENK DENK
So ein Mist, was da gestern war ...
Wie kriege ich das nur wieder hin ...?
ACHTSAMKEIT
HUCH!?! Ich bin in Vergangenheit und Zukunft, aber gar nicht richtig hier!
Genau JETZT bin ich genau HIER, ich setze meinen Fuß JETZT auf den Boden und JETZT und JETZT...
Und genau JETZT und HIER strecke ich meine Arme und spüre die Zweige und kühlen Tautropfen ...

5 SELBSTREGULATIONSMÖGLICHKEITEN

Das Gute an der Achtsamkeit: Sie ist relativ leicht erlernbar. In dem Moment, in dem wir beginnen, uns selbst achtsam und wertfrei zu beobachten, haben wir in Stress-Situationen den Autopiloten bereits unterbrochen! Die autonome Kettenreaktion legt eine kurze Pause ein, und wir können diesen achtsamen Moment nutzen, um weitere Möglichkeiten der Selbstregulation einzubauen.

Unter Umständen fällt die Defensivreaktion – also der Kampf- oder Fluchtimpuls bzw. das Resignieren – nach einem kurzen Moment des achtsamen Innehaltens nicht mehr ganz so destruktiv aus. Je nach Triggersituation und Bedrohlichkeitsgrad der inneren Referenz braucht es aber weitere Maßnahmen, um wieder in den Modus des sozialen Kontaktsystems zu gelangen.

Reizabschirmung

Wenn das Leben um uns herum zu laut und fordernd wird, ist es manchmal nötig, für reizfreie Inseln zu sorgen. Viele von uns sind ständig am Arbeiten, online über Handy und PC erreichbar oder auf dem Sprung. Manchmal braucht es eine schlichte Reizabschirmung von der lauten, schnellen Welt draußen, um den Blick wieder nach innen richten und das Nervensystem beruhigen zu können.

Es gibt inzwischen Smartphone-Funktionen, mit denen wir die App-Nutzung sowie unsere Erreichbarkeit steuern können, und *Digital Wellbeing* oder *Dopamin-Detox* ist in aller Munde. Wir können beispielsweise entscheiden, welche Nachrichten oder Anrufe durchgestellt werden, welche nicht bzw. in welchen Zeiträumen oder wann nicht.

Solange es noch nicht so gut gelingt, in der Dynamik des wirklichen Lebens hinreichend Nein sagen zu können, ist es möglicherweise hilfreich, diese Funktionen zu nutzen. Diese Hilfestellungen können dazu beitragen, die Zeit am Bildschirm zu reduzieren, und damit für Reizabschirmung und Stressreduzierung sorgen.

Manchmal braucht es allerdings auch hier noch intensivere Maßnahmen. Ist der Organismus so sehr im Alarmzustand, dass er vibriert, flattert oder massiv angespannt ist und sich kaum herunterregulieren lässt, so kann es hilfreich sein, sich für 15 Minuten, eine halbe Stunde oder auch mal einen Tag total zurückzuziehen. Nach einer kleinen, kompletten Auszeit ist es wieder besser möglich, sich zu spüren und die nächsten regulierenden Schritte einzuleiten.

AUS DEM WIRKLICHEN LEBEN: FRIDA

FRIDAS vegetatives Nervensystem ist in einen solchen Ausnahmezustand geraten, dass sie sich nicht mehr selbst herunterregulieren kann. »Somatoforme autonome Funktionsstörung« nennen es die Ärzte. Sie selbst spürt es daran, dass die Anspannung, das Herzklopfen und all der Aufruhr in ihrem Inneren einfach nicht mehr aufhören wollen. In einer Kunsttherapiesitzung entsteht dieses Bild:

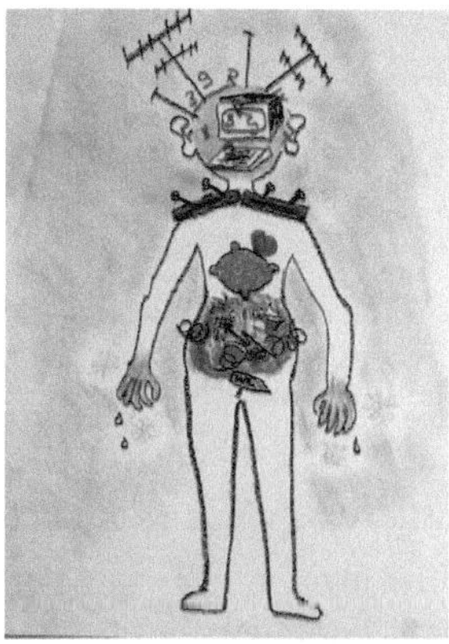

Der Kopf kann nicht aufhören, zu denken, sich abzuwerten und Vorwürfe zu machen. Hals, Nacken und Schultern sind wie zementiert, Hände und Füße andauernd kalt. In ihrem Inneren stresst alles triebhaft gegessene Essen den armen, überlasteten Magen, und der gereizte Darm ist ständig auf der Suche nach einer Toilette.

Doch dann lernt Frida die Achtsamkeit kennen. In einer Gruppe übt sie mit anderen, ihren Körper wertfrei wahrzunehmen und zu beobachten. Sie lernt zu meditieren. Die autonomen Symptome wie etwa ihr Zittern, Schweiß oder Kälteempfinden beginnen, sich tatsächlich etwas zu beruhigen. Die Sicherheit, das Wohlwollen und die Fürsorge des Klinikpersonals helfen Frida, endlich ein Stück aus dem eskalierten Stress herauszufinden. Jetzt ist sie tatsächlich für Momente und kurze Phasen symptomfrei und kann wieder besser schlafen.

Frida lernt, die leisere Stimme ihres Körpers zu verstehen. Ist der Trubel unter den Mitpatientinnen zu groß oder kommt Frida in Kontakt mit Themen, die sie belasten, beginnt plötzlich ihr Darm zu grummeln oder ihr Kopf zu schmerzen. Jetzt erlaubt sie sich, sofort zu reagieren: Sie pausiert mit dem Therapieprogramm, zieht sich zurück in ihr Zimmer, legt ein dunkles Seidentuch auf ihre Augen und lässt ihren Organismus in der Reizabschirmung wieder herunterfahren.

Der Körper als Freund

»Seele sagt zum Körper: ›Sag du's ihm, auf mich hört er nicht!‹«

Sprichwort

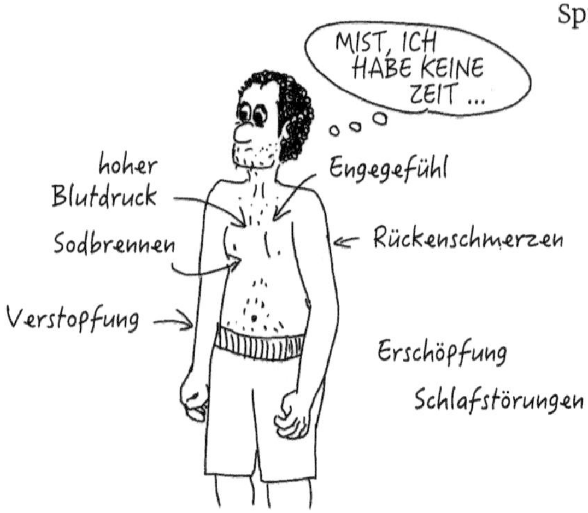

Für viele Menschen ist der Körper eine Art lästiger oder unwichtiger Bestandteil ihrer selbst. Er wird eben mitgeschleppt, wohin wir auch gehen. Er soll funktionieren, tragen oder *er*tragen und dabei schweigen. Solange er diesen Job erfüllt, ist es gut. Wenn er aber nicht mehr funktioniert, ist der Aufschrei groß.

Viele Menschen, die im Laufe des Lebens durch Erkrankungen wie etwa einen Schlaganfall, Herzinfarkt oder ein Burn-out aus dem Alltag gerissen werden und sich möglicherweise unfreiwillig in einer psychosomatischen Klinik wiederfinden, erkennen irgendwann, dass die Krise sich angebahnt hat. Bei genauerem Hinschauen können sie erkennen, dass es Anzeichen gab, die sie ignoriert haben. »Es geht gerade nicht«, heißt die übliche Entschuldigung, wenn jemand ihnen beispielsweise Ruhe empfiehlt. Die Seele hat genau genommen schon das eine oder andere Mal durchblicken lassen, dass etwas an der Lebensführung gar nicht gut läuft, aber sie wurde ignoriert. Irgendwann gab sie auf und bat den Körper um deutlichere Zeichen. Daraus manifestierte sich die Erkrankung.

Wir haben beim Blick auf das vegetative Nervensystem gesehen, dass Stress, Gedanken, Gefühle und Körper eng miteinander verknüpft sind. Vegetative Zustände wie die Mobilisierung und Immobilisierung haben immer körperliche Auswirkungen. Jeder Trigger –

ob schwach ausgeprägt oder stark, ob akut oder chronisch – hat Auswirkungen auf den Blutdruck und die Herzfrequenz, auf Verdauung und Blutgefäße, auf die Muskelspannung, das gesamte Stoffwechselsystem und die Atmung.

Unser Körper spricht zu uns. Er ist mit leiser Stimme in ständigem Dialog mit uns – wenn wir hinhören. Er meint es gut und möchte uns schützen. Er tut das, was auf Basis seiner bisherigen Erkenntnisse nötig und sinnvoll ist, um uns gesund und leistungsfähig zu halten. Wir können mit unserem Körper in Austausch treten. Wir können unsere Wahrnehmung auf den eigenen Körper lenken, ihn achtsam beobachten und manchmal auch befragen: »Huch, was ist los? Mein Herz schlägt gerade so heftig.« »Ja«, sagt der Körper. »Du hast Angst.« – »Okay, danke, ich verstehe«, können wir antworten und wieder für mehr Sicherheit sorgen.

Oder aber wir sagen dem Körper: »Ich muss da aber jetzt durch. Bitte unterstütze mich. Ich sorge danach wieder für Entspannung, ich versprech's.« Wenn wir unser Versprechen halten und der Körper uns vertraut, stellt er nun für die notwendige Zeit seine volle Konzentration und Körperkraft zur Verfügung. Eine gelungene Kooperation findet statt und stärkt das entsprechende Netzwerk des Vertrauens zum Körper in unserem Gehirn.

Viele Menschen aber ignorieren ihren Körper, werten ihn und seine Signale ab oder kämpfen gegen ihn an. Doch der Körper hat keine andere Sprache. Solange wir gesund und leistungsfähig sind, spüren wir ihn wenig. Sobald ihn etwas aus dem Gleichgewicht

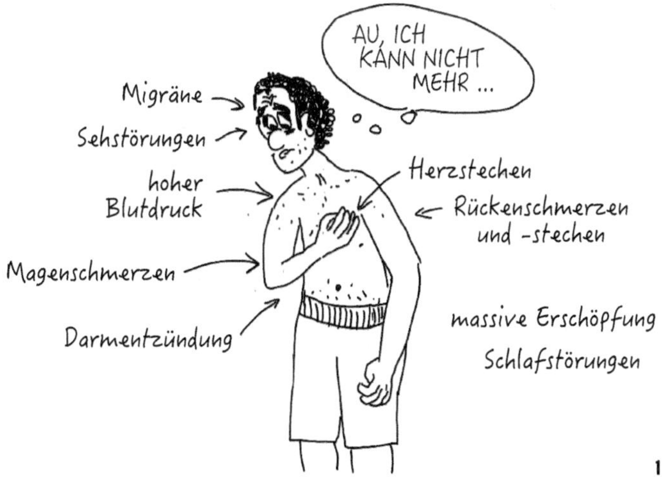

bringt, spricht er zu uns über vegetative Symptome, Schmerz und Funktionsstörungen. Wenn wir ihn wiederholt überlasten und seine Zeichen überhören, meldet er sich so laut, dass wir ihn nicht mehr überhören können.

Wir alle haben genau diesen einen Körper, mit dem wir durchs Leben gehen. Dabei können wir ihn ignorant als Beigepäck mitschleppen, wir können ihn bekämpfen oder wir können ihn als Teil unseres Selbst empfinden, der mit uns durchs Leben geht, und ihn zum Freund gewinnen. Die Erkenntnisse der Psychosomatik empfehlen Letzteres. Je achtsamer und liebevoller wir mit unserem Körper umgehen, je früher wir Zeichen und Symptome wahrnehmen und angemessen versorgen, umso höher ist die Lebensqualität, die Lebenserwartung und umso besser sind die Heilungschancen bei Erkrankungen.

Eine sensible Körperwahrnehmung und frühzeitige Intervention ist ein wesentliches Element gelungener Selbstregulation. So können wir etwa, wenn wir Trigger erkennen, die Wahrnehmung in unseren Körper lenken. »Mein Magen brennt. Habe ich vielleicht etwas Falsches gegessen? Habe ich zu viel Stress?« Oder: »Mein Knie schmerzt. Kann es sein, dass ich es überlastet habe? Braucht es Ruhe? Oder kann es etwas Entzündliches sein? Was tut jetzt gut: Ruhe, Wärme, Kälte, Bewegung?« Im Moment des Benennens findet bereits eine gewisse Regulation statt. Der Körper spürt, dass er gesehen und ernst genommen wird und dass es eine Bereitschaft gibt, auf seine Meldungen einzugehen. Die Regulation können wir verstärken, indem wir noch genauer scannen, was im Körper passiert, und der körperlichen Regulation die Priorität einräumen, die es für eine stabile Gesundheit braucht. Dazu kann es auch mal wichtiger sein, einen Waldspaziergang zu machen als einen Pflichtbesuch bei den Eltern, der möglicherweise in Streit mündet.

AUS DEM WIRKLICHEN LEBEN: LUISE UND VITO

VITO hat einen anstrengenden Tag. Sein Chef bittet ihn zum Gespräch, weil er zum zweiten Mal eine Deadline verpasst hat. Im Gespräch redet Vito sich heraus und versucht, die Verantwortung auf die Geschäftspartner zu schieben. Aber auf dem Heimweg muss er sich eingestehen, dass er seit einiger Zeit auch bei der

Arbeit unter Vergesslichkeit und Konzentrationsstörungen leidet. Bereits vormittags überkommt ihn oft die Lust auf Alkohol. Die Spannungen zu Hause belasten ihn. Er hat wieder öfter Kopfschmerzen, schläft schlecht und hat in letzter Zeit das Gefühl, bestimmte Lebensmittel nicht mehr zu vertragen. Manchmal brennt sein Magen und er bekommt immer wieder Blähungen, irgendetwas ist da nicht ganz in Ordnung.

Als er von der Autobahn abfährt und in seinen Ort einbiegt, sieht er gerade noch die grüne Ampel, die auf Gelb springt. Er ist einen Moment unaufmerksam und registriert nicht, dass der Wagen vor ihm bremst. Jetzt bremst Vito auch. Er kann das Auto aber nicht mehr abfangen, und der Aufprall schleudert ihn in den Sicherheitsgurt. In Sekundenbruchteilen schießen ihm chaotische Gedanken durch den Kopf: »Das darf nicht wahr sein, das Auto ist neu! Wenn **LUISE** das erfährt, gibt es Ärger und Vorwürfe! Sie wird denken, ich habe getrunken. Jetzt könnte ich tatsächlich ein Glas vertragen.«

Als Vito den Blick hebt und die stark beschädigten Wagen sieht, wundert er sich, dass der Fahrer oder die Fahrerin des vorderen Autos nicht aussteigt. Er fürchtet, dem anderen schwere Verletzungen zugefügt zu haben, und bekommt noch mehr Angst. Daraufhin sagt er sich: »Jetzt ist Schluss, Vito! Dein Leben muss sich ändern! Kapiere es endlich!«, und steigt aus dem Wagen.

Atmung

Ein elementarer Teil unseres menschlichen Seins ist der Atem. Er begleitet uns durch unser Leben und ist immer da. Den ersten Atemzug atmen wir ein, den letzten aus, und dazwischen liegen unzählbare Atemzyklen. Wir können nicht leben, ohne zu atmen. Doch unsere Atmung reagiert auf unser Befinden: Im entspannten Zustand atmen wir ruhig, langsam und tief. Im Stress wird die Atmung angespannter, oberflächlicher und durchlüftet die Lunge nur noch teilweise. Das senkt unsere Leistungsfähigkeit und lässt uns schneller erschöpft sein.

Sich mit dem Atem zu beschäftigen ist relativ neu in etablierten Anwendungsbereichen der Psychologie, Medizin und Forschung. Noch vor 20 Jahren führten Themen wie Meditation, Achtsamkeit oder Atmung in der Wissenschaft ein Schattendasein. Obwohl jahrtausendealte Traditionen die Wirksamkeit der Atmung bei Heilungsprozessen bestätigen, wurde dieses Thema in den Bereich der Esoterik einsortiert. Inzwischen gibt es einige evidenzbasierte Forschungsergebnisse, die zeigen, wie Atemtechniken nachhaltigen Einfluss auf unsere Physiologie nehmen, Stress abbauen, den Körper entgiften und das Immunsystem stärken können.

Unser Atem ist ein gewaltiger Hebel, der nicht nur autonom unser Funktionieren reguliert, sondern mit dem wir auch *aktiv Einfluss auf unser Funktionieren* nehmen können. Durch verlängerte Ausatmung können wir uns beispielsweise beruhigen und durch heftiges Einatmen aktivieren. Der Karate- und Athletiktrainer Dirk Schauenberg berichtet im Gespräch mit Podcaster und Neurowissenschaftler Matthias Wittfoth von einer Hechelübung, die allein ausreichte, ihn im kalten Dojo in Japan nach kurzer Zeit massiv in Schweiß ausbrechen zu lassen.

Haben Sie schon mal einen Menschen erlebt, der hyperventiliert? Oder ist es Ihnen schon mal selbst passiert? Hyperventilation bedeutet, dass die Atmung sich vertieft und gleichzeitig beschleunigt. Das passiert meist in Zusammenhang mit Angst, führt aber paradoxerweise dazu, dass die Betreffenden, obwohl die Lunge mit Luft überversorgt wird, subjektiv einen Luftmangel empfinden und damit noch größere Angst bekommen.

Die Atmung ist ein relativ sicherer Indikator dafür, in welchem Modus sich unser Organismus befindet. Und für unser Projekt Selbstregulation ist sie deshalb so wichtig, weil wir sie – im Gegensatz zu Herz, Magen oder Verdauung oder auch zu unseren Gefühlen – direkt und aktiv beeinflussen können! Sie ist unser einziger bewusster Zugang zum vegetativen Nervensystem. Wir können die Tiefe und Geschwindigkeit unserer Atmung verändern. Durch stärkeres und verlängertes *Ein*atmen können wir uns *mobilisieren* und durch verlängertes *Aus*atmen *beruhigen*. Damit haben wir einen effizienten und allzeit einsetzbaren Schlüssel zur Selbstregulation in der Hand.

Sie kennen diese Funktionen von typischen unwillkürlichen Reaktionen: Wenn wir uns über etwas erschrecken, ziehen wir kurz und scharf die Luft ein. Wenn wir erleichtert sind, seufzen wir, atmen aus und lassen den Oberkörper kurz absacken. Das *Seufzen* ist damit eine Art Instant-Selbstregulation.

Wichtig zu wissen ist daher Folgendes:

- Mit dem Einatmen aktivieren wir den Sympathikus, also das Stressnervensystem, und mobilisieren uns.
- Mit dem Ausatmen aktivieren wird das parasympathische Nervensystem und können uns beruhigen. Das Ausatmen sollte dabei mindestens anderthalbmal so lang sein wie das Einatmen.

AUS DEM WIRKLICHEN LEBEN: JAN UND LISA

LISA hatte einen Achtsamkeitskurs besucht und festgestellt, dass sie sich damit tatsächlich ein klein wenig steuern kann. Wenn sie sich die Zeit dafür nimmt, kann sie sich dabei beobachten, wie ihr Gesicht hart wird, wie sie den Blick fixiert und die Muskeln in ihrem Körper anspannt. Ihr deutlichstes Zeichen, an dem sie schnell erkennt, dass sie getriggert ist, sind ihre Gedanken. Wenn die mit einem Schlag angestrengt in eine Richtung drängen, dann ist es Zeit zu handeln.

Allein durch das Bewusstsein – die Wahrnehmung ihres Körpers und ihrer Gedanken – unterbricht sie bereits den Autopiloten. Doch der Impuls, jetzt zu schreien oder zu streiten, ist meist stärker. Heute zum Beispiel trifft **JAN** sie an einem ihrer wundesten Punkte. Er sagt im Gespräch: »Ich möchte, dass es bei uns endlich mal ruhiger wird und mal nichts Neues passiert.« Lisa hat über sich gelernt, dass diese Äußerung ein Trigger ist. Sie löst eine Angst vor Stillstand aus, eine Angst, über all die zukünftigen Jahre eingeschränkt oder eingesperrt zu sein und sich nicht mehr lebendig zu fühlen.

Ihr innerer Automatismus funktioniert noch. Sie möchte ihren Mann anschreien, dass er das vergessen kann, dass sie so nicht ist etc. Doch sie unterbricht den Autopiloten. Sie spürt das Aufwallen ihrer starken Gefühle im Körper, ein bisschen wie ein Vulkan, der nach oben explodieren möchte, und beobachtet sich dabei. Sie beobachtet ihre Gedanken beim Formulieren einer scharfen Antwort – und kann ihre Reaktion so für einen Moment stehen lassen, ohne zu antworten oder zurückzuschlagen.

Außerdem hat Lisa gelernt, mit ihrem Atem zu arbeiten. Um etwas Abstand vom überwältigenden Gefühl zu bekommen, wendet sie den Blick erst mal ab und schaut zum Fenster raus. Dabei atmet sie einige Male tief durch und sagt sich innerlich: »Hey, Lisa, alles ist gut. Du bist jetzt gerade an deinem wunden Punkt getroffen. Jan möchte dich nicht vernichten, jetzt darfst du dich erst mal wieder beruhigen.« Dabei registriert sie tatsächlich eine ganz leichte Beruhigung in sich.

Jetzt schaut sie Jan an, der Blick ist weicher und sie sagt: »Du, Jan, auch wenn's dir komisch vorkommt: Diese Äußerungen machen mir Angst. Ich weiß, dass du da anders bist, aber für mich ist die Vorstellung schlimm, dass es keine Veränderungen mehr gibt in unserem Leben. Das möchte ich dir einfach sagen.«

Bewegung

Damit kommen wir zum nächsten »Wundermittel« der Selbstregulation: der Bewegung. Der menschliche Körper strebt ständig nach einer dynamischen Balance zwischen Aktivität und Ruhe, zwischen Schlafen und Wachen sowie zwischen Anspannung und Entspannung.

Nehmen wir einen Reiz wahr, der zur Mobilisierung des Organismus führt, so ist das mit erhöhter Muskelspannung verbunden. Und die kann – wenn sie zum Dauerzustand wird – problematisch werden, weil die zyklisch danach auftretende und ausgleichende Entspannung fehlt. Die gute Nachricht ist: Wir können lernen, unsere angespannte Muskulatur gezielt zu entspannen, und wir können sie willentlich in Bewegung bringen.

Was bedeutet das? Macht Bewegung nicht noch mehr Anspannung? Nein. Bei jeder Bewegung gibt es einen Teil des Körpers, der anspannt, und einen anderen, der entlastet wird und sich unwillkürlich entspannt. Es gibt also einen aktiv beanspruchten Muskel, den Agonisten, und einen passiven Gegenspieler, seinen Antagonisten. Beide Teile arbeiten bei jeder Bewegung zusammen. Beugen Sie beispielsweise Ihren Arm. Während sich der Bizeps zusammenzieht, dehnt sich der Trizeps und umgekehrt. Jede Bewegung hat einen Gegenspieler, den wir genauso aktivieren und trainieren sollten, um Dysbalancen zu vermeiden.

In dem Moment also, in dem wir unseren Körper in Bewegung versetzen, geschieht an einer Stelle Anspannung und an einer anderen Entspannung. Durch Variation der Bewegungen werden Teile des Körpers vorübergehend angespannt und andere entspannt. Die gesunde Balance wird gefördert.

Doch Bewegung hat noch weitere Vorteile: Sie kurbelt den Kreislauf an und sorgt so für eine bessere Durchblutung der bewegten Körperteile. Dadurch wird die Wahrnehmungsfähigkeit ebenso wie die Genussfähigkeit gefördert. Weiterhin hat Bewegung Einfluss auf unsere Stimmung. Insbesondere der Sport mit anderen kann die Stimmung deutlich aufhellen. Bei der sportlichen Betätigung handelt es sich um eine Aktivierung des sympathischen Nervensystems ohne Angst, aber mit guten Gefühlen wie Lust und Spaß. Wer also kein erklärter Sportmuffel ist, dem oder der macht es in der Regel Spaß, in Bewegung zu sein, zu lachen und guten Kontakt zu anderen Menschen zu haben.

Es gibt unendlich viele Möglichkeiten, uns körperlich zu bewegen. Sehr wirksam, weil ganzheitlich aktivierend und in Kombination mit dem Wirkfaktor Natur, ist beispielsweise Gartenarbeit. Es gibt Möglichkeiten, den Körper so in Bewegung zu bringen, dass er sich eher entspannt, wie etwa Yoga, und es gibt Bewegungsarten, die eher dazu geeignet sind, zu beleben und den Kopf frei zu machen, wie etwa Ballsport.

Bewegung kann uns wieder handlungsfähig machen, wenn wir uns beispielsweise für eine unangenehme Tätigkeit mobilisieren wollen oder wenn wir resigniert bzw. deprimiert sind. Und Bewegung kann uns aus erhöhten Stress- und Spannungszuständen herausholen und wieder in eine entspanntere Balance bringen.

Die Mobilisierung aus der Immobilisierung heraus ist dabei meist schwieriger. Sie wird möglich, indem wir den Körper kleinschrittig mobilisieren. Je nach Ruhezustand können wir beispielsweise beginnen, einfach nur die Zehen zu bewegen. Oder wir bewegen die Finger, indem wir wie eine Klavierspielerin Wellen durchlaufen lassen. Danach bleiben wir dran und kreisen die Handgelenke und so fort.

Diese Bewegungen haben selbstverständlich noch lange nicht das Potenzial, einen deprimierten Menschen aufzuraffen, ins

Fitnessstudio zu gehen, oder ihn zu befähigen, dass er seine Masterarbeit in Angriff nimmt. Aber es sind die ersten kleinen Schritte, die so winzig sind, dass der innere Widerstand sie noch nicht sabotiert. Machen wir also weiter mit kleinen Fuß- und schließlich Kniebewegungen. Dann gibt es vielleicht eine kleine Pause, und wir ändern die Liege- oder Sitzhaltung. Jetzt heißt es, dranzubleiben an der Bewegung und wieder Hände und Füße zu bewegen, als Nächstes bitte das Gesicht. Und so fort.

Körperliche Bewegung allein ist kein Allheilmittel, um Probleme zu lösen, aber sie kann in Kombination mit anderen Maßnahmen ein wichtiger Bestandteil für gelungene Selbstregulation sein.

Veränderung: bottom-up oder top-down?

Die enge Verzahnung zwischen Körper, Geist und Seele funktioniert in beiden Richtungen. Wir nehmen Reize über eine körperliche Reaktion wahr, die wir dann basierend auf unserem Erfahrungsschatz bewerten und darauf aufbauend entsprechende Gedanken und Gefühle entwickeln. Die Reihenfolge ist also *bottom-up*. Das Sprachbild bedeutet von unten nach oben, also über den Körper, der auf dem Boden steht und nach oben geht, in Richtung Kopf und Herz, also Geist und Seele, und dort Gedanken und Gefühle auslöst.

Bei der Regulation können wir aus beiden Richtungen kommen. Wir können uns *top-down* regulieren, d.h. beispielsweise bewusst von oben nach unten bei den Gedanken ansetzen, etwa selbst liebevoll und beruhigend auf uns einwirken oder analytisch die reale Bedrohungslage betrachten und dadurch wieder Entwarnung ins System bringen.

Oder wir können *bottom-up* am Körper ansetzen, dessen Zustand und Haltung verändern und damit Einfluss auf unsere Gedanken und Gefühle nehmen. Wenn wir den Oberkörper aufrichten, den Kopf in eine aufrechte Position bringen und den Blick nicht nach unten, sondern zum Horizont richten, können wir damit unsere Stimmung heben. Wenn wir einfach unsere Mundwinkel hochziehen und ein Lächeln simulieren, so erinnert die Bewegung unser Gehirn daran, in welcher Verfassung es war, als es diese Bewegung machte, und löst eine kleine Kettenreaktion dieser vegetativen Prozesse aus. Es kommt unwillkürlich zu einem zarten wirklichen Gefühl des Lächelns im Inneren.

Die Facial-Feedback-Hypothese

Bereits in den 80er-Jahren des vorigen Jahrhunderts wurde in Studien bestätigt, worauf schon Charles Darwin hingewiesen hatte: Gesichtsmuskelanspannungen können Gefühle auslösen bzw. zumindest vorhandene Gefühle mildern oder verstärken. Das Gesicht (Face) gibt also Feedback (das heißt Rückmeldung) an den gesamten Organismus darüber, wie es sich gerade fühlt (Facial-Feedback).

In einem Experiment (Strack, Martin a. Stepper 1988) wurden die Probandinnen in zwei Gruppen dazu aufgefordert, einmal einen Bleistift mit den Lippen festzuhalten und im anderen Fall ihn zwischen die Zähne zu klemmen. Bei der Gruppe, die den Bleistift zwischen den Lippen hatte, verhinderte die Anspannung das »echte« Lächeln, welches auch die Wangen- und Augenringmuskulatur aktiviert. Bei der Gruppe, die den Bleistift zwischen den Zähnen hatte, wurde ein anderes Facial-Feedback erzeugt. Sie erlebte die Mundbewegung näher am »echten« Lächeln und bewertete im Test einen gezeigten Cartoon nachweislich häufiger als witzig als die andere Gruppe.

Auch in den vergangenen Jahren und Jahrzehnten wurde viel zum Facial-Feedback geforscht, und immer wieder zeigten sich Zusammenhänge zwischen dem Gesichtsausdruck und dem eigenen emotionalen Erleben. So nehmen wir Anstrengungen mit einem Lächeln im Gesicht weniger stark wahr. Bewusstes Lächeln verbessert die Leistung von Marathonläuferinnen, in Regenerationsphasen sinkt deren Puls schneller und die Muskulatur kann sich besser entspannen. Mit dem bewussten Lächeln haben wir also neben der Atmung einen weiteren Hebel, mit dem wir die innere Regulation wirkungsvoll anstoßen und fördern können.

Regulation bottom-up

Nehmen wir an,

- eine Frau ist bei der Arbeit, als ihr angehimmelter Kollege im Blickfeld auftaucht. Das Kribbeln im Bauch wertet sie aufgrund früherer Verliebtheitserfahrungen als positiv, es führt zu einem Impuls der Annäherung, zu begehrlichen Gedanken und angenehm-aufgeregten Gefühlen.

- eine andere Frau ist bei der Arbeit, als ihr angehimmelter Kollege im Blickfeld auftaucht. Das Kribbeln im Bauch deutet sie aufgrund früher und späterer Erfahrungen von Ablehnung und Zurückweisung als gefährlich, es triggert also alte Verletzungen und führt zu einem Impuls von Rückzug, selbstabwertenden Gedanken und Gefühlen von Angst und Trauer.

Die erstgenannte Frau hat vermutlich keinen großen Regulationsbedarf. Sie kann ihre sympathisch aktivierte Energie nutzen, um auf den Kollegen zuzugehen und zu flirten. Die zweite Frau hat vermutlich eher Regulationsbedarf. Sie fühlt sich nun elend und ist bei der Ausführung ihrer weiteren Arbeit blockiert.

Eine Regulation bottom-up könnte jetzt darin bestehen, sich aus der Erstarrung wieder in Bewegung zu bringen. Sie sucht sich eine Aufgabe, bei der sie den Körper kräftiger einsetzen muss – wie etwa, etwas zu reparieren oder den Aktenschrank umzuräumen. Eine andere Möglichkeit wäre, aufzustehen und einen Umgebungswechsel mit neuen Reizen zu suchen, etwa in die Küche zu gehen, um einen Kaffee zu kochen. Oder sie geht ins Treppenhaus und steigt zweimal die drei Treppen rauf- und runter. Je nach Stärke des Triggers sind damit nicht alle Schmerzen und Zurückweisungen der Vergangenheit überwunden, aber sie ist wieder handlungsfähiger, fühlt sich selbstwirksamer, kann wieder klarer denken und fühlt sich wohler. Sie hat sich bottom-up reguliert, also vom Körper aufwärts, und damit auch belastende Gedanken und Gefühle etwas beruhigt.

Regulation top-down

Andersrum können wir ein alarmiertes System bestehend aus belastenden Gefühlen und einem angespannten Körper auch *top-down*, also mithilfe von Gedanken und kognitiven Anstrengungen bis zu einem gewissen Grad regulieren. Beispielsweise könnte sich die Frau selbst trösten, indem sie sich sagt: »Die alten Szenen sind vorbei. Schau in den Spiegel. Du bist jetzt erwachsen. Erst letzte

Woche sagte jemand, wie schön du aussiehst. Erinnere dich daran, wie wohl du dich selbst gefühlt hast, in dem neuen roten Kleid. Du bist okay und liebenswert.«

Es gibt noch viele andere Regulationsmöglichkeiten, die sich als top-down bezeichnen lassen, wie beispielsweise die Emotionsregulation über das Benennen und Erlauben von Gefühlen oder viele kreative Methoden wie etwa Malen oder Musik, die alle in den folgenden Kapiteln näher erläutert werden. Besonders wirksame Selbstregulation setzt meist auf mehreren Ebenen gleichzeitig an: Das laute Singen spricht Emotionen an, vibriert aber auch angenehm im Körper und reguliert die Atmung. Die Gartenarbeit verschafft angenehmere Gefühle von Selbstwirksamkeit, beinhaltet aber auch eine körperliche Dimension sinnlicher Erfahrungen wie etwa körperliche Bewegung, Gerüche und haptische Erlebnisse über den Tastsinn. Wenn wir unser System regulieren wollen, können wir dabei top-down oder bottom-up vorgehen. Besonders wirksam ist es allerdings, möglichst viele Dimensionen gleichzeitig zu erreichen.

Skalierung

Egal, ob Sie bottom-up oder top-down ansetzen: Regulation geschieht – ebenso wie der Stressaufbau – in vielen kleinen Schritten. Um dies besser erfahrbar zu machen, empfehle ich noch einmal Folgendes: Skalieren Sie Ihren Erfolg!

Wenn wir belastet und hoffnungslos sind, löst auch ein bewusstes Lächeln, ein wohltuendes Bad oder ein schönes Essen mit Freunden keine Probleme. Wir tendieren dazu zu sagen: »Es hilft einfach nichts.« Wenn Sie Ihre Belastung nun vorher auf einer *sehr fein skalierten imaginären Skala* einschätzen, können Sie nach der Regulierungsmaßnahme eher Erfolge sehen. Skalieren Sie daher nicht von 0 bis 10, sondern von 0 bis 100. So kann das wohltuende Bad Sie vielleicht von 87 auf 85 bringen. Das schöne Essen mit Freunden ändert auch nichts grundsätzlich, aber die Belastung sinkt vielleicht von 85 auf 79. Wenn Sie es sich dabei gönnen, über den kleinen Erfolg bewusst zu lächeln, schaffen Sie es vielleicht auf 74. Weitere Maßnahmen können den Stress unter Umständen noch weiter senken, sodass aus dem »Es nützt alles nichts« im ersten Schritt ein »Es nutzt doch ein bisschen« werden kann.

AUS DEM WIRKLICHEN LEBEN: JAN UND LISA

JAN war auf Geschäftsreise. Wegen eines Meetings, das ihn ziemlich gelangweilt hatte, war er nach Madrid geflogen. Jetzt ist er auf dem Rückflug. Der Flug ist unruhig, es gibt einige Turbulenzen, was in Jan trotz einiger Flugerfahrung doch eine gewisse Grundanspannung auslöst. Er hört einen Podcast, als eine Flugbegleiterin meldet, dass das Wetter am Zielflughafen sehr schlecht sei und sie deshalb darum bitten, beim Landeanflug alle elektronischen Geräte auszuschalten.

Die Stimmung an Bord ist gedrückt. Es wird immer dunkler und stiller, als alle ihre Geräte und Leselampen ausschalten und das Flugzeug in eine dicke Nebelschicht eintaucht. Der Nebel ist so dicht, dass nicht einmal mehr die Tragflächen zu sehen sind. Jan spürt Angst aufflackern und konzentriert sich darauf, sich zu beruhigen. Im Stress der angespannten Lage fällt ihm zunächst nichts mehr ein, was er zur Selbstregulation gelesen oder gehört hat.

Dann kommt ihm der Gedanken sich zu fragen: »Wie stark ist eigentlich gerade meine Angst?« Er skaliert sie auf einer inneren Skala zwischen 0 (gar nicht da) und 100 (absolute Todesangst) bei 78 und ist dadurch schon ein klitzekleines bisschen beruhigt, sodass die Angst auf 77 rutscht.

Jetzt kommen ihm ein paar Erinnerungen an Selbstregulationsmöglichkeiten, und er setzt sie im Sinkflug durch den nicht enden wollenden Nebel der Reihe nach ein. Zuerst lenkt er seine Wahrnehmung auf seinen Körper und den Atem. Er spürt die Sitz- und Armlehnen, seine kühlen Finger und versucht, etwas länger aus- als einzuatmen. Dadurch kann er auf seiner inneren Stress-Skala einen weiteren Rückgang auf 69 verzeichnen.

Dann fällt ihm das Dankesagen ein. Er scannt innerlich seine Familie durch, stellt sich vor, wie er sich von seinen Lieben verabschieden würde, und bedankt sich für die schöne Zeit mit ihnen. Doch obwohl das Dankesagen sonst ein sehr wirksames Tool für ihn ist, spürt er, dass es ihm hier nicht hilft. Der Stress stagniert bei 68.

Nun versucht er, logisch heranzugehen. Jan überschlägt, wie viele

Flughäfen es in Deutschland gibt und wie viele Starts und Landungen da wohl täglich und schließlich über das ganze Jahr stattfinden mögen. Dann gleicht er seine Ergebnisse mit Erinnerungen ab, in denen er von Abstürzen von Verkehrsmaschinen über Europa gehört hat. Das Ergebnis ist so eindeutig, dass sein Stress auf der inneren Skala spontan auf 48 rutscht.

Anschließend sagt er sich: »Das Meeting war wirklich völlig überflüssig. Solche Veranstaltungen werde ich zukünftig nur noch online besuchen oder gar nicht. Und ich werde überhaupt nur noch fliegen, wenn es wirklich nötig ist – schon des Klimas wegen.« Und während er mit dieser Entscheidung eine weitere Stressreduzierung auf etwa 35 registriert, durchbricht das Flugzeug die Nebeldecke, die Lichter der Landebahn tauchen auf und sind schon ganz nah. Erleichtert nimmt Jan wahr, wie die Maschine sanft auf die Landebahn aufsetzt.

Alles Wissenswerte in Kürze

Psychische oder gesundheitliche (Lebens-)Krisen entstehen meist nicht von einem Tag auf den anderen. Sie bestehen aus vielen Elementen, die sich nacheinander aufgebaut haben. Ebenso wie Krisen kleinschrittig entstanden sind, müssen wir sie auch kleinschrittig wieder abbauen. Eine Voraussetzung dafür ist die Wahrnehmung von Sicherheit. Weitere hilfreiche Elemente ganzheitlicher Selbstregulation stammen aus den Bereichen Bewegung, Atem, soziale Kontakte und der Beschäftigung mit der Natur.

Viele Menschen haben ein recht unbewusstes oder auch schwieriges Verhältnis zu ihrem Körper. Sie erwarten von ihm Funktion und Leistung, aber hören nicht auf seine Signale, mit denen er mitteilt, wenn etwas in Ungleichgewicht geraten ist. Doch seine einzige Sprache, mit der er Mangel und Überlastung mitteilen kann, sind Missempfindungen und Krankheitssymptome. Unser Körper strebt nach Bedürfnisbefriedigung und meint es gut. Wir sollten ihn zum Freund gewinnen und auf seine Zeichen reagieren, solange er noch mit leiser Stimme spricht.

Mit der Atmung sowie Facial-Feedback-Prozessen haben wir einfache und gleichzeitig höchst effiziente Instrumente in der Hand, mit denen wir direkt Einfluss auf unser vegetatives Nervensystem nehmen und es in die gewünschte Richtung regulieren können. Bewegung und (Selbst-)Berührungen sind ebenfalls wirksame Mittel, um den gesamten Organismus wieder in Balance zu bringen und eine Reihe von Kettenreaktionen anzustoßen, die sich wiederum regulierend auf den Stoffwechsel, das Anspannungsniveau, den Blutdruck und Puls auswirken.

Wenn der Organismus unter hohem Stress steht, haben wir dennoch oft das Gefühl, nichts helfe. Hier empfiehlt es sich, den Stress für sich selbst sehr fein zu skalieren. Regulationsmaßnahmen bringen dann zwar keine vollständige Auflösung des Stresses, doch sie zeigen, dass etwas in die erwünschte Richtung geht, stärken das Gefühl von Selbstwirksamkeit und ermutigen zum Weitermachen.

Das können Sie tun!

Achtsamkeitsübungen

Wahrnehmung

Nehmen Sie sich einen Moment Zeit und legen Sie Ihre Arbeit beiseite. Schließen Sie Ihre Augen und atmen Sie ein paar Mal tief ein und aus. Nehmen Sie Ihre Körperhaltung bewusst wahr, ohne sie zu bewerten.

- Was spüren Sie?
- Wo liegen Ihre Hände? Was ist dort zu spüren?
- Gibt es Kontakt zum Körper, zur anderen Hand, zur Armlehne des Stuhles, zum Stoff Ihrer Kleidung?
- Wo genau ist dieser Kontakt und wie fühlt er sich an: warm/kühl, weich/rau, feucht/trocken?
- Wie ist die Textur der Unterlage?
- Was ist noch in Ihrem Körper zu spüren?
- Gibt es irgendwo Anspannung?

Atmen Sie tief und bewusst in diese Stellen hinein und lassen Sie die Anspannung mit dem Ausatmen abfließen. Nehmen Sie noch mal drei tiefe Atemzüge und beenden Sie die kleine Übung.

Essen

Nehmen Sie sich ein kleines Stück einer Frucht (Apfelschnitz, Bananenstück, Erdbeere, ...). Sorgen Sie für eine ruhige, ungestörte und geschützte Atmosphäre. Beginnen Sie nun damit, dieses Nahrungsmittel mit allen Sinneskanälen zu erforschen:

- *Sehen:* Halten Sie es zwischen zwei Fingern, drehen und betrachten Sie es, als seien Sie ein Wesen von einem anderen Stern, das so etwas noch nie gesehen hat. Studieren Sie die Farbe, den Glanz, die Oberflächenstruktur etc.
- *Riechen:* Schnüffeln Sie an der Frucht und versuchen Sie, Ihre Wahrnehmung zu beschreiben. Wenn Sie mögen, bewegen oder drücken Sie ganz leicht. Riecht es frisch, fruchtig, scharf? Oder riechen Sie gar nichts oder etwas anderes?
- *Spüren:* Wie fühlt sich die Frucht zwischen Ihren Fingerspitzen an? Ist sie leicht oder schwer? Ist die Oberfläche feucht oder trocken? Ist sie weich oder hart oder etwas anderes? Experimentieren Sie mit Ihrer Haut und rollen oder legen die Frucht über Ihre Finger oder auf den Handrücken. Wie fühlt es sich dort an? Wie ist das Gewicht, wie die Oberfläche?
- *Hören:* Wenn Sie mögen, können Sie auch an der Frucht lauschen und sie dabei etwas bewegen. Ist etwas zu hören?
- *Schmecken und Spüren:* Legen Sie das Fruchtstück an Ihre Lippen und spüren Sie dort hin. Wie fühlt es sich an? Machen Sie langsam. Beißen Sie vorsichtig ein Stückchen ab und legen es auf Ihre Zungenspitze. Was passiert? Wie können Sie die Wahrnehmung und den Geschmack beschreiben? Legen Sie das Fruchtstückchen auf andere Stellen auf der Zunge und im Mund und spüren Sie, welche anderen Aromen Sie damit wahrnehmen können.

Wenn Sie die Übung beenden möchten, nehmen Sie den Rest in den Mund, kauen langsam, erleben bewusst die Geschmacksexplosionen im Mund und beobachten die Nahrung dann dabei, wie sie Ihre Kehle hinunterrutscht und Sie nährt.

Atemübungen

Wahrnehmungsübung zur Mobilisierung versus Entspannung

1. Nehmen Sie sich eine Minute Zeit und betonen Sie das EINatmen. Atmen Sie schnell und tief ein, dagegen kurz und oberflächlich aus. Jetzt wieder tief und stark ein, danach kurz und leicht aus. Wiederholen Sie diesen Vorgang ein paar Mal und beobachten Sie dabei Ihren Körper, Ihre Gedanken und Ihre Gefühle.
2. Nehmen Sie sich noch mal ein wenig Zeit und machen Sie das Gegenteil, betonen Sie das AUSatmen: Atmen Sie normal und entspannt ein und dann, durch einen Flötenmund verlangsamt, etwa doppelt so lang wieder aus. Machen Sie eine winzige, entspannte Atempause. Dann wieder normal ein und in einem langgezogenen Prozess sehr langsam aus und so fort. Beobachten Sie ebenfalls, was dabei in Ihrem Körper, in Ihrer Gefühls- und Gedankenwelt passiert.

Konnten Sie den Unterschied spüren? Diese beiden Elemente können Sie nun zur Selbstregulation einsetzen. Wenn Sie beispielsweise morgens besser aus dem Bett kommen wollen, atmen Sie einige Atemzüge scharf und kräftig ein und normal wieder aus. Wenn Sie sich dagegen beruhigen wollen, seufzen Sie tief oder nehmen sich die Zeit für einige Atemzüge mit verlängerter Ausatmung.

Weitere Atemübungen zur Beruhigung

Zählen

Geben Sie sich selbst einen stillen Rhythmus. Begleiten Sie damit Ihr Ein- und Ausatmen. Das Ausatmen können Sie durch die sogenannte Lippenbremse bzw. einen Flötenmund verlängern. Zählen Sie beim Einatmen beispielsweise auf drei und beim Ausatmen auf sechs. Die Rhythmen können auch 2:3 sein oder 5:7 etc. Experimentieren Sie und finden Sie Ihren eigenen Rhythmus.

Quadratatmung

Stellen Sie sich vor Ihrem inneren Auge ein Quadrat vor. Jede Seite dauert ungefähr vier Schläge. Der Rhythmus besteht aus einatmen, Luft anhalten, ausatmen, Körper entspannen. Innerlich fahren Sie jeweils die Seiten des Quadrats entlang: vier Schläge einatmen, vier anhalten, vier ausatmen und vier entspannen. Halten Sie sich nicht so stur an die Anleitung, dass es zu Luftmangel kommt. Das Quadrat ist eine Orientierung. Nach einigen Runden lassen Sie die Übergänge immer weicher werden. Die Ecken des Quadrats werden immer runder und der Rhythmus ein – halten – aus – entspannen immer fließender.

Tägliche Anwendung: Wenn Sie sich über den Tag etwas Gutes tun wollen, gewöhnen Sie sich kleine »Atempausen« an. Während andere Kolleginnen und Kollegen eine Zigarette rauchen oder einen Kaffee trinken gehen, gehen Sie für drei Minuten auf den Balkon und machen dort Atemübungen.

• • •

Weitere Selbstregulationsübungen

Facial Feedback

Experimentieren Sie mit dem Facial Feedback. Wählen Sie eine übliche Tätigkeit aus Ihrem Alltag, z. B. Radweg zur Arbeit, Tennismatch, Geschirrspülen etc. Skalieren Sie Ihre Stimmung. Führen Sie diese Tätigkeit dann mit einem Lächeln durch. Das Lächeln muss erst mal nicht von innen kommen. Setzen Sie ein Lächeln auf und experimentieren Sie damit. Skalieren Sie Ihr Befinden vor und nach der Übung auf Ihrer inneren Stress-Skala von 0 bis 10.

Möglichkeit der schnellen Regulation in akuten Stress-Situationen

Blitzregulation 1

Skalieren Sie Ihr Stressniveau auf einer sehr feinen Skala von 0 bis 100. Holen Sie tief Luft und seufzen Sie drei Mal nacheinander tief. Skalieren Sie jetzt neu.

Blitzregulation 2

Skalieren Sie Ihr Stressniveau auf einer Skala von 0 bis 100. Setzen Sie jetzt ein Lächeln auf und lächeln Sie sich selbst innerlich freundlich zu. Skalieren Sie jetzt neu.

Blitzregulation bei Angstanfall

Skalieren Sie Ihr Angstlevel. Stellen Sie sich auf ein Bein. Wenn der Körper aufgefordert wird, für Balance zu sorgen, folgt auch das Gehirn und sorgt für Balance. Wenn Sie die Intensität noch steigern wollen, zählen Sie dabei von 24 an rückwärts oder singen ein kompliziertes Lied. Schauen Sie sich um und benennen Sie drei Dinge, die rot sind, drei, die blau sind, drei gelbe und drei grüne. Damit wird die Wahrnehmung von der Angst abgezogen und neu ausgerichtet. Skalieren Sie erneut auf der Skala.

Einfache Körperübungen zur Aktivierung und Mobilisierung

Die folgenden acht und weitere einfache Körperübungen finden sich bei Claudia Croos-Müller (Body2Brain[9]):

- Stampfen Sie kräftig mit den Füßen auf und gehen Sie breitbeinig.
- Boxen Sie gegen Kissen oder einen Boxsack.
- Singen oder schreien Sie laut (z. B. in ein Kissen).
- Trommeln Sie sich auf die Brust wie ein Gorilla.

Einfache Körperübungen zur Beruhigung

- Schnauben Sie mit vibrierenden Lippen wie ein Pferd.
- Gähnen Sie.
- Seufzen Sie.
- Klopfen Sie sich sanft von oben bis unten ab.

Beruhigung durch Reizabschirmung

- Gehen Sie für 10 oder 15 Minuten (nach Bedarf auch länger) an einen sicheren Ort, schließen Sie ab und sorgen Sie für Ruhe.
- Setzen oder legen Sie sich hin.

9 Website und App verfügbar unter: http://www.croos-mueller.de/bodytobrainmethode.html [30.7.2023].

- Legen Sie bei Bedarf eine Schlafmaske auf die Augen und stecken Sie Ohrstöpsel in die Ohren.
- Lenken Sie Ihre Wahrnehmung auf Ihren Körper, Ihren Atem oder stellen Sie einen Timer und schlafen Sie kurz ein.

Extratipp für Kinder

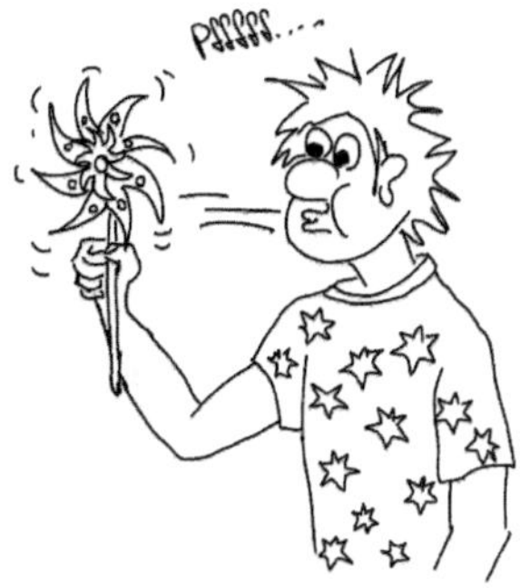

Kinder haben die segensreiche Eigenschaft, dass sie sich leicht ablenken lassen. Das ist schwierig, wenn sie konzentriert sein sollen, aber segensreich, wenn sie belastet sind. Wenn Kinder hibbelig, unkonzentriert, traurig oder auch frustriert und wütend sind, kann es ihnen helfen, sich auf etwas anderes Handfestes als das Problem zu fokussieren und gleichzeitig bewusst und betont auszuatmen. Kaufen oder basteln Sie mit Ihrem Kind ein Windrädchen und leiten Sie es an, tief und bewusst in das Windrädchen auszuatmen. Es wird sich mit jedem langen Atemzug munter drehen, was unterschiedliche Sinne anspricht, das Gefühl für Selbstwirksamkeit stärkt und mithilfe der Atemübung entspannt. Die Übung funktioniert genauso gut mit Seifenblasen!

Prüfen Sie alle getesteten Übungen noch mal und tragen Sie die für Sie wirkungsvollsten in die Schatzliste am Ende des Buches ein.

GEIST: An den Gedanken ansetzen

Wenn unser Organismus Bedrohung wahrnimmt, Alarm ausgelöst wird und eine Stressreaktion entsteht, zeigt sich das zuerst im Körper. Wir haben gesehen, wie wir bottom-up ansetzen und uns über den Körper wieder regulieren können. Nun werfen wir einen Blick auf Möglichkeiten, mit denen wir an unseren Gedanken ansetzen und den Stress top-down herunterregulieren können.

Was viele von uns wissen und vermutlich auch häufig probiert haben ist, die Gedanken zu verändern, was psychologisch als kognitive Umstrukturierung bezeichnet wird. Seit vielen Jahren lautet die Maxime, die manche Menschen schon im Übermaß praktizieren: *Think positive*. Das ist ein hilfreicher Ansatz, der aber auch schnell oberflächlich oder vermeidend werden kann.

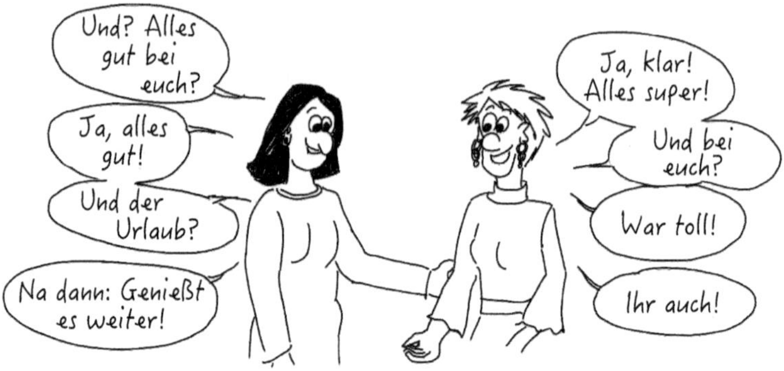
Und? Alles gut bei euch?
Ja, klar! Alles super!
Und bei euch?
Ja, alles gut!
Und der Urlaub?
War toll!
Na dann: Genießt es weiter!
Ihr auch!

Sehr viele kennen auch das Phänomen der sich selbst erfüllenden Prophezeiung – häufig ist das negativ gemeint, z. B.: Ich gehe davon aus, dass es schiefgeht – und es geht schief. Wir wissen, dass unseren Gefühlen oft Gedanken vorausgehen, dass wir mit unseren Gedanken Realitäten schaffen und uns damit selbst beeinflussen können. Wer positiver denkt, fühlt sich auch positiver, und wer positiver fühlt, kann mehr erreichen.

Wir können unsere Stimmung also im Sinne des Facial Feedbacks durch äußere Veränderung auch nach innen transportieren. Das kann manchmal funktionieren und in anderen Situationen an Grenzen stoßen. Wenn es mir schlecht geht, etwas wehtut oder ich erschöpft bin, dann kann ein aufgesetztes Lächeln oder der Satz »Hey, es geht mir doch gut«, den ich zu mir selbst sage, erst recht auf inneren Widerstand stoßen. Es geht in Stress-Situationen also erst einmal darum, die Lage anzuerkennen und zu verstehen, was im Moment los ist und was mein Organismus mir gerade sagen will.

Körperwahrnehmungen lassen sich je nach Kontext und Lebenserfahrung völlig unterschiedlich deuten. Ein Kribbeln kann unter bestimmten Umständen als aufregende Verliebtheit gedeutet werden oder eben auch als beängstigende Gefahrensituation. Entsprechend werden in einem Fall eher positiv-aufgeregte, motivierte und lustvolle Gedanken und Gefühle ausgelöst und im anderen eher ängstliche und vermeidende.

Die ausgelösten Gedanken sind also erst mal autonom und an verinnerlichten Mustern sowie Gewohnheiten orientiert, die wiederum aus unseren Erfahrungen entstanden sind. Doch wir können dennoch Einfluss auf sie nehmen. Gedanken sind etwas, das wir aktiv verändern und damit innere Kettenreaktionen *um*leiten können. Das ist nicht einfach. Die meisten Menschen haben damit schon Erfahrungen gesammelt. Wenn Sie sich einfach selbst sagen: »Ist doch nicht so schlimm«, während der Rest des eigenen Systems findet: »Es ist schlimm!«, hilft der Gedanke allein eben nicht. Im Folgenden werden wir sehen, welche Möglichkeiten es gibt, die kognitive Umstrukturierung so zu unterstützen, dass es nicht aufgesetzt bleibt, sondern den inneren Selbstgesprächen eine Veränderung im Fühlen und Erleben folgen kann.

Arbeit mit stärkenden Affirmationen

Viele Menschen haben tief eingeprägte negative Einstellungen zu sich selbst. »Ich kann das nicht«, »Keiner mag mich«, »Ich bin hässlich« oder »Am Ende bin ich wieder allein« sind Beispiele dafür. Oft sind diese Gedanken durch häufige Wiederholung als neuronale Netzwerke tief in unserem Gehirn verankert. Weitere Erfahrungen werden an altbekannte Erfahrungen angedockt. Das führt zu selbstverstärkenden autoregressiven Mustern (z. B.: »Ah, da haben wir's ja wieder: Mich schaut niemand an.«) und Negativspiralen.

Affirmationen sind positive Aussagen, die wir bewusst aussprechen, um eigene Gedanken, Gefühle und Verhaltensweisen positiv zu beeinflussen. Michael Bohne (2022) entwickelte einen Behandlungsansatz, der unter anderem mit Affirmationen direkt an den tief eingeprägten negativen Einstellungen ansetzt und sie quasi entgiften soll. Ein Beispiel dafür sind Selbststärkungs-Affirmationen. Hier werden belastende Gedanken und Einstellungen verknüpft mit positiven, stärkenden Aussagen. Diese Sprachform erzeugt einen Mismatch, also eine Nichtübereinstimmung, im Gehirn. Der

Widerspruch überrascht und schafft damit die Aufmerksamkeit, die für bleibende Lerneffekte und Veränderung nötig ist:

»Auch wenn (unerwünschte Eigenschaft oder Verhaltensweise einfügen), achte und schätze ich mich, wie ich bin, bin ich hier und jetzt in Sicherheit und gehe meinen eigenen Weg.«

Beispiele:

- »Auch wenn ich schon wieder in ein Fettnäpfchen getreten bin, achte und schätze ich mich, wie ich bin.«
- »Auch wenn ich hier gerade ziemlich bescheuert reagiert habe, bin ich ein liebenswerter, humorvoller Mensch.«
- »Auch wenn ich mich schäme, weil mir das schon wieder passiert ist, weiß ich, dass ich hier und heute in Sicherheit bin, und gehe meinen ganz eigenen Weg.«

Anschließend variieren Sie die Formulierung spielerisch und lösen damit die Problemfokussierung immer weiter auf. Das kann beispielsweise so aussehen:

- »Auch wenn ich tatsächlich dumm bin, achte und schätze ich mich, wie ich bin, bleibe ich in Sicherheit und gehe meinen eigenen Weg.«
- »Auch wenn mein Chef und ein kleines bisschen auch ich selbst finde, dass ich dumm bin, achte und schätze ich mich, wie ich bin, bleibe ich in Sicherheit und gehe meinen eigenen Weg.«
- »Auch wenn ich in Wirklichkeit ganz schön schlau bin, es nur noch niemand so richtig bemerkt hat, achte und schätze ich mich, wie ich bin, bleibe ich in Sicherheit und gehe meinen eigenen Weg.«
- »Auch wenn ich unterm Strich sogar klüger bin als andere, entscheide ich selbst, wem ich dieses Geheimnis lüfte, und achte und schätze …«

Und so weiter …

Die Variationen können in möglichst viele Richtungen gehen:

- Sie können eine Verschlimmerung skizzieren, ihr damit die unheimliche Macht nehmen und diese damit in ihrer Dramatik entschärfen.
- Sie können Bezugspersonen mit einbeziehen.
- Sie können in eine entlastende Richtung gehen und skizzieren, dass das Problem eigentlich schon recht gut überwunden ist, wir

es nur noch nicht gemerkt und unser Selbstbild entsprechend angepasst haben.

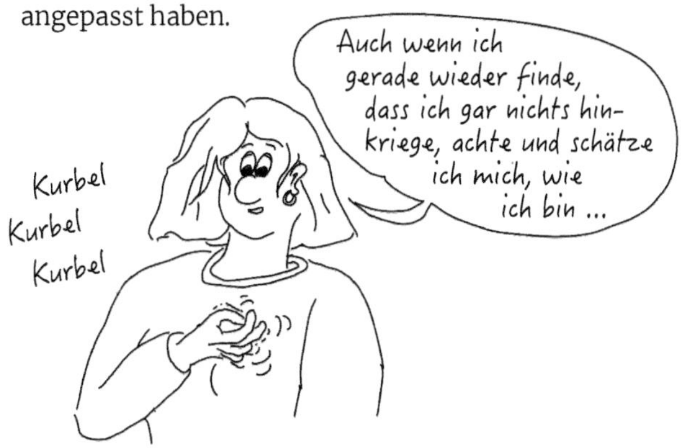

Um die Wirkung der Sätze noch zu verstärken, können wir den Körper in die Arbeit einbeziehen. Es hat sich beispielsweise bewährt, die Sätze nicht nur zu denken, sondern laut auszusprechen. Parallel dazu wird mit der Hand in kreisender Bewegung ein Hautpunkt über dem Herzen stimuliert (»gekurbelt«). Zwischen den Sätzen können Sie singen, summen oder auch mit den Augen rollen. Diese Kombination aus verstörenden Gedanken und »schrägen« körperlichen Aktivitäten verstärkt im Gehirn den Mismatch. Das Problem, das bisher in einer autonomen Kettenreaktion zu Selbstabwertung oder Ohnmachtserleben führte, wird so entkoppelt und mit Selbstliebe, Akzeptanz und Humor – also sehr »ventralen« Fähigkeiten – verbunden. Das System sozialer Verbundenheit wird aktiviert, während gleichzeitig das alte Muster aktiv bleibt. Das führt dazu, dass die alten negativen Gedanken allmählich von neuen, der aktuellen Situation angemessenen Gedanken überschrieben werden.

Selbstregulation durch Umschreiben der Geschichte

Erinnern ist das mentale Aktualisieren und teilweise auch mentale Wiedererleben früherer Erfahrungen. Diese sind in verschiedenen Teilen unseres Gehirns wie etwa dem deklarativen oder dem episodischen Gedächtnis abgespeichert. Wir können unsere Erinnerungen aktiv ins Gedächtnis rufen, indem wir z. B. eine vergangene Anekdote aus unserem Leben erzählen. Oder die Erinnerungen tauchen spontan auf, indem sie durch Reize in der Außenwelt oder der eigenen Innenwelt getriggert werden.

Wenn Erinnerungen aktualisiert werden, können sie in einem bestimmten Zeitfenster minimal verändert werden. Zum Beispiel können wir uns selbst oder anderen eine Geschichte immer wieder erzählen und ihr dabei eine bestimmte Färbung geben. Wir können uns etwas positiver, heldenhafter oder auch dramatischer darstellen. Durch die wiederholte Aktualisierung und Darstellung, die Teile selektiert, gewichtet oder vernachlässigt, festigt sich das Erinnerte immer mehr und bekommt gleichzeitig eine jeweils leicht andere Färbung. Die Erinnerung verändert sich.

Menschen, die eine Tendenz zu sehr positivem Denken haben, können ihre eigene Erinnerungsgeschichte so auch positiver färben, als sie war. Sie lassen das Problematische zunehmend aus und betonen den Bewältigungsaspekt oder das Positive. Im Gedächtnis festigt sich das Erlebte allmählich positiver, als es damals erlebt wurde. Und umgekehrt: Menschen, die pessimistisch sind oder Schlimmes erlebt haben, begünstigen die fortlaufende, negativ getönte Festschreibung ihrer Geschichte durch häufige Wiederholung und Betonung des Dramas.

In der Therapie nutzen wir dieses bewegliche Zeitfenster therapeutisch: Die belastenden Erlebnisse werden im Gehirn aktualisiert, während die Klientin davon erzählt. Die Therapeutin gestaltet eine Atmosphäre basierend auf Empathie und Sicherheit und hält sich dabei stabil in einer ventral-vagalen Aktivierung. Wenn die Klientin beim Präsentieren des Schlimmen eine solche Empathie und eine stabile Reaktion des Gegenübers erlebt, führt bereits dies bei ihr zu einem Mismatch. So kommt die Veränderung in Gang, und die Ereignisse erfahren eine gewisse Korrektur. Wir können uns dieses Umschreiben der Geschichte wie im Beispiel »Aus dem wirklichen Leben« unten selbst verabreichen. Dazu braucht es einen leichten entspannt-fokussierten Trancezustand, Zeit und Wiederholung. Im therapeutischen Setting kann das Umschreiben durch den Einsatz verschiedener Tools weiter intensiviert werden – wie z. B. durch Klopfen, die Arbeit mit Augenbewegungen, ein kognitives Reframing, körpertherapeutische Arbeit, klinische Hypnose oder auch kreative Methoden zur Veränderung des Narrativs.

AUS DEM WIRKLICHEN LEBEN: HANNE

HANNE hat sich angewöhnt, sonntagsmorgens allein einen Waldspaziergang zu machen. Heute Nacht hat es lange geregnet, doch sie schnappt ihre Regenjacke und lässt sich nicht von der Nässe abhalten.

Auf einem Feld kurz vor dem Wald hört sie aus einem Seitenweg eine Frauenstimme aufgeregt einen Hund zurückrufen. Etwa 200 Meter entfernt steht eine Frau, deren großer schwarzer Hund bereits auf sie zurennt. Der Ruf und die Trillerpfeife der Frau lassen den Hund kurz anhalten, doch dann beschließt er, sein Frauchen zu ignorieren und weiter auf Hanne zuzulaufen.

Hanne stockt der Atem. Sie kennt sich nicht aus mit Hunden, und vor fremden, großen Hunden hat sie Angst. In ihrem Kopf rast es. Innerlich schreit sie der Frau entgegen: »Fang endlich deinen Köter ein!« Ein anderer Gedanke verbietet die Umsetzung und sagt: »Verhalte dich ruhig! Provoziere ihn nicht! Zeige keine Angst und geh weiter!«

Der Hund ist inzwischen bei ihr angekommen, bellt, umkreist sie knurrend und deutet immer wieder an, nach ihr zu schnappen. Einmal springt er an ihr hoch, und Hanne fürchtet schon den Biss, der glücklicherweise nicht kommt. In Hannes Kopf rasen die Gedanken und Gefühle: »Zeig keine Angst! Geh weiter! Du schreckliche Hundebesitzerin, fang endlich diese Bestie ein! Hoffentlich tut er mir nichts!«

Die Besitzerin ist jedoch weit entfernt und hat keinen Einfluss auf ihr Tier. Erst als Hanne nach einigen Minuten voller Angst und Wut in den Wald eintritt, dreht der Hund ab. Sie spürt die massive Anspannung im Körper. Das Herz schlägt immer noch wie wild, die Muskeln sind gespannt, sie fühlt eine Aggression gegen die Hundebesitzerin und gleichzeitig ein Gefühl von Ohnmacht. »Ja, ich konnte nicht kämpfen – sonst hätte er mich angegriffen. Und auch nicht fliehen – er wäre schneller gewesen.« Hanne registriert die Auswirkungen des Erlebnisses auf ihren gesamten Organismus. »Aber jetzt kann ich fliehen«, denkt sie und beschleunigt ihren Schritt. Joggen möchte sie nicht, aber das zügige Gehen tut gut.

Dann erinnert sie sich daran, davon gelesen zu haben, dass wir unsere Erinnerungen umschreiben können. Sie möchte es gleich hier und jetzt ausprobieren. In Gedanken geht sie noch mal zurück in die

Szene. Sie geht schneller, doch in Gedanken rennt sie jetzt. Sie läuft dem Hund einfach davon. Einmal wendet sie sich um und sieht, wie der Abstand zu ihm größer wird. »Haha, das hast du nicht gedacht, was? Du blöder Köter!« Sie wackelt dabei provokativ mit dem Hintern, lacht und läuft weiter. Der Abstand zum Hund wird in Gedanken noch größer, und als sie sich noch mal umwendet, hängt ihm schon die Zunge heraus. Da dreht sie sich noch mal um, tänzelt, zeigt ihm Wackel-Hasenohren, streckt die Zunge heraus und ruft: »Du altes Mistvieh, jetzt guckst du blöd aus der Wäsche, was? Verpiss dich endlich!« Sie läuft immer weiter und sieht den Hund irgendwann erschöpft im Gras liegen.

Hanne weiß, dass diese Geschichte sich ausschließlich in ihrem Kopf abgespielt hat. Aber mit jeder neuen fantasierten Etappe kann sie deutlich registrieren, wie ihre inneren Ängste und die Anspannung abfallen. Heute weiß sie noch nicht, wie ihr die Szene in Erinnerung bleiben wird, aber sie möchte lieber die zweite Version behalten.

Allgemeine Ressourcenaktivierung über das Unbewusste

Von Maja Storch und Frank Krause (2022) stammt der Gedanke, dass wir unseren Zielen näherkommen und auch aus unerwünschten Belastungen herausfinden, wenn wir nicht direkt und bewusst an der Veränderung unserer Gedanken arbeiten, sondern die Kraft unseres Unbewussten zur Ressourcenaktivierung nutzen. Ressourcen sind materielle oder immaterielle Kraftquellen wie beispielsweise Intelligenz, Humor, eine positive Einstellung zum Leben oder auch finanzielle Sicherheit oder ein tragfähiges soziales Netz.

In ihrem Zürcher Ressourcen Modell (ZRM) arbeiten sie mit der Kraft von Bildern, Sinnesreizen und dem gesamten Körper auf der Suche nach stärkenden Impulsen, die zu wirkungsvollen »Gamechangern« werden können. Indem sie das Unbewusste einbeziehen und in kleinen Schritten vorgehen, lassen sich Widerstände, wie sie z. B. bei guten Ratschlägen entstehen (»Ich weiß, habe ich alles schon probiert!«), umgehen.

Die Grundidee lautet, die Wahrnehmung von problemfokussierten Gedanken abzuziehen und auf ressourcenstärkende Stimuli zu richten. Die Therapeuten präsentieren ihren Klientinnen beispielsweise

Bilder, die diese so berühren, dass ihre Kraftquellen gestärkt werden. Die Wirkung der Bilder ist höchst individuell. Bei einem Menschen löst die Abbildung eines Orangenbaums die Ressourcenaktivierung aus, beim anderen ist es ein spielendes Kind oder ein entspannter Bär auf einem Baumstamm. Hat die Person ein ressourcenstärkendes Bild gefunden, dann erkundet sie es mit verschiedenen Sinnen. Es geht darum, ein Problem aus verschiedenen Blickwinkeln zu betrachten, die es ermöglichen, möglichst viele Ressourcen in die Lösung des Problems einzubeziehen.

Storch und Krause machen sich auch den Effekt des Primings zunutze. Priming bedeutet, dass Menschen bestimmte Reize gezielt einsetzen und dadurch gewisse Reiz-Reaktions-Ketten auslösen, die Gedanken, Gefühle und Handlungen beinhalten können. Auch die Werbung macht sich diesen Effekt zunutze, indem sie offensichtlich Bilder oder Werbegeschenke einsetzt oder auch versteckt (etwa durch Productplacement) dafür sorgt, dass potenzielle Kundinnen sie quasi abwehrfrei aufnehmen und tatsächlich eher zu entsprechenden Produkten greifen.

Das Zürcher Ressourcen Modell macht sich diesen Effekt zunutze und dreht ihn um: Das Unbewusste wählt ein Bild, welches nicht nur im Kopf, sondern im gesamten Organismus eine spürbare positive Resonanz auslöst. Ausgehend von diesem Bild werden positive Affirmationen entwickelt, die eine bestimmte Haltung induzieren, sogenannte Mottoziele. Weiterhin wird das persönliche Umfeld in den nächsten Wochen mit Erinnerungshilfen ausgestattet, die genau diesen positiven Erlebenszustand aktivieren sollen. Das Bild lässt sich etwa als Bildschirmschoner einbauen, auf die Kaffeetasse drucken oder der akustische Bezug dazu als Handy-Klingelton verwenden. So primen wir uns selbst – und zwar zum eigenen Nutzen.

AUS DEM WIRKLICHEN LEBEN: VITO UND LUISE

LUISE arbeitet als Sekretärin in einem großen Konzern und hat Probleme mit ihrem Chef. Dieser fordert Leistung von ihr, wertet sie aber jedes Mal ab und löst inzwischen damit Angst und Ohnmachtsgefühle aus. Nun findet Luise das Bild der »kleinen Hexe«, einer mutig-frechen Figur mit Zauberkräften aus ihren

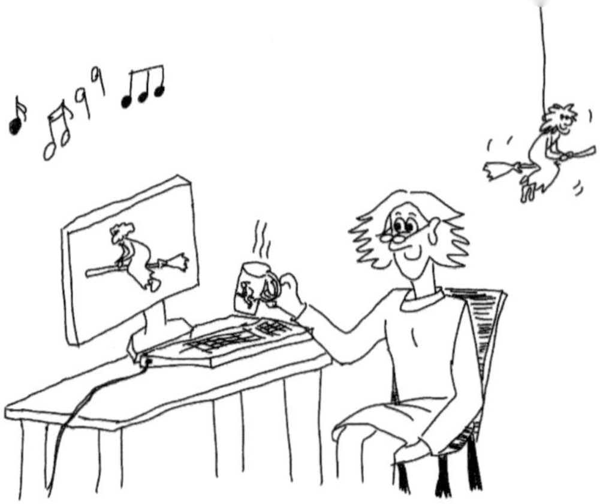

Kindertagen. Es spricht sie auf einer tieferen Ebene an, die sie zum Schmunzeln bringt und die sie auch körperlich spüren kann. Sie stattet ihren Arbeitsplatz mit kleinen Hexen aus, und wenn der Chef unangenehm oder beleidigend wird, aktiviert sie ihre innere kleine Hexe. Manchmal reagiert sie dann humorvoll, manchmal frech und manchmal fliegt sie in ihrer Vorstellung einfach auf ihrem Besen davon und lässt ihn alleine strampeln. Sie ist wieder handlungsfähig, kann sich besser wehren und distanzieren.

Self-Parenting

Self-Parenting wird oft als Nach-Beelterung übersetzt. Bei dieser Möglichkeit der Selbstregulation geht es darum, sich selbst nachträglich das zu geben, wofür gute Eltern zuständig gewesen wären, wovon die betreffende Person aber zu wenig bekommen hat. Doch wie kann ein Mensch elterliche Liebe und Stabilität lernen und nachholen, wenn er erwachsen ist und meist die Eltern auch später kaum in der Lage sind, das zu geben, was früher gefehlt hat?

Die Psychotherapie ist beispielsweise eine Beziehung, in der so etwas wie »Nach-Beelterung« stattfinden kann. Die therapeutische Beziehung ist dazu angelegt, korrigierende Beziehungserfahrungen zu machen. Die Stabilität der Therapeutin ist erwartbar und lässt sich einfordern, so kann sie Sicherheit spenden und zur Selbstermächtigung führen. Aus der korrigierenden Erfahrung der Therapie kann die Fähigkeit entstehen, sich selbst innerlich eine gute Mutter oder ein guter Vater zu sein – das »Self-Parenting«.

Auch Paarbeziehungen sind oft unbewusst darauf angelegt, unerfüllte, frühe Beziehungswünsche an die Eltern nachträglich zu erfüllen. Der Partner oder die Partnerin soll die bedingungslose Liebe, die Zuverlässigkeit oder die emotionale Stabilität geben, die früher gefehlt hat. Doch Paarbeziehungen haben grundsätzlich eine völlig andere Funktion als Eltern-Kind-Beziehungen. Partnerschaften sind Beziehungen auf Augenhöhe, bei denen Stabilität schön, aber nicht immer erwartbar ist. Als Erwachsene sind wir für unsere Wunden und deren Heilung primär selbst verantwortlich und können die Nachbeelterung vom anderen nicht einfordern.

Beim Self-Parenting geht es also darum, früh Erlerntes und neuronal Gebahntes aus den Elternbeziehungen, das sich heute störend und destruktiv auf den Selbstwert und die Stabilität auswirkt, nachträglich umzuschreiben. Verinnerlichte Botschaften über uns selbst können als Trigger wirken und dazu führen, sich selbst zu bremsen oder zu bestrafen. So kann es zu Situationen kommen, in denen ich z. B. als Reaktion auf einen Trigger spontan einen dummen Spruch von mir lasse und dabei innerlich etwa die Reaktion eines Elternteils höre: »Sei nicht so frech!« Oder ich schwelge an einem verführerischen Buffet und freue mich über das gute Essen und höre innerlich: »Iss nicht so viel, du bist schon dick genug!«

Es kann sein, dass wir diese Botschaften und Sätze fast schon akustisch hören und bestimmten Personen zuordnen können. Es kann aber auch sein, dass die Einstellungen wie ein Naturgesetz erscheinen und unbewusst sind. Sie können beispielsweise unterschiedliche Quellen haben, also Personen, die sich entsprechend geäußert haben, oder sie können aus einer vorsprachlichen Phase stammen, also der Baby- oder Kleinkindzeit.

Beim Self-Parenting lernen wir, wie wir das automatisierte Reiz-Reaktions-Muster (Autopiloten) ausschalten und uns selbst bei der Regulation unterstützen können. So kann der Autopilot als Selbstverteidigung dazu führen, dass wir einen dummen Spruch machen. Ein anderes verinnerlichtes Muster stoppt uns aber sofort, und wir sagen uns selbst: »Sei nicht so frech!«, und schieben eine Entschuldigung nach. Oder wir haben am Buffet kaum den Löffel ergriffen, wenn es schon einen inneren Alarm gibt, der es uns verbieten will, und wir den Löffel zurücklegen – oder aber von der schockierenden Wahrnehmung über uns selbst mobilisiert erst recht zugreifen und uns sagen: »Ihr könnt mich alle mal! Ich esse, was ich will! Jetzt erst recht!«

Wenn wir aus dem Automatismus aussteigen wollen, braucht es eine bewusste Wahrnehmung des Geschehens:

- Wir können beispielsweise über längere Zeit durch Selbstbeobachtung eine Liste von Triggersituationen erstellen (z. B. »Du bist frech«, »Du bist egoistisch«, »Iss nicht so viel« etc.).
- Sobald eine entsprechende Situation auftaucht, halten wir einen Moment inne und unterbrechen damit das Reiz-Reaktions-Schema.
- Statt automatisiert zu reagieren (z. B. uns zu rechtfertigen oder entschuldigen), atmen wir ein paarmal tief durch.
- Etwas beruhigt durch die Unterbrechung und Atmung beginnen wir jetzt mit dem Self-Parenting. Wir fragen uns: »Was würden jetzt gute Eltern machen?«, »Was hätte ich mir gewünscht?«
- Jetzt ersetzen wir die automatisierte Defensivreaktion durch liebevolle, selbststärkende Botschaften. Das kann dann etwa so klingen: »Hu, da ist dir ja was rausgerutscht! Das kann jedem mal passieren. Jetzt schau einfach, wie es weitergeht. Vielleicht war das schon lange mal fällig. Falls nicht, kannst du dich einfach entschuldigen.« Oder die Botschaft kann so klingen: »Ah, dir schmeckt es, das ist schön. Genieße den Anblick und das Essen. Lass es dir gut gehen und spüre genau, was du willst und brauchst und was nicht. Du bist gut so, wie du bist.«

Auch beim Self-Parenting gelten die gleichen Lerngesetze wie vorher erwähnt: Je häufiger wir die korrigierende, selbststärkende Botschaft im Alltag anwenden, je mehr wir üben und uns selbst im Sinne guter innerer Eltern akzeptieren, desto stärker ist das Potenzial, alte Netzwerke umzuschreiben.

Dankesagen

Eines der effektivsten und gleichzeitig einfachsten Tools zur Selbstregulation über die Gedanken ist das Dankesagen. Es macht offen und zugänglich, wodurch sich Veränderungen leichter realisieren

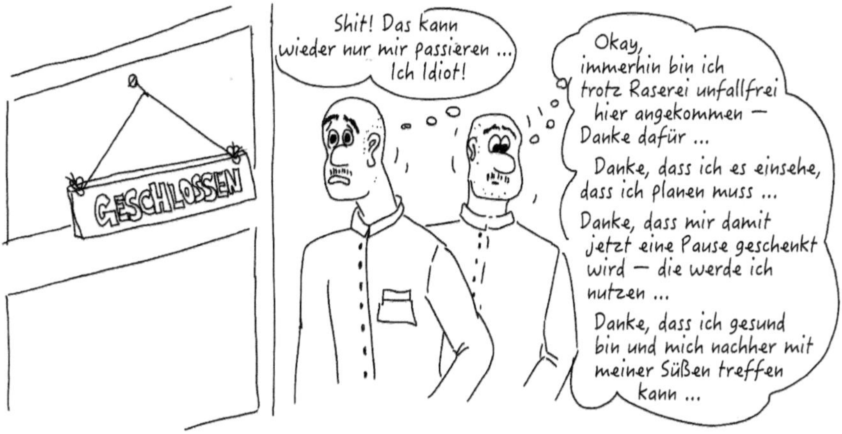
GESCHLOSSEN
Shit! Das kann wieder nur mir passieren … Ich Idiot!
Okay, immerhin bin ich trotz Raserei unfallfrei hier angekommen – Danke dafür …
Danke, dass ich es einsehe, dass ich planen muss …
Danke, dass mir damit jetzt eine Pause geschenkt wird – die werde ich nutzen …
Danke, dass ich gesund bin und mich nachher mit meiner Süßen treffen kann …

lassen. Das Dankesagen ist vielfach erforscht und beispielsweise auch gegen Depressionen nachweislich wirksam. Wir haben es, genau wie unseren Atem, immer zur Hand und können es jederzeit und überall praktizieren, ohne dass andere Menschen es mitbekommen müssen. Der Geist wird dabei beschäftigt, aus destruktiven Schleifen und Suchprozessen herausgeholt und bekommt eine konstruktivere Richtung. Das hat stressreduzierendes Potenzial und trägt durch die Ausschüttung glücklichmachender Hormone und Botenstoffe zur eigenen Selbstberuhigung bei.

Dankesagen können wir in unterschiedlichster Form praktizieren. In der Verhaltenstherapie werden Positivtagebücher vorgeschlagen. Darin kann ich positive Momente und Erlebnisse notieren, für die ich dankbar sein möchte. Auch die Verlagsbranche hat inzwischen ein Sortiment an Vorlagen produziert, in denen wir Positivität gezielt sammeln können. Unter dem Begriff »Bullet Journal« sind Kalender, Organizer und leere Kladden im Verkauf, in die wir neben der Terminorganisation auch Ideen und schöne Erlebnisse notieren können.

In akuten Stress-Situation helfen einige dankbare Gedanken als Sofortmaßnahme, um den Stress in einen anderen Kontext zu bringen. Dankesagen können wir auch als regelmäßiges Ritual in den Tagesablauf einbauen. Es wirkt gut als Einschlafritual, und wir können es in Buchform immer mitführen, um den Tag positiv zu kommentieren. Außerdem wirkt es nachweislich antidepressiv, selbstwertsteigernd – und wir können es uns selbst praktisch als eine Art »Dauermedikation« verabreichen.

Wichtig ist, den Wahrnehmungsfokus auf folgende Aspekte zu richten:

- Dankbarkeit für Dinge, die ich persönlich geschafft habe und die in eine von mir erwünschte Richtung gegangen sind
- Dankbarkeit für Dinge, die sich ereignet haben und die mir Freude machen
- Dankbarkeit für mein Wachstum und Entwicklungen, die ich an mir selbst schätze
- Dankbarkeit für Wachstum und Entwicklungen, über die ich mich an meinem Partner oder meiner Partnerin freue
- Dankbarkeit für Dinge, die mein Leben gut und sicher machen, die aber oft als eine Art Selbstverständlichkeit mitlaufen
- und noch viele weitere Dankbarkeiten.

Der Wahrnehmungsfokus auf die erwünschte Entwicklung bildet dabei einen Gegenentwurf zum automatisierten negativen Denken im Modus sympathischer Aktivierung. Ob wir dabei tatsächlich das Wort Danke verwenden, an wen wir den Dank richten, ob wir an einen bestimmten Gott, eine Göttin, Allah, Buddha oder sonst etwas glauben, ist dabei zweitrangig. Der Dank an uns selbst wirkt eher selbstwertsteigernd, der Dank an eine höhere Instanz macht eher demütig. Beides kann dabei helfen, alte Denkmuster zu verlassen. Wesentlich ist hier die Unterbrechung des Autopiloten, die konstruktive Beschäftigung mit dem Erwünschten, der neue Wahrnehmungsfokus und die Wiederholung zur Festigung.

Spiritualität

Das Thema Dankesagen führt nicht zwingend zur Spiritualität, ist in gewisser Weise aber wesensverwandt. Viele Menschen suchen nach einer übergeordneten Macht und spiritueller Einordnung ihres Erlebens, während zeitgleich die Austritte aus den traditionellen Kirchen stetig fortschreiten. Mit fundamentalistischer Intensität praktiziert kann Spiritualität auch gefährlich werden und dazu verleiten, Selbstverantwortung abzugeben. Wohldosiert ist sie aber auch aus wissenschaftlicher Sicht ein Faktor, der Menschen resilienter, also widerstandsfähiger, macht. Warum ist das so?

Wer an eine höhere Macht glaubt und daran, dass es im Leben mehr gibt als das, was wir sehen, fühlt sich leichter getragen und beschützt. Voraussetzung ist selbstverständlich, dass es sich um eine positive Gottheit handelt. Strenge Restriktionen und ein strafender Gott mobilisieren eher Angst und Anspannung und behindern ein ausgewogenes Persönlichkeitswachstum.

Der Glaube an eine höhere Macht befriedigt tiefe menschliche Bedürfnisse. »Wenn alle mich verlassen, Gott ist noch da. Wenn keiner mich mehr liebt, er liebt mich. Wenn ich schlimme Dinge tue, bleibt er stabil, schaut mit einem wohlwollenden Blick auf mich und reicht mir eine Hand, um da wieder herauszukommen.« Wenn alles zusammenbricht und wir die Welt nicht mehr verstehen: Die höhere Macht behält den Überblick und spendet Zuversicht. Das höhere Wesen ist wie ein guter Freund. Es ist wie die verinnerlichte gute Mutter oder der gute Vater und befriedigt normale regressive Bedürfnisse nach Orientierung und Gehaltenwerden. In diesem Sinne ist Spiritualität eine Art Self-Parenting, denn wir können uns selbst entscheiden, zu glauben und das zu pflegen. Der Glaube an wohlwollende, größere Zusammenhänge und ein höheres Wesen ist eine Art Co-Regulation durch einen regulierten anderen. So spendet gelebte Spiritualität Sicherheit und befriedigt grundlegende menschliche Bedürfnisse nach Zugehörigkeit, Selbstwert und Sinn. Das hat einen beruhigenden und stabilisierenden Einfluss auf unser vegetatives Nervensystem.

Alles Wissenswerte in Kürze

Wir können unseren gestressten Organismus top-down regulieren und dabei an den Gedanken ansetzen. Unsere Gedanken über uns selbst und die Welt sind zunächst eine Folge von Prägungen, basierend auf unseren Lebens-, Beziehungs- und Bindungserfahrungen. Da das vegetative Nervensystem sich zu unserem Schutz in Triggersituationen suchend auf die Gefahr ausrichtet, fällt es vielen Menschen schwer, in Stress-Situationen einen positiven Überblick sowie eine freundliche Beziehung zu sich selbst aufrechtzuerhalten. Die eigenen Gedanken werden entsprechend schnell kritisch und selbstabwertend.

Unsere Gedanken beziehen sich als Referenzwert auf unsere

emotionalen Erinnerungen – und die sind veränderbar. Während wir sie aktualisieren, gibt es einen beweglichen Moment, in dem sich auch Erinnerungen umschreiben lassen. Durch häufiges Erinnern, Wiedererzählen und die selektive Gewichtung einzelner Aspekte werden Erinnerungen jeweils in leicht veränderter Form neu abgespeichert.

Diesen Effekt können wir nutzen, um zeitnah neuronale Verknüpfungen zu selbstdestruktiven Gedanken zu entkoppeln, indem wir einen »Mismatch« erzeugen. Dazu können wir problematisches Erleben verknüpfen mit Selbstakzeptanz, Leichtigkeit, Humor und damit allgemeiner Ressourcenaktivierung. Diese Ressourcenaktivierung lässt sich nun mit Erinnerungshilfen weiter festigen.

Selbst mangelhafte oder fehlende Beziehungs- und Bindungserfahrungen mit den eigenen Eltern können wir nachträglich korrigieren. Wesentlich ist dabei die Identifikation der Muster, eine Unterbrechung der automatisierten Reiz-Reaktions-Ketten, die Selbstberuhigung und die anschließende korrigierende, selbstfürsorglich und -akzeptierende Botschaft, die früher gefehlt hat. Auch der bewusste Blick auf Muster des Gelingens sowie Situationen, Menschen und Dinge, für die wir dankbar sind, oder auch der Glaube an eine stabile, liebevolle und haltende höhere Macht können kognitive Einflussfaktoren zur aktiven Selbstregulation sein.

Das können Sie tun!

Selbststärkungsübung mit Affirmation

Picken Sie eine Eigenschaft heraus, die Sie an sich nicht mögen, oder wählen Sie ein Ereignis, das Sie geärgert bzw. belastet hat. Entscheiden Sie sich für einen zweiten Satzteil, den Sie frei und ohne inneren Widerstand aussprechen können. Wenn »... achte und schätze ich mich« nicht geht, verflüssigen Sie den Satz. Sagen Sie z. B. »... glaube ich, dass es gut wäre, mich trotzdem zu achten und schätzen, wie ich bin« oder »... weiß ich im tiefsten Inneren, dass ich in Ordnung bin« oder »... versuche ich, mir selbst ein guter Freund/eine gute Freundin zu sein«.

Bringen Sie den Satz nun in folgende Formel. Kurbeln Sie dabei kreisend mit den Fingern über Ihrem Herzen und sprechen Sie den Satz laut aus:

- »Auch wenn (den problematischen Teil einsetzen), achte und schätze (den stärkenden, evtl. verflüssigten Satzteil einsetzen).«

Variieren Sie Ihren Satz nun im ersten Teil. Übertreiben Sie, bringen Sie andere Personen ins Spiel. Ziehen Sie in Erwägung, dass es vielleicht auch gar nicht mehr so schlimm ist, Sie es nur noch nicht gemerkt haben etc. Sprechen Sie dabei laut und kurbeln Sie.

• • •

Nutzen Sie das Online-Tool auf der Website des Züricher Ressourcen Modells und generieren Sie Ihre persönliche Selbststärkungsbotschaft.[10]

Verteilen Sie diese Botschaft auf mehrere Sinneskanäle. Was ist zu hören, zu sehen, zu riechen, ...? Wie fühlt es sich im Körper an? Statten Sie Ihre Alltagsumgebung mit Erinnerungshilfen aus. Nutzen Sie Post-its. Heften Sie die Botschaft an Ihren Spiegel. Integrieren Sie Bilder oder Töne in Ihren PC und Ihr Smartphone. Sprechen Sie den Kraftsatz dreimal täglich laut aus.

• • •

Dankesagen

- Blitzübung: Zählen Sie drei Dinge auf, für die Sie dankbar sind.
- Nehmen Sie sich fünf Minuten Zeit, um innerlich durchzuscannen, wofür Sie dankbar sind:
  - Scannen Sie Ihren Tag bis jetzt.
  - Scannen Sie Ihren Körper.
  - Scannen Sie Ihren Alltag, die Familie, den Job, Ihr Leben.
- Machen Sie diese Übung täglich.
- Finden Sie einen fließenden Übergang dazu, in guten Situationen auch direkt innerlich Danke dafür zu sagen.

10 Verfügbar unter: https://zrm.ch/zrm-online-tool-deutsch/ [10.3.2023].

- Machen Sie das Dankesagen zu einem täglichen Ritual. Nehmen Sie dafür ein leeres Buch und schreiben Sie die Momente und Situationen auf.
- Oder etablieren Sie das Dankesagen als Einschlafritual. Legen Sie sich hin, löschen das Licht und schließen die Augen und scannen Sie innerlich die oben beschriebenen Lebensbereiche durch.
- Führen Sie ein Positivtagebuch. Notieren Sie darin Dinge, die Ihnen gelungen sind, über die Sie sich freuen und die in eine erwünschte Richtung weisen.
- Führen Sie ein Bullet Journal. Das sind leere oder vorgefertigte Bücher, die einen dabei unterstützen, klarer und achtsamer zu werden, Ordnung ins Termin- und Gedankenchaos zu bringen und den Wahrnehmungsfokus in erwünschte Richtung zu lenken.

• • •

Self-Parenting

- Wählen Sie eine Situation aus, in der Sie traurig, belastet oder unglücklich waren und sich von einer anderen Person mehr Unterstützung gewünscht haben. Nehmen Sie nun ein Blatt Papier oder nutzen Sie einfach Ihre Vorstellungskraft. Angenommen, Sie wären noch ein Kind: Wie hätte ein idealer Elternteil darauf reagiert? Was hätte eine ideale Mutter, ein idealer Vater oder eine andere wichtige Person gesagt, wie hätte sie sich verhalten, hätte es eine Berührung oder andere positive Unterstützung gegeben etc.? Wie hätte die für Sie persönlich ideale Reaktion Ihrer Eltern auf diese Situation ausgesehen?
- Wählen Sie eine Situation aus, in der Sie traurig, belastet oder unglücklich waren und sich von einer anderen Person mehr Unterstützung gewünscht haben. Ziehen Sie sich für einige Minuten zurück und sorgen Sie für einen ungestörten, sicheren Raum. Schließen Sie die Augen und atmen Sie einige Male tief durch. Stellen Sie sich vor, wie alt dieser bedürftige innere Anteil etwa ist und mentalisieren Sie das innere Kind.

Dann stellen Sie sich Ihr starkes, gesundes Erwachsenen-Ich vor. Mentalisieren Sie auch hier diesen inneren Anteil in seinen Aktionsbereichen, in denen der Anteil souverän und stark ist. Dann bringen Sie die beiden inneren Anteile auf einer »inneren Bühne« oder einem anderen inneren Ort zusammen. Es entsteht ein Ort der Begegnung. Lassen Sie den souveränen, erwachsenen inneren Anteil den bedürftigen, kindlichen Anteil trösten und mentalisieren Sie diese Situation in allen Sinnesdimensionen.

• • •

Prüfen Sie alle getesteten Übungen noch mal und tragen Sie die für Sie wirkungsvollsten in die Schatzliste am Ende des Buches ein.

AUS DEM WIRKLICHEN LEBEN: LUISE UND VITO

LUISE ist in einer christlichen Familie aufgewachsen. In Kinderjahren genoss sie das abendliche Beten mit der Oma oder den Eltern, doch in der Pubertät lehnte sie sich dagegen auf. Sie wollte sich nicht mehr einschränken lassen von irgendwelchen Regeln, die ihr nichts sagten, und suchte mit ihren Freundinnen und Freunden die Freiheit. Während der Studienzeit in Paris genoss sie das ausschweifende Leben und lächelte über ihre Familie, die sich im Leben einschränkte und ihren Stil kritisierte.

Bei der Geburt ihres ersten Kindes schwebte Luise in Lebensgefahr. Die Ärzte sagten ihr später, ihr Leben habe an einem seidenen Faden gehangen. Immer wieder ertappte sich Luise nun dabei, dass sie mit Gott ins Gespräch ging, ihn befragte, sich bedankte und Trost daraus zog.

Die letzten Familienjahre mit **VITOS** Alkoholkonsum waren so aufreibend, dass sie oft nicht mehr ein noch aus wusste. Morgens gehört es zu ihren Aufgaben, die Kinder fertig zu machen, alles aufzuräumen, noch mal in Ruhe allein zu frühstücken und die Zeitung zu lesen, bevor sie als Letzte das Haus verlässt. Doch eines Morgens fehlt im Briefkasten die Zeitung. Luise ist irritiert, es fehlt ein wichtiger Baustein in ihrem Morgenritual. Sie läuft durchs Haus und schaut, ob sie etwas anderes Spannendes zu lesen findet – da fällt ihr die alte Bibel der Oma in die Hände. Einer Eingebung folgend setzt sie sich hin und liest einen Abschnitt. Die Geschichte berührt sie. Sie spürt, wie sich etwas in ihr bewegt und sich wie eine tröstende Hand auf ihr Herz legt. Plötzlich fühlt sie sich gehalten und etwas zuversichtlicher.

In einem Gespräch mit der Nachbarin erfährt Luise, dass der Zeitungszusteller tatsächlich seine Route geändert hat und die Zeitung nicht mehr zur Frühstückszeit kommt. »Eigentlich gar nicht schlecht«, denkt sich Luise und freut sich schon auf den nächsten Morgen. Kaum sind die Kinder aus dem Haus, zieht sie das abgegriffene Buch aus dem Regal und liest den nächsten Abschnitt. »Wer von euch ohne Sünde ist, werfe den ersten Stein«, steht da. Auch heute wieder berühren sie die Worte tief, und sie sinniert bei den letzten Schlucken ihres Kaffees über deren Bedeutung für sich selbst, ihre Ehe und ihr Leben. Auch als der Zeitungszusteller erneut wechselt, hält Luise an ihrem heimlichen, ganz persönlichen Morgenritual fest.

SEELE: An den Gefühlen ansetzen

Wir können uns bewegen, wir können unsere Atmung aktiv verändern und mit etwas Übung können wir lernen, unsere Gedanken zu steuern. Doch eins ist nicht möglich: Wir können nicht willentlich entscheiden, wie wir fühlen wollen. Auf unsere Gefühle haben wir keinen direkten, sondern nur einen indirekten Einfluss, indem wir beispielsweise unsere Gedanken oder unsere Körperhaltung ändern.

Gefühle identifizieren und benennen

Aus der Emotionsforschung wissen wir, dass in der differenzierten Wahrnehmung unserer Gefühle bereits ein wichtiger Schlüssel liegt. In dem Moment, in dem wir dem Gefühl einen Namen geben, schwächt es sich bereits ab (Johnson 2017). Wenn ich beispielsweise Angst, Enttäuschung oder Wut empfinde, wird die Intensität des Gefühls bereits etwas schwächer, wenn ich mir selbst sage: »Du hast gerade Angst« oder »Du bist enttäuscht«.

Viele Menschen, insbesondere die Generation der »Kriegskinder«, d. h. diejenigen, die als Kinder im Zweiten Weltkrieg traumatisiert wurden, sowie deren Kinder, also der »Kriegsenkel«, sind oftmals mit einer Angst vor Gefühlen aufgewachsen (Bode 2015). Die Kriegskinder waren darauf angewiesen, sich nicht zu tief in ihr katastrophales Erleben fallen zu lassen. Sie haben die Traumata abgespalten und gelernt, nach vorne zu schauen. Sich mit Gefühlen zu beschäftigen hatte die Macht, einen wegzufluten und in einen unbewältigbaren Strudel aus Schmerz und Leid hinabzuziehen. Die Betroffenen entschlossen sich, kollektiv nach vorne zu schauen und durch Fleiß und Leistungsbereitschaft das Land wiederaufzubauen.

Viele ehemalige Kriegskinder sind auch heute noch in einer Vermeidung von Emotionalität. Sie sind beispielsweise froh, wenn die Kinder und Enkel in der Nähe wohnen, so können sie von außen draufschauen, ob es ihren Lieben gut geht. Sie sehen z. B.: »Aha, mein Sohn/meine Tochter geht regelmäßig zur Arbeit, sie bewirtschaften Haus und Garten und ziehen Kinder auf – also wird alles in Ordnung sein.« Die Frage »Wie geht es dir eigentlich?« oder »Was beschäftigt dich gerade« können sie nicht stellen. Und wenn sie sie doch stellen, fällt es ihnen schwer, die Antwort anzuhören. Wird emotional geantwortet, bekommen sie Angst. Sie tendieren dazu, schnell das Gespräch wieder zu übernehmen und zu beschwichtigen.

Den Leistungswillen und das praktische Füreinander-da-Sein hat diese Generation gepaart mit einer Angst vor Gefühlen als transgenerationales Vermächtnis an die nächste Generation weitergegeben.

Oft erleben Psychotherapeutinnen, dass auf die Frage »Wie geht es Ihnen?« ein »Weiß ich nicht, Scheiße halt!« folgt. Eine andere verbreitete Antwort gibt es auf die Frage nach der Kindheit und der Herkunftsfamilie. Sie lautet: »Ich hatte eine schöne Kindheit.« Die Antwort kommt reflexhaft wie eine Abwehr. Im Hintergrund steht oft eine Loyalität mit der Familie, basierend auf der Grundüberzeugung, dass die Eltern es ja gut gemeint haben, und dem Bedürfnis, sie zu schützen. Gleichzeitig ist die Fähigkeit, Gefühle differenziert zu benennen, begrenzt oder nicht vorhanden. Häufig zeigt sich beim näheren Hinschauen wirklich eine engagierte Familie mit Eltern, die nur das Beste für ihre Kinder wollten und denen es auch gelungen ist, ihre guten Intentionen nonverbal zu transportieren. Die Beschreibung dieser Intentionen bleibt rudimentär, denn eine Sprache für emotionales Empfinden gab es nicht. Zwar gibt es ein kognitives Wissen über die Grundgefühle, das Vorhandensein bei einem selbst wird jedoch oft geleugnet: »Angst? Nein, Angst ist das nicht, was ich habe.« Oder: »Trauer? Nein, ich bin nicht traurig ... Es ist nur ein bisschen blöd ...«

Menschen, die in ihrer Herkunftsfamilie keine differenzierte emotionale »Grundausbildung« erhalten haben, denken oft, Gefühle sind eine Art Schalter: »Trauer? Habe ich oder habe ich nicht. An oder aus« – »Wut? An oder aus« – »Angst? An oder aus«. Sie leugnen das Gefühl, weil es nicht in voller Ausprägung da ist, und geraten so in Missverständnisse und Schwierigkeiten. Hier kommt darum eine kleine Grundausbildung in Gefühlen.

Kleine Emotionskunde

Es gibt verschiedene Emotionstheorien. Der Emotionsforscher Paul Ekman (2016) zählt folgende Grundgefühle auf:

- Trauer
- Wut
- Angst
- Überraschung
- Verachtung
- Ekel und
- Freude.

Es gibt auch emotionspsychologische Ansätze, die die Überraschung nicht als Grundgefühl deklarieren, und es gibt welche, die z. B. die Scham auch zu den Grundgefühlen zählen. Darüber hinaus existieren diverse emotionale Befindlichkeiten, die Kombinationen darstellen. Sie sind mit bestimmten Kognitionen verbunden, die die meisten Menschen kennen. Zu nennen sind hier beispielsweise Hoffnungslosigkeit oder Ohnmacht, Neid oder Eifersucht, Gefühle von Druck oder Bedrängtwerden, Abwertung, Verzweiflung, Zufriedenheit, Ekstase, Stolz und vieles mehr. Mit Varianten dieses Basissortiments emotionaler Befindlichkeiten ist jeder Mensch ausgestattet.

Was nicht alle Menschen wissen, ist, dass wir viele Male am Tag etwas fühlen. Ein Gefühl dauert dabei wenige Sekunden bis Minuten. Es ist also sehr flüchtig und verändert sich ständig. Viele wissen auch nicht, dass Gefühle in ihrer Intensität stark variieren können. Wir können ihre Intensität z.B. auf einer Skala zwischen 0 und 10 einordnen – 0 heißt: »Ich habe gerade keine Gefühlsregung«; 10 bedeutet: »Ich erlebe das Gefühl in der maximalen Intensität, zu der ich fähig bin«.

Sehr oft besteht unser Befinden aus einer Mischung verschiedener Gefühle. Beispielsweise warten wir mit dem liebevoll zubereiteten Abendessen auf den Partner, der sich verspätet. Die Gefühlssituation kann dann etwa folgende sein:

- Angst, es könnte ihm etwas zugestoßen sein (eine 3 auf der Skala von 0 bis 10)
- Ärger, weil er mir das wieder antut (eine 7)
- Enttäuschung, weil ich ihm offensichtlich nicht so wichtig bin (eine 5)
- Scham, weil ich mich als egoistisch empfinde (eine 2).

Wir können Gefühle weiterhin unterscheiden nach ihrer Dauer. Streng genommen handelt es sich nur in den ersten Momenten des Auftretens, also Sekunden oder wenige Minuten lang, um ein Gefühl. Bleibt das Gefühl bestehen und dauert über Stunden, so bezeichnen wir es als *Stimmung* und nach Wochen oder Monaten als *Krankheit*. Und schließlich gibt es Gefühle, die sich überdauernd in eine *Persönlichkeit* einprägen. Diese werden dann im Manual für psychische Störungen, dem ICD-10[11], als Persönlichkeitsstörung, also ebenfalls als Krankheit, eingeordnet.

Abstufungen können beispielsweise so aussehen: Ein flüchtiges Gefühl von Angst kann über Wochen oder Monate zur Stimmung oder Krankheit (z.B. generalisierte Angststörung oder Phobie) werden oder dauerhaft als ängstlich vermeidende Persönlichkeitsstörung die Persönlichkeit prägen. Traurigkeit kann ein flüchtiges Gefühl sein oder über Wochen und Monate zur anhaltenden Trauerstörung oder auch zur Depression werden. Auch Wut kann flüchtig

11 International Classification of Diseases and Related Health Problems (10. Version).

sein, sich über Wochen oder Monate zur Anpassungsstörung entwickeln oder nachhaltig zu einer dissozialen Persönlichkeitsstörung oder Borderlinestörung. Es ist also nicht pathologisch, sondern völlig normal und gesund, ständig etwas in irgendeiner Form zu fühlen. Erst die Dauer und Intensität macht die Störung.

Manche Menschen kritisieren, dass die Grundgefühle fast alle negativ seien. Das hat insbesondere evolutionsbiologische Gründe: Für unsere Vorfahren ging es um ihr individuelles Überleben und um das Überleben ihrer Art. Gefühle haben dabei eine Warn- und Schutzfunktion: Angst beispielsweise warnt vor Gefahr. Trauer hilft uns, loszulassen, Vergangenes hinter uns zu lassen und mit den Tränen »hinauszuspülen«. Wut unterstützt uns darin, unsere Grenzen und unseren Autonomiebereich zu sichern. Gefühle von Freude, Glück oder Ekstase spielten für das Überleben unserer Art keine allzu große Rolle.

Außerdem sind Gefühle nicht alle und für jeden zu jeder Zeit negativ. Es kommt dabei stark auf die Intensität und den Kontext an. Erinnern wir uns daran, wie Eltern ihren Kindern als Modell und durch Co-Regulation beibringen, ihre Gefühle zu bewältigen und dabei schrittweise die Toleranzfenster zu erweitern. Das bedeutet, sie unterstützen sie spielerisch dabei, immer weniger Angst zu haben und immer selbstsicherer zu werden, wobei eine Restangst vor beispielsweise gefährlichen Straßenkreuzungen durchaus sinnvoll ist und bleiben darf.

Je jünger ein Kind ist, umso kleiner ist sein Toleranzfenster, also die Zeitspanne, in der es sich von einem Gefühl überwältigt fühlt. Eltern und Bezugspersonen sollten beim sehr kleinen Kind also schnell reagieren und ihm dabei helfen, sich zu beruhigen. Das Kind lernt: Meine Gefühle sind aushaltbar, ich kann mich ganz schnell wieder beruhigen. Die Eltern fordern das Kind nun schrittweise heraus. Das kann bei Säuglingen so aussehen: Sie werfen das Kind in die Luft oder spielen Verstecken, tauchen nach einem kurzen Moment des Schrecks wieder auf, und der Schreck mündet in eine Umarmung und ein erleichtertes Lachen. So lernt das Kind spielerisch, mit seiner Angst umzugehen. Maßgeblich ist also der sichere Kontext, in dem das Lernen stattfindet, und die Wahrnehmung, das Gefühl *bewältigen* zu können.

Übertragen wir das auf unsere Gefühle als Erwachsene. Auch hier erleben manche Menschen »negative« Gefühle durchaus bis zu einem gewissen Maß und in einem bestimmten Kontext als normal bis angenehm. Entscheidend ist dabei der sichere Kontext. So gibt es Menschen, die lieben die Dopaminausschüttung beim Lesen blutrünstiger Thriller oder beim Sturz im freien Fall einer Achterbahn im Freizeitpark. Sie lieben das Gefühl von Angst, entscheiden selbst, bis zu welchen Punkt sie es aushalten können und wollen und freuen sich, wenn sie es überstanden haben.

Ähnlich ist es mit der Trauer. Es gibt Menschen, die verschlingen Liebesromane, emotionale Dokus und genießen es, dabei eine Packung Tempotaschentücher zu verbrauchen. Sie erleben die Dopaminausschüttung als belohnend und können das Traurigsein und Weinen als etwas Positives empfinden. Entscheidend ist dabei wieder der sichere Kontext und dass sie den Prozess selbstwirksam innerhalb eines aushaltbaren Toleranzfensters steuern können, also nicht von überraschend heftigen Gefühlen überflutet werden.

Auch Ärger und Streit ist für manche Menschen nicht schlimm, sondern geradezu lustvoll. Sie suchen beinahe die Diskussion und die Konfrontation. Wenn es laut wird, geht es ihnen erst mal so richtig gut und sie genießen es, wenn eigene starke Gefühle aufflackern und sie sich darin lebendig fühlen können. Auch hier zählt der sichere Kontext und die Steuerbarkeit, die vermeidet, von dem Gefühl überwältigt oder geflutet zu werden.

In unserem Projekt der Selbstregulation geht es allerdings um genau diesen Punkt: Was tue ich, wenn Gefühle so stark werden, dass sie mir im Weg stehen, mich belasten, mich überfluten und ich das dringende Bedürfnis habe, sie zu regulieren, um wieder handlungsfähig zu werden?

Der Dreiklang der Emotionsregulation

Es gibt eine Methode, mit der wir relativ wirksam auf unsere Gefühle einwirken können. Ich nenne sie den *Dreiklang der Emotionsregulation*. Dreiklang deshalb, weil diese Emotionsregulation aus drei Elementen besteht, die alle drei essenziell sind und immer in dieser Reihenfolge ablaufen müssen – entweder schrittweise nacheinander oder aber in einem kurzen Moment fast gleichzeitig ablaufen. Diese gesunde Emotionsregulation besteht aus folgenden Elementen:

1. Die Gefühle BENENNEN, das heißt: sie identifizieren und ihnen einen Namen geben.
2. Sich diese Gefühle ERLAUBEN: Hier geht es um den inneren Prozess der Legitimation, so zu fühlen, also die eigene Erlaubnis, mit diesen Gefühlen okay und in Ordnung zu sein.
3. Die Gefühle BEWÄLTIGEN: Im dritten Schritt erst werden verschiedene Möglichkeiten gesucht und ausgewählt, wie sich das Gefühl bewältigen lässt.

Manche Menschen lernen diesen gesunden Ablauf der Emotionsregulation explizit, das heißt durch Anleitung, oder sie lernen es implizit, also durch das Vorbild anderer oder durch Co-Regulation.

Wer nicht lernt, seine Emotionen zu regulieren, kann leichter psychosomatisch krank oder süchtig werden. Die Betroffenen spüren, dass etwas in ihnen nicht stimmt, können die Wahrnehmung aber nicht lokalisieren und finden auch keine Worte dafür. Sie überspringen damit den Schritt des *Benennens*, können sich diese Gefühle entsprechend auch nicht wirklich erlauben und kommen sofort in eine (gewohnte) Bewältigung. Die Bewältigung ist entsprechend unspezifisch und muss für alle Gefühlslagen gleich gut wirken. Diese Ersatzbefriedigung kann etwa aus übermäßigem Essen, Alkohol- oder Pornografiekonsum oder Selbstverletzung bestehen. Ersatzbefriedigungen haben die verhängnisvolle Eigenschaft: Sie »wirken immer« – bei Stress, Angst, Wut, Einsamkeit, Langeweile, Trauer etc. Aber leider *befriedigen Sie nicht das ursprüngliche Bedürfnis* und schaffen damit keinen wirklich nachhaltigen inneren Frieden.

Beispiele für gesunde Emotionsregulation

Ein 7-jähriges Mädchen kommt aus der Schule und weint. »Die doofe Annabel! Die darf nie wieder zu mir kommen!« Es zeigt sich, dass Annabel sie nicht zu ihrem Geburtstag eingeladen hat.

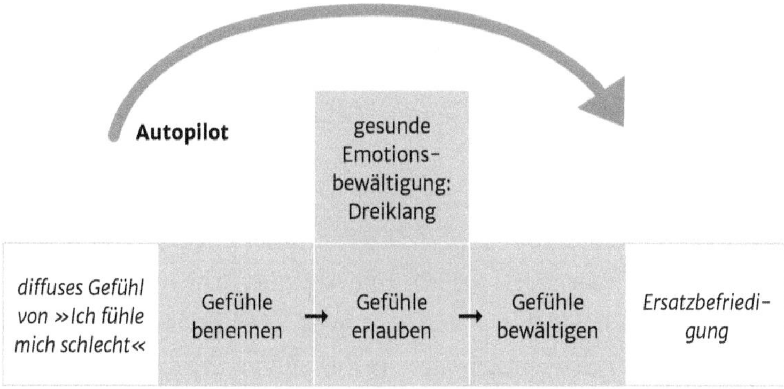

1. Die Mutter nimmt das Mädchen in den Arm und sagt: »Puuh. Das ist ja blöd. Jetzt bist du sauer und ganz enttäuscht, nicht wahr?« (Gefühle benennen)
2. »Du hast gehofft, dass sie dich nach deiner Einladung auch einlädt. Das verstehe ich. Das ist echt traurig.« (Gefühle erlauben) – Warten und Zeit lassen zur Regeneration in der Co-Regulation
3. »Was hältst du davon, wenn wir uns an dem Tag auch was ganz Schönes vornehmen? Und wie du dann mit Annabel umgehen möchtest, können wir ja noch zusammen überlegen.« (Gefühle bewältigen)

Oder: Ein 4-jähriger Junge hat eine schöne Sandburg gebaut. Jetzt kommt das Nachbarkind und macht sie kaputt. Der Junge weint und möchte auf das andere Kind losgehen. Der Vater schreitet ein und nimmt ihn in den Arm:

1. »Hey, jetzt bist du ganz schön wütend, was? Hat dir der Kerl doch einfach den schönen Turm kaputt gemacht, bei dem du dir so viel Mühe gegeben hast.« (Gefühle benennen)
2. »Das verstehe ich total! Das war echt nicht in Ordnung von dem Fritz. Ist doch klar, dass du jetzt so sauer bist.« (Gefühle erlauben)
3. Und weiter mit fester Stimme und haltgebender Umarmung: »Aber deshalb darfst du ihn nicht schlagen, das geht nicht, okay? Komm mal her, wir zwei atmen jetzt erst mal tief durch und schauen dann, was wir tun.« Etwas Zeit geben, dann: »Wir könnten z. B. zusammen zu ihm hingehen und sagen, dass das nicht in Ordnung war und er helfen soll, es wieder aufzubauen.

Oder wir gehen jetzt zur Oma, da wollten wir heute ja sowieso noch hin, was hältst du davon?« (Gefühle bewältigen)

Anwendungsmöglichkeiten für Erwachsene

Wie können wir den Dreiklang als Erwachsene einsetzen, auch wenn wir ihn als Kinder nicht gelernt und verinnerlicht haben? Es gibt dazu viele Möglichkeiten – das Prinzip ist jeweils dasselbe: Wichtig ist, alle drei Schritte einzuhalten. Insbesondere der mittlere Schritt des *Erlaubens* wird von vielen Menschen übersprungen. Sie können zwar ihre Gefühle benennen, den Autopiloten unterbrechen und sich erst dann einer möglichen Bewältigung zuwenden, aber innerlich befriedet sind sie nicht. Doch der mittlere Schritt ist elementar, denn er steht für die positive innere Beelterung und den Trost. Hier liegt auch der Unterschied eines Erwachsenen im Vergleich zum Dreiklang bei Kindern: *Die Erlaubnis, so zu fühlen, müssen wir uns als Erwachsene im Sinne eines Self-Parenting jetzt selbst geben.*

Anwendungsmöglichkeiten können – je nach Intensität, Anspruch an Tiefe der Reflexion und Zeit – etwa wie folgt aussehen.

Ausgangssituation: Meine beste Freundin wollte mich am Wochenende besuchen. Ich freue mich seit Wochen, habe alles vorbereitet, und am Donnerstag sagt sie in einer knappen WhatsApp-Nachricht ab. Mein Trigger ist, mich schnell ungeliebt und unerwünscht zu fühlen. Übliche Reaktion im Autopiloten: Ich bin schockiert, enttäuscht und resigniert (Immobilisierung). Ich reagiere gar nicht auf die Nachricht und bin die nächsten drei Tage erschlagen. Oder mein innerer Funktionsanteil lässt mich schnell die Antwort verfassen: »Kein Problem! Schönes Wochenende dir!«

Dreiklang in Kurzversion

In der oben genannten Situation geschieht Folgendes: Ich lese die Nachricht. Beobachte mich dabei, wie es mich innerlich trifft und sich in mir blitzschnell Resignation und ein schmerzhaftes Gefühl von Schwere breitmachten. Ich unterbreche meinen Autopiloten, mache mir einen Kaffee, setze mich damit auf den Balkon und analysiere meine Gefühle:

1. »So ein Schlag. Ich bin total enttäuscht. Ich habe mich so auf das Wochenende gefreut. Ich fühle mich jetzt richtig kraftlos und matt. Eigentlich möchte ich mich ins Bett legen und heulen.« (Gefühle benennen)
2. Ich atme dabei tief durch und trete in einen inneren Dialog mit mir selbst: »Das ist doch klar, dass du jetzt so fühlst. Du hast alles liebevoll vorbereitet, so viel geplant. Sie ist dir wichtig und jetzt diese Enttäuschung. Es ist absolut normal, jetzt so zu fühlen.« Ich nehme mir noch eine längere Pause, bin dabei akzeptierend, liebevoll und fürsorglich mit mir selbst (Gefühle erlauben).
3. Dann schreibe ich zurück: »Das tut mir so leid. Ich hab mich auf unsere Zeit gefreut. Lass uns am Wochenende noch mal telefonieren, was passiert ist. Es interessiert mich. Jetzt lecke ich erst noch mal meine Wunden.« (Gefühle bewältigen).

Dreiklang in Langversion

Ich lese die Nachricht, beobachte meinen inneren Zusammenbruch, schalte meinen Autopiloten aus und nehme mir erst mal Zeit, meine Gefühle genau zu analysieren.

1. Ich lenke die Wahrnehmung in meinen Körper und meinen Kopf und schreibe alles auf, was mir dazu gerade in den Sinn kommt: »Mir sackt der Boden unter den Füßen weg, ich fühle mich ungeliebt, unwichtig, abgelehnt. Eigentlich bin ich nicht liebenswert. Ein klein wenig bin ich auch wütend auf mich selbst, weil ich so naiv bin.« (Gefühle benennen)
2. Jetzt nehme ich mir für die Erlaubnis der Gefühle noch mehr Zeit. In vorigen Krisen habe ich die Entdeckung gemacht, dass es guttut, mir selbst einen Brief zu schreiben, als käme er von einer guten Freundin oder einem imaginären Helferwesen. Der Brief wird lang, beinhaltet auch meine alten Erfahrungen von Zurückweisung und ordnet das Erlebte somit verständnisvoll ein. Als ich den Brief am Ende lese, spüre ich, wie er mich besänftigt (Gefühle erlauben)
3. Erst jetzt wende ich mich der Bewältigung zu. Auch hier spüre ich, dass es mir hilft, die Dinge aufzuschreiben. Ich mache eine

Liste mit möglichen Reaktionen. Dabei tut es mir gut, auch unrealistischere Dinge aufzuschreiben wie etwa »Du kannst mich mal, du blöde Kuh! Weißt du eigentlich, was du mir antust?«. Erst dann schreibe ich eine angemessene Antwort. Meine Liste beinhaltet noch weitere trostspendende und aktive Bewältigungsmöglichkeiten. Zum Beispiel habe ich Lust, ein Bad zu nehmen, möchte endlich mal wieder ein Bild malen und überlege mir in der Wanne, was ich malen möchte (Gefühle bewältigen).

Dreiklang in Ultrakurzversion

Wer den Dreiklang gut verinnerlicht hat, kann ihn auch innerhalb von Sekunden still und innerlich ablaufen lassen, etwa so:

1. »Das war ein Schlag. Ich bin enttäuscht von dir.«
2. Zu sich selbst: »Das ist jetzt völlig normal und verständlich, dass du enttäuscht bist!«
3. »Was mache ich jetzt damit? Ich könnte a, b, c oder d tun.«

Alles Wissenswerte in Kürze

Auf unsere Gefühle haben wir keinen direkten Zugriff. Wir erreichen sie in der Regel nur indirekt.

Viele Menschen haben in ihren Herkunftsfamilien nicht gelernt, ihre Gefühle differenziert zu benennen oder sie zu regulieren. Hintergrund dafür sind persönliche Erfahrungen der Eltern, aber auch kollektive Ereignisse wie etwa Krieg. Gefühle erleben diese Menschen als belastend und überwältigend, woraus sie gelernt haben, Gefühle zu vermeiden. Diese Art der Bewältigung kann über Generationen an die Kinder weitergegeben werden.

Viele Menschen wissen nicht, dass sie praktisch ständig etwas fühlen. Die Gefühle dauern dabei einige Sekunden bis Minuten und sind recht flüchtig. Feinskaliert wären sie in den meisten Situationen recht schwach ausgeprägt. Wer das nicht weiß oder spürt, tendiert dazu, seine Gefühle zu leugnen: »Nein, ich bin nicht traurig. Nein, ich habe keine Angst.« Bleiben Gefühle oder Stimmungen über Wochen und Monate stabil, so können sie sich zu Krankheiten wie Depressionen oder Angststörungen entwickeln.

Auch wenn wir Gefühle oft als negativ erleben, haben sie eine evolutionsbiologisch wichtige Warn- und Schutzfunktion: Sie weisen auf Bedürfnisse hin. Innerhalb eines gewissen Toleranzfensters empfinden viele Menschen auch starke Gefühle durchaus als positiv. Sie führen zu drogenähnlichen, inneren Belohnungszuständen. Entscheidend sind ein selbstgewählter Kontext von Sicherheit und die Steuerbarkeit des Gefühls, die davor bewahrt, dass das Gefühl einen überwältigt.

Eine Möglichkeit zur Selbstregulation bietet der Dreiklang der Emotionsregulation. Er besteht aus den drei Schritten: Gefühle benennen, sie erlauben und erst dann bewältigen. Bereits im Moment des Benennens beruhigt sich das Gefühl nachweislich. Der Prozess des Dreiklangs kann dabei ausführlich durch intensive, kreative Beschäftigung mit den drei Schritten oder innerlich sehr kurz in wenigen Sekunden ablaufen.

Das können Sie tun!

Unterbrechen Sie Ihr Reiz-Reaktions-Muster und ziehen Sie sich einen Moment zurück. Dann führen Sie die drei Schritte – je nach Bedarf entsprechend flüchtiger oder intensiver – durch:

1. Benennen der Gefühle: Spüren Sie in sich hinein und versuchen Sie, für Ihre Gefühle Worte zu finden. Es gibt keine schlechten oder falschen Gefühle. Versuchen Sie, alle zu benennen oder zu beschreiben. Notieren Sie evtl. auch Ihre Körperempfindungen und Gedanken.
2. Erlauben der Gefühle: Nun wechseln Sie die Perspektive und blicken auf sich selbst wie liebevolle Eltern oder eine sehr gute Freundin. Zeigen Sie Verständnis für das, was Sie empfinden, und drücken Sie dieses Verständnis ebenfalls in Worten aus. Vermeiden Sie dabei Kritik oder eine Haltung von »Das verstehe ich schon, aber ...«. Hier geht es nur um das liebevolle Verständnis für menschliches Empfinden.

3. Bewältigen der Gefühle: Erst nach ausführlicher Erlaubnis wenden Sie sich der Bewältigung zu. Machen Sie auch da eine innere oder besser äußere, schriftliche Liste. Was könnten Sie jetzt tun, um sich wieder regulierter, entspannter oder auch handlungsfähiger zu fühlen? Lassen Sie dabei nichts aus. Auf der Liste dürfen und sollten auch unrealistische, übertriebene Reaktionsmöglichkeiten stehen. Anschließend wählen Sie aus, wie Sie jetzt reagieren wollen.

Prüfen Sie alle getesteten Übungen noch mal und tragen Sie die für Sie wirkungsvollsten in die Schatzliste am Ende des Buches ein.

Weitere Ansätze zur Selbstregulation

Im nächsten Abschnitt möchte ich weitere Möglichkeiten vorstellen, die nachweislich einen regulierenden Einfluss auf unser vegetatives Nervensystem haben. Wir Menschen sind unterschiedlich, und was dem einen liegt, kommt für den anderen nicht infrage. So werden aktuell ganz verschiedene achtsamkeitsbasierte Methoden immer populärer. Viele sind an fernöstlichen Weisheiten, Religionen wie dem Buddhismus, Ernährungsformen oder auch Bewegungs- und Kampfkünsten orientiert. Andere haben dagegen einen Bezug zur Natur oder Musik. All diese Bereiche können wir heilsam und regulierend einsetzen, wenn unser vegetatives Nervensystem unter Stress geraten ist. Entscheidend ist immer der Aspekt der persönlichen Stimmigkeit und der Selbstwirksamkeit, mit der wir aktiv etwas für uns tun können.

Selbstregulation durch Musik, Naturerlebnisse und kreativen Ausdruck

Musik

Musik hat regulierende Wirkung in jeglicher Form. Sie kann beruhigen, aber auch aktivieren. Dieses Wissen ist tradiert und wird bewusst oder intuitiv von einer Generation auf die nächste übertragen.

So gibt es praktisch in allen Kulturen Kinder- und Wiegenlieder, aber auch kraftvolle und fröhliche Gesänge. In vielen Kulturen spielen Instrumente und Tänze eine wichtige Rolle. Musik beeinflusst dabei unsere Stimmung – und lässt sich auch aktiv dafür einsetzen. Dieses Volkswissen wird inzwischen auch von der modernen Hirnforschung bestätigt.

Musik kann dabei in *rezeptiver* Form, also zuhörend, aufgenommen werden und ihre Wirkung entfalten. Deb Dana (2021), eine Kollegin von Steven Porges, die seine Polyvagaltheorie in praktische therapeutische Interventionen umgesetzt hat, empfiehlt beispielsweise die Erstellung individueller Playlists. Wenn wir in deprimierter Stimmung, also dorsovagaler Verfassung sind, spielen wir Titel, die die Fähigkeit haben, uns zu mobilisieren, die Power zurückzuholen und aktiv zu werden. Wenn wir dagegen angespannt, unruhig und gestresst, also mobilisiert sind, braucht es eher Entspannungsmusik, die ruhigere Rhythmen, Tempi und Dynamiken hat.

Steven Porges entwickelte aus seiner Polyvagaltheorie eine rezeptive, *musikgestützte Therapieform*, die er das *Safe and Sound Protocol* (SSP) nennt. Über Kopfhörer hört die betreffende Person dabei eine speziell bearbeitete Playlist unterschiedlicher Musik. Das wiederholte Hören dieser Musik soll über die kleinen Mittelohrmuskeln, Steigbügelmuskel und Trommelfellspanner direkt den Vagusnerv stimulieren. Unter Stress hören wir eher Begleitgeräusche, und die menschliche Stimme tritt in den Hintergrund. Bei der für das Safe and Sound Protocol bearbeiteten Musik werden störende Neben- und Hintergrundgeräusche gedämpft und das Hören der menschlichen Stimme unterstützt. Das mehrtägige oder -wöchige Training kann die Regulierung des vegetativen Nervensystems unterstützen.

Rezeptive Musik, also das reine Hören von Musik, nutzen viele Menschen aktiv zur Selbstberuhigung. Es gibt Menschen, die beispielsweise einen Zugang zu klassischer Musik haben und die sich durch einen Abend mit den Goldberg-Variationen von Bach oder das Hören einer Oper mit Maria Callas wunderbar regulieren lassen. Neben der Musik im engeren Sinne kommen dabei noch weitere Wirkfaktoren zum Einsatz: Beispielsweise erlaube ich mir damit eine längere Auszeit allein im Wohnzimmer oder unter dem Kopfhörer.

Das bedeutet eine gewisse Reizabschirmung gegen eventuell belastende soziale Kontakte, gegenüber der Erreichbarkeit über Telefon oder soziale Medien und ermöglicht die selbstwirksame Gestaltung wertvoller »Me-Time«, also Zeit für mich selbst.

Musik können wir in vielfältigster Weise *aktiv* ausüben. Beginnen können wir auch mit dem einfachen Summen von Melodien. Das Singen von Liedern bewirkt automatisch eine Regulierung der Atmung. Wir holen kurz Luft und singen dann über längere Strecken mehrere Liedzeilen. Beim Singen wechselt sich somit kurzes, kräftiges Einatmen mit langem Ausatmen ab – voilà: Das ist die Atemübung zur Aktivierung des parasympathischen Nervensystems.

Atemübung zur Aktivierung des Parasympathikus

Einatmen. »99 Luftballons« – dabei langes Ausatmen. Kurzes Einatmen. »Auf ihrem Weg zum Horizont, hielt man für Ufos aus dem All« – dabei langes Ausatmen. Kurzes Einatmen. »Darum schickte ein General, Fliegerstaffeln hinterher« – dabei langes Ausatmen. Kurzes Einatmen. »Alarm zu geben wenn's so wär …«

Probieren Sie dagegen mal aus, die schnell gesprochenen Lieder von Reinhard Mey oder Rappern mitzusingen. Oder versuchen Sie, bei Michael Jackson oder Falco genau seinen stimmlichen Ausdruck beim Singen zu imitieren. Sie werden feststellen, dass das herausfordernd ist und damit das Stressnervensystem aktiviert. Das engagierte Singen bestimmter Musik kann somit auch mobilisierende Wirkung haben. Singen wirkt also aufgrund der Atmung, der ganzkörperlichen Aktivität und Vibrationen sowie der gedanklichen Assoziationen oft entspannend und regulierend, kann uns aber auch mobilisieren.

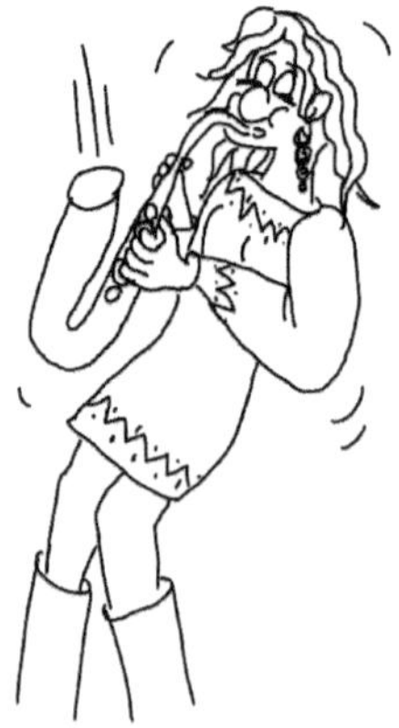

Das Spielen von Blasinstrumenten kann in ähnlicher Weise eine ganzheitlich regulierende Wirkung haben. Gerade bei den großen Holz- und Blechblasinstrumenten wie etwa dem Saxophon oder dem Horn braucht es ein großes, gut trainiertes Lungenvolumen. Der Atem wird schnell eingesogen und mit starker Lippenbremse langgezogen herausgepresst. Mit zunehmender Routine und Virtuosität können Instrumentalisten mit der Stärke spielen und den Ton auch emotionaler modulieren, was auch über das Hören der Melodie und den Einsatz des gesamten Körpers wieder einen systemisch regulierenden Effekt auf unser Nervensystem hat.

In der Psychotherapie sowie in unterschiedlichen abendländischen oder fernöstlichen Heilmethoden kommt das Summen einfacher Melodien oder Töne zur Regulierung zum Einsatz. Auch hier gibt es eine starke Verbindung zum Körper, der als Resonanzkörper vibriert und atmet. Bekannt sind beispielsweise die gregorianischen Gesänge, das Singen von Mantren im Buddhismus oder auch das Summen des »Ommm«. Dabei atmen wir tief ein, singen beim Ausatmen mit offenem Mund den Ton »O« und schließen allmählich den Mund, das »mmm« lässt den Körper bei vollständigem Ausatmen vibrieren.

Eine Variation ist der »Wuuu«-Ton des *Somatic Experiencing*-Begründers und Traumatherapeuten Peter Levine (2011). Levine leitet seine Klientinnen dazu an, einzuatmen und dann mit ihm zusammen (Empathie, Co-Regulation!) einen lauten, lang gezogenen, tiefen Ton mit rundem Mund anzustimmen, das »Wuuuuu«. Auch hier haben wir es mit der deutlich spürbaren Vibration im Rumpf des Körpers, mit einem langgezogenen Ausatmen und dadurch einer regulierenden Wirkung auf das autonome Nervensystem zu tun.

Naturerlebnisse

Steven Porges und andere Forscher weisen auf den regulierenden und heilenden Einfluss der Natur hin – das umfasst diverse Aktivitäten in freier Natur, verschiedene Sportarten bis hin zur Beschäftigung mit Tieren. Alle gemeinsam haben das Potenzial, insbesondere durch Bewegung und vertiefte Atmung das Nervensystem, die Herzrate und den Blutdruck zu regulieren.

Draußen in Wald und Feld erleben wir neben der Bewegung auch eine *Distanz zur Reizüberflutung*, was den Lärm und die

Geschwindigkeit unserer analogen und digitalen Welt betrifft. Es ist eine Reizreduktion mit »Digitalfasten«, und die Natur entfaltet in ihrer Schlichtheit eine große, beruhigende Kraft.

Insbesondere *Waldluft* enthält rund 90 % weniger Staub als Stadtluft. Für unsere Gesundheit ist eben nicht nur entscheidend, wie, sondern auch, was wir atmen. Waldluft ist reich an Terpenen. Das sind ätherische Öle, die von Nadeln, Blättern und Borke ausströmen und zur Kommunikation der Pflanzen gegen Schädlinge dienen. Im menschlichen Körper haben sie das Potenzial, das Immunsystem zu stärken und möglicherweise auch durch eine Hemmung von Tumorzellen das Krebsrisiko zu senken. Die Koryphäe in evidenzbasierter Waldmedizin, Qing Li, konnte in einer wissenschaftlichen Studie den heilsamen Einfluss der Terpene sogar in Krankenhäusern nachweisen, in denen einzelne Zimmer mit Waldluft versorgt wurden und andere nicht, was in den mit Terpenen angereicherten Krankenzimmern zu einer höheren Heilungsrate führte. Bereits regelmäßige Waldspaziergänge von ca. einer halben Stunde haben das Potenzial, unser Immunsystem nachhaltig zu stärken.

Viele Menschen spüren und nutzen auch intuitiv den heilenden und regulierenden Einfluss der *Beschäftigung mit Tieren.* Die Anwesenheit von Tieren fördert bei Menschen aller Altersgruppen prosoziale Interaktionen auf verbaler und nonverbaler Ebene. Es gibt auch Belege dafür, dass Tierkontakt Empathie fördert und Aggression reduziert, was insbesondere für gestresste Menschen ein hilfreicher Ausstieg aus destruktiven Spiralen sein kann. So bekommen Personen, die von »süß aussehenden« Hunden begleitet werden, mehr positive Aufmerksamkeit von anderen, d.h., sie werden häufiger angelächelt und angesprochen. In einigen Studien ließ sich nachweisen, dass der Kontakt zu Tieren die Stimmung verbessert und depressive Symptome reduziert, was dazu führt, dass tiergestützte Therapieformen zunehmend auch in stationären Psychotherapien eingesetzt werden (Beetz 2014). Die Beschäftigung mit Tieren kann uns dabei unterstützen, wieder zu gesünderen Kreisläufen aus Essen, Trinken, Schlafen, Bewegung und Kuscheln zurückzufinden, beispielsweise schon allein durch das morgendliche Aufstehen, um sie zu versorgen.

In neueren Studien wurde außerdem der allgemeine, stressreduzierende Effekt von Mensch-Tier-Interaktionen auf das vegetative Nervensystem untersucht. Es zeigte sich, dass der Tierkontakt Blutdruck, Herzfrequenz sowie den Spiegel des Stresshormons Cortisol reduziert und die Herzratenvariabilität steigert. Weiterhin haben Personen mit Haustieren, insbesondere Hunden und Katzen, eine bessere allgemeine physiologische Verfassung, sie gingen seltener zum Arzt, seien fitter und hätten höhere Überlebenschancen nach einem Herzinfarkt.

Entsprechend gibt es viele therapeutische Behandlungsansätze, die die genannten Effekte nutzen wie beispielsweise das therapeutische Reiten oder das Schwimmen mit Delphinen und in der Altenpflege werden Ponys und sogar Kühe zum Streicheln eingesetzt.

Die heilsamen Einflüsse der Natur, des Waldes oder des Gartens machen sich auch andere therapeutische Behandlungsansätze zunutze. Es gibt Seminare und Coachings für das »Waldbaden«, das Umarmen von Bäumen sowie für die Gartenarbeit oder Mithilfe in der Landwirtschaft. Wenn wir ein Pflänzchen selbst säen, es pflegen, ihm beim Wachsen zusehen und es schließlich ernten, hilft das, die eigenen Probleme wieder in größere Zusammenhänge einzuordnen. Neben anderen begünstigenden Wirkfaktoren wie etwa der Bewegung, Beschäftigung an frischer Luft, sozialen Kontakten oder Sinnstiftung lehrt uns die Beschäftigung in und mit der Natur Demut und Achtung vor dem anderen Leben und, wenn es gut läuft, auch Geduld – getreu dem Motto: »Das Gras wächst nicht schneller, wenn man daran zieht.«

Kreativität

Eine weitere Möglichkeit, belastende Gefühle zu regulieren, ist der kreative Ausdruck. Die Musik habe ich bereits angesprochen, doch es gibt noch mehr Möglichkeiten, Gefühle kreativ auszudrücken. Wir können malen, mit Ton arbeiten, bildhauern, bohren, sägen ... Wir können unsere Gefühle in Worten ausdrücken, Tagebücher, Kurzgeschichten und Gedichte schreiben. Wir können singen und unseren Seelenzustand tanzen oder in Installationen darstellen.

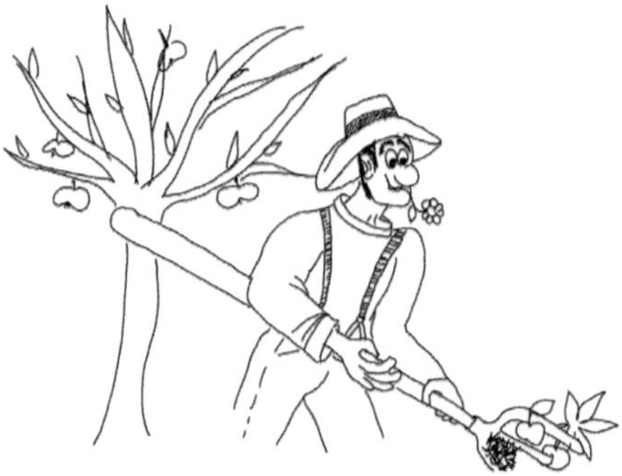

Die Kunst, Musik und Literatur dieser Welt kann anregend und fröhlich sein. Besonders eindrucksvolle Werke schufen jedoch verzweifelte Menschen. Musikerinnen wie Amy Winehouse oder der Schauspieler James Dean durchlitten schwere Zeiten, waren dabei unglaublich kreativ und starben einen viel zu frühen Tod. Die mexikanische Malerin Frida Kahlo lebte nach einem Verkehrsunfall unter Dauerschmerzen und verarbeitete ihre lebenslange Leidensgeschichte in eindrücklichen Bildern. Die Malerin und Bildhauerin Niki de Saint Phalle begann ihr Werk mit Schießbildern, in denen sie auf Farbbehälter schoss und damit ihre kindlichen Gewalterfahrungen verarbeitete. Später wurde sie bekannt für ihre bunten, voluminösen und expressiven Frauenfiguren, die Nanas. Viele Künstlerinnen und Künstler transformieren ihr Leid und ihre Emotionen – oder wie Sigmund Freud es nannte: sublimieren es – in Kunst.

Für unser Projekt Selbstregulation geht es nicht um das Produkt. Es geht um den Prozess des kreativen Ausdrucks, genauer gesagt um den Prozess der *Externalisierung*: Was innen war, wird nach außen gebracht – und entlastet uns. Dieser Effekt passiert bereits beim Aufschreiben von Gedanken und Gefühlen, siehe beispielsweise den Dreiklang der Emotionsregulation. Auch beim Journaling bzw. Tagebuchschreiben geschieht ein wesentlicher Effekt bereits beim Sammeln der Gedanken, bei dem erneuten Prozessieren durch den präfrontalen Kortex und der kreativen Transformation in Sprache, Schrift und Bild. Ergänzt werden kann dieser Ausdruck durch Farben und Formen, weil hier noch andere Sinne hinzukommen, z. B. optische, akustische oder haptische (mit dem Tastsinn wahrnehmbar), die das Gesamtsystem in ein neues Gleichgewicht bringen.

Die Sorge, dass dabei das Leid noch mal gedoppelt und verstärkt wird, ist meist unbegründet. Menschen, die ihre Bewältigung im kreativen Ausdruck ihrer Gefühle finden, erleben es eher als entlastend im Sinne des Dreiklangs: Ich drücke meine Gefühle ungeschönt aus. Ich erlaube mir das, denn es ist so – danach wende ich mich der Bewältigung zu, falls dazu noch mehr nötig ist.

AUS DEM WIRKLICHEN LEBEN: FRIDA

In der Klinik lernt **FRIDA** den Dreiklang der Emotionsregulation und auch die Kraft des Malens und Zeichnens kennen. Beide Ausdrucksmöglichkeiten haben ihr bisher gute Dienste erwiesen, und sie kann die Prinzipien gut verinnerlichen.

In der Klinik lernt sie Sina kennen. Mit ihr wagt Frida zum ersten Mal, ihr Herz zu öffnen und auch erste intime Erfahrung zu machen.

Ein Jahr ist der Klinikaufenthalt nun schon her, und Frida kann es kaum glauben, dass sie sich tatsächlich auf eine Partnerschaft eingelassen hat. Beide führen eine Wochenendbeziehung und besuchen sich gegenseitig regelmäßig. Dann kommt der Schlag. Sina schreibt Frida eine Nachricht, dass sie sich in eine andere Frau verliebt hat und die Beziehung beenden möchte. Die Nachricht trifft Frida mitten ins Herz und lässt sie abgrundtief abstürzen. In den Tagen danach meldet sie sich krank, spürt sich kaum noch, schläft nicht mehr, und alte Körpersymptome flackern auf. Jetzt muss Frida die Notbremse ziehen. Sie setzt sich hin, nimmt einen großen Block und erstellt einen Dreiklang:

1. Gefühle benennen: Es tut wahnsinnig weh; fühle mich benutzt und beschmutzt, wertlos; Gefühl, nicht liebenswert zu sein und zu dumm, eine Beziehung zu führen; Angst vor dem Alleinsein, vor einem Neubeginn, vor meinen eigenen Gefühlen, wahnsinnige Angst, wieder krank zu werden; ich liebe dich noch, kann und will es nicht wahrhaben.
2. Erlauben: Frida schreibt einen Brief an sich selbst, aus der Feder ihrer inneren Schutzfigur, der »Zauberfee«:
   Liebe Frida,
   jetzt ist es passiert. Das, wovor du so große Angst gehabt hast, weshalb du es lange nicht gewagt hast, dich zu verlieben. Jetzt ist er da, der Schmerz, die Verletzung, es tut so wahnsinnig weh. Das verstehe ich total. Das hast du echt nicht verdient! Du hast dich geöffnet und alles gegeben. Du hast Sina angeboten, sich mit allem an dich zu wenden, aber sie hat es nicht gemacht. Das ist doch total klar, dass du dich jetzt betrogen und benutzt fühlst. Aber das musst du nicht! Du bist so ein toller Mensch. Du hast erlebt, dass auch andere dich begehren. Du

hast es gewagt zu lieben. Und du bist stark. Du wirst es wieder schaffen. Aber lass dir Zeit. Sei gut zu dir. So einen Schlag zu verarbeiten geht nicht von jetzt auf nachher. Es ist normal, dass du sie noch liebst und jetzt hin und her gerissen bist. Ich glaube an dich und dass du es schaffst und ich habe dich lieb.
Deine Zauberfee

3. Bewältigen: Jetzt erstellt Frida eine Liste mit den Dingen, mit denen sie reagieren könnte:
   - Ich schreibe Sina einen bösen Brief und haue ihr meinen ganzen Schmerz um die Ohren.
   - Ich laufe durch die Wohnung, sammle alles ein, was von ihr ist, und verbrenne es/packe es weg/schicke es ihr zurück.
   - Ich spiele meine Mobilisierungsplaylist, gröle laut dazu und schlage meinen Schmerz mit einer Plastikflasche auf mein Bett. Oder ich schreie ins Kissen.
   - Ich fahre zu meinem Freund Dennis und quartiere mich dort für die nächsten Tage ein und lasse mich bemitleiden.
   - Vielleicht sollte ich mich eine Woche krankmelden.
   - Vielleicht sollte ich nächste Woche aber auch mehr arbeiten.
   - Jetzt buche ich die Reise, die ich schon lange machen wollte, bei der Sina aber dauernd gezaudert hat.
   - Zuerst male ich ein Bild, das zeigt, wie ich mich fühle (siehe unten: Frida möchte ihre Gefühle für Sina totschlagen).
   - Oder ich schreibe ein Gedicht.

Gedicht von K. S.[12]

Ich gehe zurück
in die große Leere.
Dort ist mein Zuhause.

Bin nur noch Energie,
ein Funke, mehr nicht.

Hier bin ich stets allein,
lebe unbemerkt.
Das ist mein Los.

Warum das so ist?
Weil ICH es bin.

12 Druckrechte schriftlich bestätigt [12.12.2022].

In der Leere fühle ich mich wohl.
Ich kenne sie.
Dort bin ich glücklich.

Hier darf ich den anderen
immer nur zusehen
beim Glücklichsein.

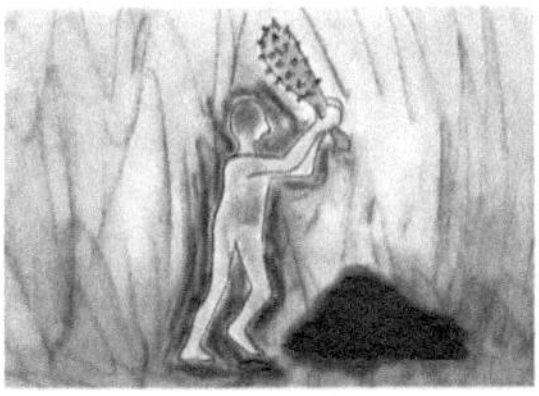

Frida hat ein paar harte Tage, doch sie weiß, dass das normal ist, erlaubt sich, so zu fühlen, und nutzt alle Strategien, die sie zur Selbstregulation gelernt hat. In den ersten drei Tagen fühlt es sich an, als helfe nichts. Doch im Rückblick kann sie sagen, dass der Schmerz nicht mehr so schlimm, nicht mehr so lang und tief und damit auch nicht mehr so zerstörerisch war wie früher.

Das können Sie tun!

Musik

Erstellen Sie Ihre persönlichen Playlisten. Gestalten Sie dabei eine Liste, mit der Sie sich beruhigen und entspannen können, und eine, mit der Sie aktiv werden und Energie bekommen, um Dinge tatkräftig anzugehen. Testen Sie Ihre Listen in der entsprechenden Verfassung und skalieren Sie deren Wirkung vorher und nachher.

Nehmen Sie sich regelmäßig eine persönliche Auszeit mit Ihrer Musik. Sorgen Sie dabei für Reizabschirmung und Sicherheit und spüren Sie, was die Musik mit Ihnen macht.

Sorgen Sie dafür, dass Sie zeitlich und räumlich ungestört sind. Drehen Sie, wenn es Ihre Wohnumgebung zulässt, die Musik laut auf. Singen Sie laut dazu. Tanzen Sie wild oder meditativ. Lassen Sie Ihren Körper sprechen. Lassen Sie Ihre Seele sprechen. Skalieren Sie vorher und nachher.

Blitzregulation in Akutsituationen

Atmen Sie tief ein und mit einem langen, tief aus dem Bauch kommenden Wuuu-Ton aus. Skalieren Sie vorher und nachher.

Natur

Gehen Sie in Stressmomenten zur Selbstregulation nach draußen. Nehmen Sie keine Rücksicht auf das Wetter, kleiden Sie sich einfach entsprechend. Blauer Himmel und Sonnenschein hat stimmungsaufhellende Wirkung. Doch gerade »schlechtes Wetter« hat bei belasteter Stimmung besondere Stärken: Wind, Sturm, Nebel oder Regen fordern die Sinne heraus. Lenken Sie Ihre Wahrnehmung darauf, welche Körpersensationen der Wind und Regen auf Ihrer Haut und Kleidung hervorrufen. Riechen Sie, hören Sie, spüren Sie. Bewegen Sie sich kraftvoll und nehmen Sie Ihren Körper und die Umgebung bewusst wahr. Atmen Sie tief die frische, gereinigte Luft. Skalieren Sie Ihr Befinden vor und nach der Aktivität im Freien.

Suchen Sie den Kontakt zu Tieren. Falls Sie keine eigenen haben, besuchen Sie Tiere auf der Weide, in einem Streichelzoo oder bei Freunden. Berühren und streicheln Sie die Tiere, wenn es geht. Lassen Sie sich auf den Kontakt ein, spüren und genießen Sie ihn bewusst. Wenn Berührung nicht möglich ist, nehmen Sie sich die Zeit und beobachten Sie die Tiere. Atmen Sie dabei tief. Nehmen Sie sich, die Tiere und Ihre Umgebung bewusst wahr.

Gärtnern Sie. Überlegen Sie, was Sie gerne anbauen würden. Falls Sie keinen Garten haben, nutzen Sie Balkon oder Terrasse. Und wenn Sie auch das nicht haben, können Sie einen kleinen Küchengarten anlegen. Säen Sie Kresse aus. Pflanzen Sie Kräuter auf dekorative Weise in einen Topf. Betrachten Sie Ihre Pflanzen beim Wachsen und genießen Sie die eigene Ernte ganz bewusst.

Kreativer Ausdruck

Suchen Sie sich Stifte und Farben in Ihrem Haushalt zusammen oder kaufen Sie neue. Schaffen Sie sich eine geschützte, ungestörte Zeit dafür und spielen Sie mit Farben, Formen und Ausdruck. Nicht das Ergebnis zählt, sondern Ihr Gefühl dabei. Lassen Sie Ihre Gefühle oder Ihr Unbewusstes sprechen. Erleben Sie bewusst, was das mit Ihnen macht. Skalieren Sie vorher und nachher.

Spielen und experimentieren Sie mit allen Materialien und Methoden, die Ihnen einfallen. Bauen, basteln, sägen und schrauben Sie, was das Zeug hält. Vielleicht stellen Sie Überraschendes fest, und etwas tut Ihnen gut, mit dem Sie gar nicht gerechnet haben?

Sind eher Schrift und Sprache Ihre Ausdrucksform? Gießen Sie Ihre Stimmung in ein Gedicht. Schalten Sie vorübergehend, so gut es geht, alle Kontrollinstanzen aus und lassen Sie die Worte fließen. Schreiben Sie Tagebuch, Listen, Kurzgeschichten oder lyrische Texte. Skalieren Sie vorher und nachher.

Akutkrise

- Schritt 1: Ziehen Sie sich zurück und schreiben Sie alles ausführlich und ungefiltert auf, was Sie erlebt, gehört und gefühlt haben.
- Schritt 2: Beginnen Sie, Ihren Text zu sortieren. Fügen Sie neue Gedanken hinzu, fassen Sie Wiederholungen zusammen und strukturieren Sie die Themen. Werden Sie immer prägnanter im Ausdruck dessen, was Sie fühlen, welches Ihre Trigger sind, welches Ihr Muster ist und was Sie beim anderen vermuten.
- Skalieren Sie Ihren Stress vor und nach der Übung.
- Wenn Sie den Text an jemanden schicken wollen: Bearbeiten Sie ihn noch mal neu. Um die Chancen für einen verbundenen Kontakt zu erhöhen, müssen Sie deutlich regulierter sein als in der Krise! Jetzt braucht es neben dem Verständnis für die eigenen Gefühle und Mechanismen auch ein Verständnis für den anderen. Formulieren Sie ebenso ausführlich, was Sie vom anderen verstanden haben. Wie hat er/sie sich gefühlt? Was hat er/sie gehört oder erlebt? Wovon braucht er/sie mehr? Und dann: Was davon können Sie verstehen?
- Sorgen Sie für eine sichere, störungsfreie Situation und beginnen Sie das Gespräch mit Empathie und Verständnis. Bitten Sie dann ganz klar auch um Verständnis und ein Ohr für Ihre Situation. Suchen Sie nicht nach einer objektiven Wahrheit oder der Frage, wer recht haben. Bedanken Sie sich für die Offenheit und das gegenseitige Zuhören.

Prüfen Sie alle getesteten Übungen noch mal und tragen Sie die für Sie wirkungsvollsten in die Schatzliste am Ende des Buches ein.

Selbstregulation durch gesunde Lebensführung

Wir kommen nun zu einem Aspekt, der Sie vielleicht überrascht. Unser Organismus besteht aus Körper, Geist und Seele, und manchmal reicht es nicht, sich zur Seelenrettung vor allem der Psyche zuzuwenden, weil der Stress vielleicht eine ganz andere Ursache hat.

Körperliche Alarmsignale wie Schmerzen etwa aufgrund von Fehlhaltungen, körperlicher Über- oder Unterbelastung oder auch Schlafmangel, Kälte und Hunger können massiven Stress im Organismus auslösen. Mängel dieser Art scheinen in unserer Wohlstandswelt eigentlich bewältigbar, da sie meist in einem Maß auftreten, das für uns nicht lebensbedrohlich ist. Und dennoch entsteht in einem Körper, der hungert oder friert, Stress, der uns angespannt und aggressiv machen kann.

Schmerzen etwa bedeuten für unseren Organismus so etwas wie Angriffe von innen. Sie setzen unser vegetatives Nervensystem unter Stress, erhöhen Blutdruck, Herzfrequenz und das muskuläre Anspannungsniveau sowie die Ausschüttung von Stresshormonen. Wir sind dadurch in einem dauermobilisierten Zustand, zeigen entsprechende Symptome wie Reizbarkeit, schmerzhafte Verspannungen oder ein eingeengtes und eher negatives Denken und sind kaum noch in der Lage, den Überblick zu behalten und die Lebensprobleme zu bewältigen. Hunger oder Schmerzen sind also Alarmsignale unseres Körpers, mit denen er uns – zunächst mit leiser Stimme – mitteilt, dass wir etwas regulieren müssen.

Wenn wir uns mit Selbstregulation beschäftigen, ist es also wichtig, den gesamten Organismus in ein gesundes Gleichgewicht zu bringen und zuerst für seine existenziellen Grundbedürfnisse zu sorgen. Das sind angelehnt an die Bedürfnispyramide Abraham Maslows (1981): Essen, Trinken, Schlafen und Bewegung.

Essen und Trinken

»One hard truth
that we would all do well to accept
is that people are terrible
at knowing what is good for them.«[13]
The Harvard Study of Adult Development

Eine ausgewogene Ernährung ist die Basis für gesunde Lebensführung. Viele Medien sind voll mit Informationen und dem aktuellen Forschungsstand über gesunde, ausgewogene Ernährung. Doch entgegen allem Wissen ernähren sich viele Menschen ungesund, bewegen sich zu wenig und trinken nicht ausreichend oder wenn, dann zu viel gesüßte Getränke oder Alkohol. Woran liegt das?

Unser menschliches Genom hat sich seit der Steinzeit kaum verändert. Damals waren Menschen viel unterwegs und raueren Bedingungen ausgesetzt. Die Nahrungsmittel waren naturbelassen, und wenn es mal was zu essen gab, war es clever, so viel wie möglich zu verschlingen an süßen Beeren oder gebratenem Mammut. Diese intuitiven Verhaltensweisen stecken noch tief in uns drin. Insbesondere süße, fettige und kohlenhydratreiche Nahrung signalisiert unserem System: »Schlag zu und iss, so viel du kannst. Wer weiß, wann's wieder was gibt.«

Die Lebensumstände haben sich allerdings im Vergleich zu den evolutionär entstandenen autonomen Programmen so drastisch verändert, dass unser System zu ungesundem Verhalten verführt wird. Keller, Kühlschränke und Supermärkte sind zuverlässig gefüllt, sodass wir keine Knappheit fürchten müssen. Die Nahrung ist außerdem häufig so verarbeitet und zubereitet, dass sie zusätzlich einen appetitanregenden Effekt hat. Wir brauchen also die Fähigkeit zur Selbstregulation, um den Konsum zu dosieren. Weiterhin braucht es naturbelassenere Lebensmittel, damit unsere Wahrnehmung nicht von künstlichen Produkten überreizt wird, abstumpft und wir uns immer mehr von natürlichen Zusammenhängen entfremden.

---

13 »Eine bittere Wahrheit, bei der es uns allen guttäte, wenn wir sie akzeptieren würden, ist, dass wir Menschen ganz schlecht darin sind, zu wissen, was gut für uns ist« (Waldinger a. Schulz 2023, S. 18; Übers.: M. R.).

Wie in allen Disziplinen gibt es auch hier unterschiedliche Trends, und viele Fachleute betonen jeweils andere Aspekte der Ernährung, die ihnen wichtig erscheinen. Die Grundlage gesunder, ausgewogener Ernährung ist jedoch vielfach anerkannt:

> Sie besteht aus frischer Kost mit möglichst viel Gemüse und Obst, mit entsprechend wenig Fleisch, möglichst aus nachhaltiger, ökologischer Haltung.

Inzwischen gilt es eher als gesundheitsförderlich, weniger Mahlzeiten zu sich nehmen – wir sollten also längere Intervalle einlegen, ohne zu »snacken«. Der Organismus kann dadurch wieder in gesündere Zyklen von hungrig und satt kommen, verdauen, entgiften und Entzündungsherde abbauen. Es gibt inzwischen viele wissenschaftliche Erkenntnisse zur Heilung körperlicher und psychischer Erkrankungen beispielsweise durch Heil- oder Intervallfasten.

Trinken sollen wir viel, möglichst Wasser, Tees oder dünne Saftschorle. Zucker und Alkohol dagegen sind Genuss- bzw. Suchtmittel, bei denen die Dosis das Gift macht. Wenn Menschen sich auf spektakuläre Medienberichte beziehen und beispielsweise sagen: »Ein Glas Rotwein am Tag ist gesund«, sind sie sich des Selbstbetrugs oft bewusst, blenden es aber aus.

Viele Menschen sind mit diesen Grundregeln gesunder Ernährung einverstanden – aber es gelingt ihnen nicht, sie einzuhalten. Die Erkenntnisse stehen im Widerspruch zu eingeschliffenen Gewohnheiten oder auch zu anderen Bedürfnissen wie etwa dazuzugehören. In geselliger Runde standhaft zu bleiben, ist oft problematisch, weil dort dazu motiviert wird, Alkohol oder Fleisch zu konsumieren. Auch Essgewohnheiten bei der Arbeit (»Wir gehen halt mittags immer zum Dönerstand« etc.) oder zum Feierabend (»Die Tüte Chips vor dem Fernseher muss sein«) können guten Vorsätzen entgegenstehen.

Ebenso problematisch ist das andere Extrem: Zunehmend viele Menschen beschäftigen sich heute so intensiv mit ihrem Körper und der Ernährung, dass es nicht mehr gesund ist, sondern übers Ziel hinausschießt. Insbesondere die junge, mit Social Media aufgewachsene Generation hat ihre Influencer auf Instagram oder Youtube, die sie über Jahre verfolgt, und deren – teils unrealistisch optimierte – Körper werden zum Maßstab. Nahrung nehmen viele nur noch in Form von Intervallfasten zu sich, sie ist proteinbasiert, und am Körper ist jede Stelle durch gezieltes Training »definiert«. Das Angestrebte mag zwar vielleicht gesund sein, ist aber beispielsweise aufgrund des eigenen Körperbaus unrealistisch und kann aufgrund der Verbissenheit, mit der es betrieben wird, massiven Stress auslösen oder süchtig machen.

Seit einigen Jahren gibt es zunehmend – meist – Frauen, die unter chronifizierten, kompensierten Formen von Essstörungen leiden. Kompensiert bedeutet dabei: Diese Menschen leiden zwar, sind aber in keinem akuten, »krankheitswertigen«, destabilisierten Zustand, sondern führen Partnerschaften, funktionieren im Job und haben sich mit diesem Leben eingerichtet. Doch sie haben verlernt, im inneren Dialog mit den Bedürfnissen ihres Körpers zu stehen. Äußere Maßstäbe wie ein willkürlich festgesetztes und an Schönheitsidealen orientiertes Gewicht oder bestimmte Formen von Ernährung bzw. Sport sind Ziel und Orientierungspunkt. Das festgesetzte Ziel- und Sollgewicht orientiert sich also nicht an einer inneren, ausgewogenen Bedürfnislage, sondern ist eher an ehrgeizigen Tabellen ausgerichtet oder hat Models zum Vorbild.

Das Wohlfühlgewicht

Doch welches Gewicht entspricht dem eigenen Organismus? Das ist gar nicht so leicht herauszufinden. Ein gesundes Wohlfühlgewicht beinhaltet viele Aspekte: Wir sollten unseren Anblick (noch) mögen. Das Essen sollte uns (noch) schmecken – aber kein kopfloses Futtern ohne Grenzen werden. Und wir sollten uns sportlich betätigen – aber ohne, dass es zu einem Kampf gegen uns selbst wird. Diese drei Themen können wir theoretisch alle skalieren:

- Mein Wohlfühlen im Körper mit meinem Aussehen, meiner Beweglichkeit und meinem Bild von mir selbst. Der Punkt also, an dem ich mir (noch) am besten gefalle, liegt zwischen den Extremen:

so dick, dass ich mich nicht mehr ansehen kann	◀ ▶	so dünn, wie es meinem Ideal entspricht, aber viel Stress erzeugt

- Mein Wohlfühlen mit einer Ernährung, die (noch) Spaß macht und guttut – der Punkt also zwischen den Extremen:

Hier kann ich schlemmen ohne Grenzen.	◀ ▶	Hier dominiert die Restriktion. Mein Essen ist geleitet von Verboten und Kalorienzählen.

- Mein Wohlfühlen mit den Maßnahmen, die ich dafür einsetzen muss, um mein für mich gesundes Wohlfühlgewicht zu erreichen – der Punkt also zwischen den Extremen:

Ich tue nichts für meine Form und Gesundheit, sondern lasse alles laufen.	◀ ▶	Ich überlaste mich, hungere, kämpfe und mache täglich extrem viel Sport.

Aus einer Balance der drei Skalen entsteht der Bereich einer gesunden Körperform und eines Gewichts, in dem wir uns ohne großen Kampf und Anstrengung bewegen können. Mal gibt es Zeiten, in denen wir unter hohem Stress sind und andere Probleme zuerst lösen müssen, dann schwankt das Gewicht vorübergehend zwei, drei Kilo hoch oder runter. Ein anderes Mal gibt es Zeiten, in denen uns der Sport etwas leichter fällt und wir uns intensiv körperlich betätigen, dann sind die Muskeln trainierter und die Haut wird straffer. Manchmal ist es auch der Advent mit seinen Weihnachtsplätzchen,

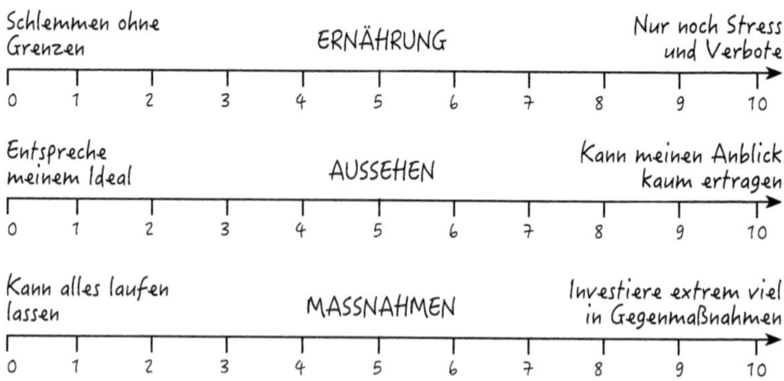

oder wir sind in den Ferien in einem wunderbaren Hotel mit Vollpension und essen vorübergehend etwas mehr. Auch dann kann das Gewicht ein bisschen nach oben schwanken, sollte sich aber mit dem Alltag von selbst wieder einpendeln und in eine gesunde Balance zurückfinden.

Emotionales Essen

Wichtig ist allerdings: Gesund, intuitiv und in gutem Kontakt zum eigenen Körper zu essen heißt, dass wir auch in belastenden Situationen nicht *mehr* essen sollten. Das darf vorübergehend mal geschehen, sollte sich aber bald – trotz toller Angebote – wieder einpendeln. Wenn es sich so anfühlt, als könnte jemand gar nicht stoppen oder sich gegen das Essen »wehren«, dann sind oft emotionale Komponenten im Spiel. Der seelische Hunger ist quasi so groß, dass die Person die körperliche Stimme nicht hört. Das Essen kann dann für vielfältige emotionale Bedürfnisse stehen:

- Es spendet *Trost* bei Traurigkeit oder nach Rückschlägen.
- Es dient als *Belohnung* für Leistung oder als Kompensation dafür, dass das Leben so schwer ist.
- Es beruhigt, wenn *Wut* und *Ärger* überhandnehmen.
- Es ist eine wirksame Methode, sich körperlich-seelischen *Genuss* zu verschaffen.
- Es hilft bei *Einsamkeit.*
- Es hilft bei *Langeweile.*
- Und vieles mehr.

Für manche Menschen ist das Essen zu dem Hebel geworden, mit dem sie ihre Gefühle steuern. Mit Verzicht und Hungern zeigen sie sich selbst gegenüber Stärke und bekämpfen ihre Gefühle und emotionalen Bedürfnisse, die sie als Schwäche empfinden. Und mit dem Überessen verschaffen sie sich Beruhigung, einen Energieschub bei Lethargie, Trost oder verdiente Auszeiten.

Älter werden

Schließlich ist es auch wichtig, zu sagen, dass der Körper mit zunehmendem Alter einen geringeren Kalorienbedarf hat. Zwischen Mitte

30 bis etwa Mitte 50 benötigen wir 10 % weniger Energie als in den Jahren davor. Zwischen 55 und 75 werden es noch mal 15 % weniger. Es lohnt sich also, im Laufe des Lebens andere Regulationsmöglichkeiten für unterschiedliche Situationen zu entwickeln. Wenn Essen beispielsweise ein super Strukturgeber für den Tag war, der Mensch um die 60 aber ein Viertel weniger an Kalorien braucht als früher und eine Mahlzeit ausfallen könnte, kann es sinnvoll sein, ein anderes Ritual für den Morgen, Mittag, Abend oder die Kaffeepause zu finden oder alle Mahlzeiten um ein Viertel zu verkleinern.

Auch für alle anderen gilt: Für Menschen, die sich gern mit Süßigkeiten, Knabberzeug oder Alkohol für Anstrengungen und Stress »belohnt« haben, ist es ratsam, etwas zu finden, das besser, wirksamer und gesünder belohnt. Wer Langeweile oder Frust mit Essen kompensiert hat oder sich nach Rückschlägen mit Essen tröstet, braucht andere Bewältigungsmöglichkeiten, die vorzugsweise das Gefühl direkt regulieren – wie z. B. eine Auszeit mit einem guten Buch auf dem Balkon, eine Tomaten- oder Kräuterzucht, Sport, Tagebuchschreiben oder ein Telefonat mit der Freundin (siehe Dreiklang der Emotionsregulation). Wenn wir im Laufe des Lebens keine alternativen Bewältigungsmöglichkeiten für unnötiges Essen finden, sind wir im ständigen Kampf gegen uns selbst oder nehmen Jahr für Jahr ein paar Kilo zu. Mit alternativen Selbstregulationsstrategien bleiben wir bei unserem Wohlfühlgewicht.

Das können Sie tun!

Essen

Zeichnen Sie drei Skalen:

- Ernährung und Genuss: Skala von 0 (»Meine Ernährung besteht nur noch aus Stress und Verboten«) bis 10 (»Ich schwelge in grenzenlosem Genuss«). Wo stehen Sie momentan?
- Maßnahmen: Skala von 0 (»Ich lasse alles laufen«) bis 10 (»Ich nutze harte Maßnahmen wie Sport, Kalorienzählen oder Diätlebensmittel, um mein Wunschgewicht zu halten/erreichen«). Wo stehen Sie momentan?

- Aussehen/Figur: Skala von 0 (»Ich kann meinen Anblick kaum ertragen«) bis 10 (»Ich entspreche meinem Ideal«). Wo stehen Sie momentan?

Sind Sie mit Ihrem Ist-Zustand unzufrieden? In welche Richtung möchten Sie den Regler auf der jeweiligen Skala verschieben? Wo könnte Ihr Organismus eine individuelle Balance finden?

Neigen Sie zu emotionalem Essen? Führen Sie über eine Woche oder besser noch länger ein Essprotokoll. Hier geht es zunächst noch nicht um Veränderung, sondern nur um Identifikation der emotionalen Situation, in der Sie ungewollt essen. Füllen Sie beispielsweise täglich folgende Tabelle aus:

Uhrzeit	Hunger skaliert von 0–10	Stimmung und Gefühle davor	Was gegessen?	satt danach von 0–10	Stimmung und Gefühle danach

Analysieren und notieren Sie am Ende der Woche Ihre Erkenntnisse. Bei emotionalem Essen ist es empfehlenswert, sich *nicht mehr* mit Ernährungsformen, Sport oder dem Gewicht zu beschäftigen, sondern *mehr* mit den Gefühlen. In einem zweiten Schritt können Sie also in Situationen von wenig oder keinem Hunger eine Selbstregulationsrunde mit dem Dreiklang einfügen.

Machen Sie eine Testwoche, in der Sie Ihre Ernährung in eine gesunde Richtung lenken. Erstellen Sie dafür einen Plan, den Sie umsetzen wollen. Er sollte einerseits den Verzicht auf Zucker, Alkohol oder Fertigprodukte, stattdessen aber regelmäßige gesunde Mahlzeiten sowie genügend Flüssigkeit enthalten. Andererseits sollte er nicht zu sehr von Ihrem bisherigen, normalen Leben abweichen, um realistisch und umsetzbar zu sein. Picken

Sie sich drei Elemente heraus, die Sie unbedingt einhalten möchten, z.B.: 1) »Ich möchte täglich drei Mahlzeiten essen statt zu snacken«, 2) Verzicht auf Fleisch, aber auch nicht unbedingt vegan, 3) direkt nach dem Aufstehen und vor jeder Mahlzeit ein großes Glas Wasser trinken.

Spüren und beobachten Sie sich gut in dieser Zeit. Bilanzieren Sie jeden Abend, wie es Ihnen heute mit Ihrem Plan gegangen ist. Loben Sie sich, wenn etwas gelingt, und bleiben Sie freundlich bei Misserfolgen. Bewerten Sie an jedem Abend Ihre Erfahrungen bzgl. Ihrer Stressreduktion und Ihres persönlichen Wohlbefindens.

• • •

Prüfen Sie alle getesteten Übungen noch mal und tragen Sie die für Sie wirkungsvollsten in die Schatzliste am Ende des Buches ein.

Schlafen

Schlaf ist existenziell für unser Wohlbefinden und unsere Gesundheit. Unter Schlafstörungen zu leiden kann sehr quälend sein und das Befinden massiv beeinträchtigen. Menschen, die nicht ausreichend schlafen, haben ein erhöhtes Gefahrenpotenzial für Herz-Kreislauf-Erkrankungen, Unfälle, aber auch für psychische Störungen wie Depressionen, Angststörungen, Essstörungen bis hin zu Psychosen. Eine Schlafstörung kann als alleiniges Symptom auftreten, aber auch Folge anderer Erkrankungen sein oder mit ihnen in Wechselwirkung stehen. So entstehen oft Stress-Syndrome, bei denen – wie bei der Henne und dem Ei – nicht mehr eindeutig ist, ob beispielsweise die Kopf- und Rückenschmerzen oder die Depression Auswirkung einer Schlafstörung sind oder anders – die Schlafprobleme also erst aufgrund der Schmerzen oder Depressivität entstanden sind.

Da unser Schlaf ein unwillkürliches, autonomes Geschehen ist, reagiert er stark auf Stress und andere innere Prozesse. Leider können wir nicht direkt auf den Schlaf einwirken. Das wäre so, wie wenn wir an den Blättern einer Pflanze ziehen, um ihr Wachstum zu beschleunigen. Das Einzige, was wir tun können, ist, der Pflanze gute Umgebungsbedingungen zur Verfügung zu stellen. Je nach Art braucht sie ausreichend Sonne, genügend, aber nicht zu viel Wasser sowie die richtigen Nährstoffe. Ganz ähnlich ist es mit unserem Schlaf.

Die menschlichen Schlafbedürfnisse sind sehr individuell. Dennoch brauchen die meisten von uns rund sieben oder acht Stunden Schlaf, und viele Erwachsene im Arbeitsleben oder der Familienphase schlafen tendenziell zu wenig. Relevant ist aber nicht so sehr die bloße Quantität des Schlafes. Viel entscheidender ist die Schlafqualität, denn der Schlaf durchläuft in jeder Nacht unterschiedliche Phasen: REM-Schlaf (Traumschlaf mit aktiven Augenbewegungen), Tiefschlafphasen, Leichtschlafphasen und Zeiten von Wachheit. Für eine wirklich hohe Qualität sind vor allem der Tiefschlaf und der REM-Schlaf verantwortlich, denn dort regenerieren wir uns und pflegen Erlebnisse und Erfahrungen in unser Gedächtnis ein. Vom REM- und Tiefschlaf brauchen wir gar nicht so viel: Je nach Alter und Geschlecht reichen pro Nacht ein bis zwei Stunden von jedem.

Es gibt Menschen, die schlafen relativ wenig, doch sie fühlen sich morgens wach, ausgeschlafen und gesund. Manche davon haben vielleicht eine relativ hohe Schlafqualität oder sie gehören zu den wenigen Menschen, die tatsächlich nicht viel Schlaf benötigen. Wenig zu schlafen kann viele Gründe haben. Gewohnheit spielt beispielsweise eine Rolle oder auch ökonomische Zwänge (z. B. lange Arbeits- und Wegzeiten oder bestimmte Jobs), die keinen ausreichenden Schlaf zulassen. Es kann aber auch sein, dass Wenigschläfer sich nicht mehr Schlaf zugestehen und ihr Maß einfach als ausreichend bewerten. Wenn Sie zu den Menschen gehören, die immer und überall innerhalb weniger Sekunden oder Minuten einschlafen können, sollten Sie sich allerdings doch mit der Quantität beschäftigen, denn innerhalb kürzester Zeit überall einschlafen zu können ist eher ein Zeichen für Schlafmangel.

Gesunde Schlafkultur

Wie bei der Ernährung gibt es auch beim Schlaf inzwischen gut gesicherte Erkenntnisse, wie eine gesunde, förderliche Schlafkultur aussieht. Dazu gehört:

- ein möglichst verlässlich wiederkehrender Schlaf-wach-Rhythmus, der möglichst auch am Wochenende und im Urlaub einzuhalten ist (Für viele Berufstätige, insbesondere Schichtarbeitende, ist das natürlich kaum zu bewerkstelligen.)
- kühle, gut belüftete und mit ausgewogener Luftfeuchtigkeit ausgestattete Räumlichkeiten
- ein zurückhaltender Umgang mit Sucht- und Genussmitteln wie Alkohol und Koffein
- eine Schlafstätte, die ausschließlich zum Schlafen genutzt wird
- Rituale zum Runterkommen (lieber eine Schlafmeditation hören, als Bildschirmzeiten mit bläulichem Licht)
- Dunkelheit und
- Sicherheit.

Was ist in diesem Zusammenhang mit Sicherheit gemeint? Wir haben es beim Schlaf mit einem unwillkürlichen Geschehen zu tun, das über das vegetative Nervensystem gesteuert wird. Wir können also nicht sagen: »So, ich will jetzt endlich einschlafen! Es ist doch alles in Ordnung. Schlaf doch endlich!« Es wird nicht funktionieren. Den Schlaf können wir nur locken, einladen und ihn geschehen lassen. Wir können ihn nicht erzwingen. Aber wir können möglichst günstige Bedingungen schaffen, zu denen er sich häufiger einstellt.

Unberechenbare Störungen wie etwa schnarchende Partner, schreiende Babys oder plötzlich auftretender Lärm halten das vegetative Nervensystem in ständiger Alarmbereitschaft. Sie ermöglichen allenfalls leichten Schlaf und verhindern erholsamen Tiefschlaf. Geräusche verarbeitet der Organismus generell als Bedrohungen. Insbesondere tiefe, anhaltende oder gar das Bett erschütternder Lärm wie etwa von Baustellen, Flugzeugen, Zügen oder im Autoverkehr sind Auslöser für eine Grundanspannung und Aktivierung des sympathischen Nervensystems. Menschen, die dem ausgesetzt sind, haben ein höheres Risiko für Herz-Kreislauf-Erkrankungen. Schlafforscher empfehlen, sogar schon bei geringerem Lärm bzw. generell zum Schlafen Ohrstöpsel zu tragen.

Doch es gibt auch andere Erfahrungen. Manche Menschen leben jahrelang mit Bahnlärm und stören sich nicht daran. Auch die

Yogis in Indien sind dafür bekannt, bei hoher Geräuschkulisse und im Getümmel zu meditieren oder zu schlafen. Hier wirken auch kulturelle Einflüsse. Es hat mit der Sozialisation zu tun und damit, was unser Nervensystem als ungefährlich bewertet, denn eine im Eigenheim auf dem Land aufgewachsene Europäerin könnte vermutlich nicht so gut im Straßenverkehr meditieren. Außerdem handelt es sich bei dem Yogi vermutlich eher um Leicht- als um Tiefschlaf, denn er würde es vermutlich merken, wenn ihm jemand sein Portemonnaie aus der Tasche zöge.

Dennoch stimmt: Auch an regelmäßig auftretende Geräusche wie etwa Züge kann der Organismus sich gewöhnen. Wie wir Geräusche empfinden und verarbeiten, hat nicht nur mit ihrer messbaren Lautstärke zu tun, sondern auch mit deren Bewertung. So kann auch das Wohnen an Bahnstrecken positiv bewertet werden und damit eher beruhigend wirken. Dieser Gewohnheitseffekt trifft insbesondere auf Naturgeräusche zu: Das Plätschern eines Baches, das Rauschen des Meeres und den ständigen Wind an der Küste bewerten viele Menschen als positiv und ungefährlich - ja, sogar als besonders beruhigend. Stehen wir allerdings wegen etwas anderem unter starkem Stress, wird unser Kampf-/Fluchtmodus aktiviert und unser Denken verändert sich. Plötzlich kann das einst akzeptierte Geräusch zur Störung werden im Sinne von: »Mach doch mal das Fenster zu, das Rauschen ist ja heute unerträglich!«

Regulationsbedarf?

Zum Thema Schlaf ist mir noch ein Punkt wichtig: Viele Menschen schlafen recht normal und gesund, erleben es aber anders. Sie wissen nicht, dass alle Menschen in jeder Nacht mehrere Male wach sind und das völlig normal ist. Manche Menschen bemerken ihr Wachsein tatsächlich nicht bewusst, sie drehen sich um und schlafen weiter. Andere geraten bei jedem Erwachen in Stress und fürchten, nicht weiterschlafen zu können – was selbstredend zur sich selbst erfüllenden Prophezeiung werden kann.

Wenn jemand bereits in Sorge ist, zu viel wach zu liegen, kann jedes Erwachen zum Stressmoment werden, der den Teufelskreis weiter verstärkt: Ich wache auf, erschrecke und denke: »Mist, schon wieder wach! Mein Schlaf wird wieder nicht ausreichen!« Der Organismus ist alarmiert und die Nebenniere schüttet Adrenalin aus. Ich spüre, wie die Furcht (das Adrenalin) durch meinen Körper rieselt, mich im Kopf noch wacher macht, mein Herz pocht und meine Muskelspannung zunimmt. Jetzt beginnen sich meine Gedanken erst recht zu drehen oder auf den drohenden Schlafmangel zu fokussieren. Ein Blick auf die Uhr. »Hilfe! Nur noch drei Stunden, bis ich aufstehen muss! Das reicht niemals!« Noch mehr Stresshormone werden ausgeschüttet, was noch mehr Unruhe in den Organismus bringt ...

Das können Sie tun!

Um diesen Kreislauf zu durchbrechen, empfehlen Schlafforscherinnen, in der Nacht *nicht* aktiv zu werden. Das heißt: Nicht auf die Uhr schauen, nicht aufstehen und sich nicht mit anderen Dingen beschäftigen, weil das alles noch wacher macht; ebenso wenig das Licht anschalten, weil dadurch die Bildung des Schlafhormons Melatonin gehemmt und das Stresshormon Adrenalin ausgeschüttet wird. Besser ist es, liegen zu bleiben und Selbstberuhigungs- bzw. Entspannungsübungen zu machen. Gut dafür geeignet sind die oben skizzierten Ansätze am Körper und an den Gedanken, wie etwa achtsame Körperwahrnehmungs- oder Atemübungen. Wer nachts doch mal raus muss, kann dafür sorgen, die Wege sicher zu gestalten, damit auf dem dunklen Weg zur Toilette nichts passieren kann.

Wenn sich die Gedankenkreise gar nicht mehr unterbrechen lassen, reicht es, kurz ein schwaches Licht anzuschalten, um die kreisenden Gedanken zu externalisieren, also rauszuschreiben – selbstverständlich gekoppelt mit dem Versprechen an sich selbst: »Ich kümmere mich *morgen* darum!«

In diesen Fällen besteht also kein Bedarf, den Schlaf an sich zu regulieren, weil er mit seinen Leicht-, REM-, Tiefschlaf- und Wachphasen altersentsprechend normal ist. Es gilt, die Gefühle und Gedanken zu regulieren und einen entspannten Frieden mit der normalen, angemessenen Situation zu finden.

Menschen, die bereits eine Art Angst vor dem Bett entwickelt haben und befürchten, darin nur wach zu liegen, sollten lieber aufstehen. Bitte keine elektronischen Geräte, besonders nicht mit blauem Licht, benutzen. Hilfreicher sind Meditationen, Hörbücher und Podcasts oder die Beschäftigung mit monotonen Dingen. Nachweislich hilfreich sind ebenfalls spezielle Schlafgeschichten oder innere Visualisierungen eines Spaziergangs (Wie fühlt sich genau der Boden unter meinen Füßen an, was ist zu spüren auf meiner Haut, sehe ich im Detail die Stelle, bei der ich um die Ecke biege? etc.). Weiterhin gilt: Nicht auf die Uhr schauen und verbleibende Stunden zählen, und wenn die Augen zufallen, wieder ins Bett zurückgehen.

• • •

Prüfen Sie alle getesteten Übungen noch mal und tragen Sie die für Sie wirkungsvollsten in die Schatzliste am Ende des Buches ein.

Bewegung

»Der Mensch ist ein sehr träger Trickser.«
Lars Donath, Sportwissenschaftler

Viele Menschen bewegen ihren Körper kaum. Sie lassen ihn die nötige Arbeit verrichten, die allerdings recht einseitig etwa aus langem Stehen, Sitzen oder Bücken und Knien bestehen kann. Für einen Ausgleich sorgen sie nicht. Ebenfalls verbreitet – mit ansteigender Tendenz – ist ein exzessiver Sport- und Bewegungstrend. Sich unachtsam zu quälen, um Kalorien zu verbrennen oder Muskelbereiche zu definieren, kann für den Organismus genauso schädlich sein.

Dieses Thema ist – wie die beiden vorigen – eine Wissenschaft für sich, und das Internet sowie riesige Bibliotheken sind gefüllt mit entsprechenden Expertisen. Ich möchte für unser Projekt der Selbstregulation vor allem darauf hinweisen, dass wir auf einen gesunden, ausgeglichenen Organismus angewiesen sind. Denn auch physiologische Dysregulation erzeugt Stress. Dieser prägt den Blick auf uns selbst, unsere Umgebung und die Welt.

Wollen wir, dass unser Körper über Jahrzehnte gesund und ausgewogen funktioniert, sind zwei Dinge nötig: *Ausdauer und*

Beweglichkeit. Mit anderen Worten: Wir brauchen *Kräftigung und Dehnung*. In beiden Fällen gibt es ohne Aktivität einen Abbau. Junge Menschen können es noch besser kompensieren, auch mal ein Jahr überwiegend auf der Couch zu liegen, ohne dass es zu irreversiblen Schäden kommt. Mit zunehmendem Alter sieht das aber anders aus.

Etwa ab der Lebensmitte sollten wir unserer seelischen, aber auch körperlichen Gesundheit eine höhere Priorität einräumen. Der Körper baut schleichend immer weiter ab und braucht sowohl regelmäßige Dehnung als auch Kräftigung, um beweglich und gesund zu bleiben. Der körperlichen Gesundheit zunehmend höhere Priorität einzuräumen bedeutet:

> Wenn wir zu müde und erschöpft zum Spaziergang oder Sport sind, sollten wir eher die Arbeitsbelastung kürzen als die Bewegung!

Wenn wir unsere Beweglichkeit nicht aufrechterhalten und unsere Bänder und Muskeln nicht dehnen, kommt es zu Haltungsschäden und damit zu Störungen sowie Verschleiß oder Schmerzen im Bewegungsapparat, die wieder Stress von innen erzeugen und den Kampf-/Fluchtmodus auslösen.

Der typische Mensch im zivilisierten Mitteleuropa allerdings sitzt oder liegt mehr, als dass er sich bewegt. Viele haben bereits Haltungsschäden und einen hohen Blutdruck. Die Auswirkungen sind natürlich vielfältig. Ich möchte Ihnen eine typische Variante skizzieren, die vielen Menschen bekannt vorkommen könnte.

Bei Menschen, die überwiegend sitzen oder liegen, kommt es mit der Zeit zu Verkürzungen in den Beinen und im Hüftbereich (dem

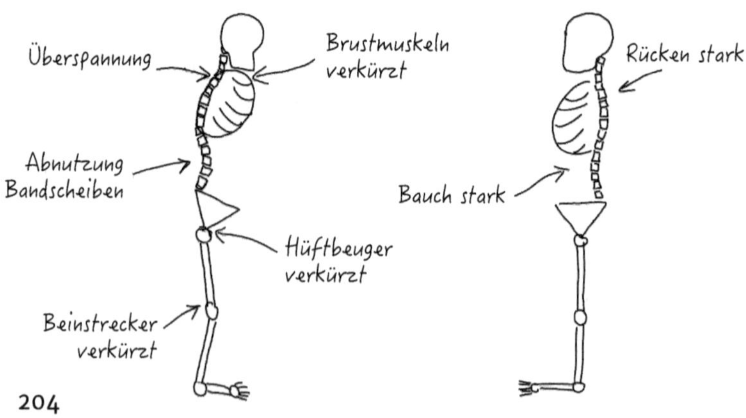

»Beinstrecker« hinten und dem sogenannten »Hüftbeuger« im vorderen Bereich des Beckens). Die verkürzten Bänder in Kombination mit einer durch das Sitzen untrainierten und verkürzten Muskulatur im unteren Bauch bringt das Becken in eine Dauerkippbewegung: ins Hohlkreuz. Das ist die Ausgangslage für verbreitete Schmerzen im Bereich der Wirbelsäule bis hin zu Bandscheibenschäden und Wirbelgleiten.

Weiter oben im Rumpf führt das Sitzen oder gebeugte Liegen zu runden, nach vorne eingerollten Schultern und damit zu Verkürzungen der Bänder an der vorderen Brust und den Schultern. Ein Element, das viele Menschen unterschätzen, ist die Schwere des Kopfes. Er wiegt rund vier Kilogramm. Stellen Sie sich vor, Sie haben vier Liter Wasser auf der dünnen, nach vorn gekippten Halswirbelsäule liegen, denn der Kopf ist beim Blick auf Handy oder PC meist leicht nach vorne geneigt. Auch das begünstigt Schmerzen und Schäden im Bereich der Hals- und Brustwirbelsäule sowie im Schulter-Nacken-Bereich.

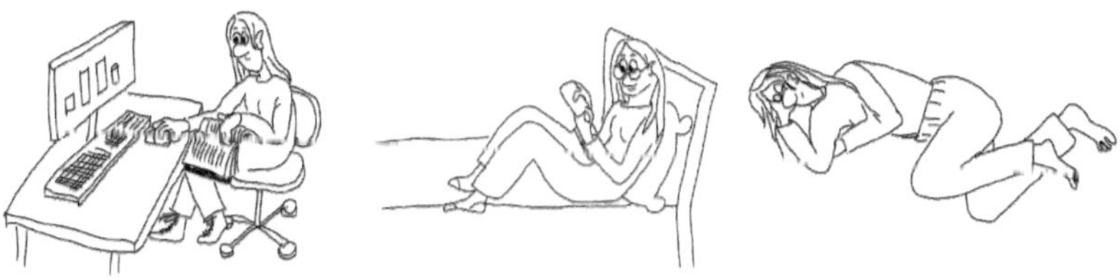

Diese gerundete Haltung setzt sich nun bei vielen Menschen im Schlaf fort. Sie schlafen in Seitenlage mit angezogenen Beinen und eingerolltem Oberkörper und sind damit praktisch rund um die Uhr in einer gebeugten Haltung.

Wie also bringen wir diesen gekrümmten Bewegungsapparat mit verkürzten Bändern wieder in seine gesunde Ausrichtung? Durch *Kräftigung und Dehnung*. Jede verkürzte Stelle braucht zuerst Dehnung und hat daneben einen Gegenspieler, den wir kräftigen müssen, um die aufrechte Form beizubehalten – z. B. müssen wir bei verkürzter Brustmuskulatur diese dehnen und die obere Rückenmuskulatur stärken (s. Skizze des Bewegungsapparates).

Um den Körper in Bewegung zu bringen, sind grundsätzlich alle Arten von Sport geeignet. Sport hat generell den erfreulichen Nebeneffekt, dass die Flut an Stresshormonen wie Adrenalin und

Cortisol, die bei der Mobilisierung zu Kampf oder Flucht ausgeschüttet werden, durch die Aktivität abgebaut und durch Glückshormone ersetzt werden. Die Stimmung ist nicht angstvoll, sondern positiv. Dabei gibt es natürlich auch Unterschiede. Ausdauersportarten wie etwa das Wandern, Joggen oder Bahnenschwimmen haben den Vorteil einer ganzheitlichen Kräftigung der Muskulatur und sorgen für die Ausschüttung von Glückshormonen. Dabei kommt aber unter Umständen das Dehnen bestimmter Bänder und Muskeln zu kurz. Zur Ergänzung braucht es also gezielte Dehnung zum Beispiel in Form von Gymnastik. Yoga beispielsweise ist eine der Sportarten, die sowohl Dehnung als auch Kräftigung beinhalten.

Es gibt noch einen Effekt, den wir durch Sport gut regulieren können: Das durch den aktivierten Sympathikus begünstigte Gedankenkreisen wird aus destruktiven Bahnen abgezogen. Es gibt Sportarten, bei denen der Wahrnehmungsfokus auf den Punkt genau in der Aktivität, also im Außen, liegen muss. Beispielsweise beim Bouldern braucht es höchste Aufmerksamkeit bei jedem Griff und jedem Schritt, um nicht abzustürzen. Oder bei Ballspielen: Wenn Sie den Tennisball einen Moment aus den Augen verlieren, fliegt er Ihnen um die Ohren oder setzt an einem unerreichbaren Punkt im Spielfeld auf. Gerade Ballspiele haben ein großes Potenzial dazu, die Aufmerksamkeit zu fokussieren und sie damit aus destruktiven Kreisen abzuziehen. Gleichzeitig machen sie Spaß, fördern den sozialen Kontakt, führen zu kleinen Erfolgserlebnissen und haben damit ein hohes Regulationspotenzial.

Das können Sie tun!

Bewegen Sie sich so oft wie möglich in der Natur. Finden Sie heraus, welche Bewegungsform Ihnen am ehesten liegt. Wenn Sie experimentierfreudig sind, probieren Sie Neues aus. Am einfachsten lassen sich die Bewegungsformen stabil ins Leben integrieren, zu denen es bereits Ansätze gibt: Was haben Sie früher gern gemacht? Was fällt Ihnen angesichts Ihres Tagesablaufs leicht? Wohin gibt es noch Kontakte z. B. zu ehemaligen Lauf-, Tennis- oder Fußballfreunden? In welchem Verein sind

Sie noch angemeldet oder können das schnell und unbürokratisch erledigen? Mit wem könnten Sie sich verabreden, wer könnte Sie an schwachen Tagen mitziehen?

Lernen Sie eine kleine Abfolge von Yogaübungen (z.B. den Sonnengruß) auswendig und führen Sie sie täglich an derselben Stelle im Tagesablauf aus. Wählen Sie eine Zeit, in der die Bewegungsabfolge sich an einen anderen automatisierten Tagesordnungspunkt anhängen kann, z.B. direkt nach dem Aufstehen aus dem Bett oder direkt vor oder nach dem Zähneputzen oder direkt vor oder nach dem nachmittäglichen Kaffee etc. Machen Sie nicht weniger, aber auch nicht mehr! Verlangen Sie nicht am dritten Tag, dass Sie noch drei Übungen mehr dazunehmen. Erst wenn diese eine Übung fest etabliert ist, können Sie sich solche Gedanken machen (vgl. Micro Habits).

Melden Sie sich bei einem Sportkurs oder Fitnessstudio an. Für manche Menschen ist das investierte Geld der nötige Antrieb, das Angebot auch zu nutzen. Wenn Sie eher auf soziale Anreize reagieren, melden Sie sich bei einer Aktivität an, die ein Freund oder eine Freundin macht, und verabreden Sie sich dort. Auch wenn der Sport Ihnen keine Herzensangelegenheit ist, kann die neue Bewegung der Anstoß dafür sein, dranbleiben und etwas Eigenes finden zu wollen.

Kaufen Sie sich eine Fitnessuhr und versuchen Sie, jeden Tag mindestens 10.000 Schritte zu gehen. Nutzen Sie dazu die Treppen statt den Lift, gehen Sie eine Straßenbahnhaltestelle zu Fuß und drehen Sie vor oder nach der Arbeit noch mal eine Extrarunde in der Natur. Stellen Sie Ihre Fitnessuhr so ein, dass Sie sie mit Jubel und einem Feuerwerk belohnt, wenn Sie die 10.000 Schritte geschafft haben. Technikaffine und ganz Ehrgeizige können Ihren Arbeitsplatz in einen Steharbeitsplatz umrüsten und zur Steigerung noch mit einem Wackelbrett oder Laufband ausstatten. (Achtung: Für Anfällige besteht bei einem Zuviel wieder die Gefahr der Überoptimierung.)

Extratipp gegen »Hexenschuss«

Sogenannte Hexenschüsse entstehen oft, wenn große Kräfte auf den Körper einwirken, während jemand etwa krumm liegt und die Wirbelsäule verschoben ist. Beim Aufstehen aus dem Liegen oder beim Husten oder Niesen, wenn also plötzliche große Kraft auf die gekrümmte Haltung einwirkt, kommt es zum »Hexenschuss«. Trick: Wenn Sie spüren, dass sich Niesen oder Husten anbahnt oder Sie aus krummer Haltung aufstehen wollen, begradigen Sie zuerst Ihre Wirbelsäule! Ziehen Sie den Scheitel und das Steißbein weit auseinander und setzen Sie erst dann Ihre Muskelkraft ein bzw. lassen Sie das Niesen zu. Das Begradigen der Wirbelsäule hilft auch bei Hexenschüssen, die durch das Heben schwerer Gegenstände in gekrümmter Haltung entstehen können.

Prüfen Sie alle getesteten Übungen noch mal und tragen Sie die für Sie wirkungsvollsten in die Schatzliste am Ende des Buches ein.

Licht

Fast alle Lebewesen brauchen Licht. Licht ist für die Synthese von Vitamin D und damit für die Gesundheit der Knochen unerlässlich und beeinflusst unsere Stimmung, Lust und Aktivität. Licht ist der Taktgeber für unser sogenanntes zirkadianes System, d. h., es steuert unseren Tag-Nacht-Rhythmus. In diesem Sinne ist auch Dunkelheit wichtig, insbesondere für unseren Schlaf. Viele Menschen leiden in der dunklen Jahreszeit unter einer sogenannten »saisonale Depression« oder einem »Winterblues«, weil ihr Bedarf an Licht nicht ausreichend gestillt ist. Licht – und dabei insbesondere helles Tageslicht mit hohem Blauanteil – wird von Rezeptoren in unserer Netzhaut aufgenommen und leitet Signale weiter, die im Gehirn zur Ausschüttung des »Glückshormons« Serotonin führen. Fehlt das Licht, so wird das Schlafhormon Melatonin ausgeschüttet, das uns auch tagsüber müde macht. Oft sind wir uns nicht bewusst, wie groß der Einfluss des Lichts auf unsere Stimmung und Gesundheit ist. Ein dauerhaft trüber Himmel und der ständige Aufenthalt in dunklen Räumen kann uns schwach, antriebslos und depressiv machen.

Insbesondere für lichtbedürftige Menschen ist es deshalb empfehlenswert, sich für die dunkle Jahreszeit zu wappnen und schon früh Maßnahmen gegen das Auftreten depressiver Symptome zu ergreifen.

Das können Sie tun!

- Hilfreich können Tageslichtlampen sein, die im Herbst und Winter einen hellen Tag gut simulieren können. Die Wirksamkeit der Anwendung mit 10.000 Lux wurde inzwischen in verschiedenen Studien nachgewiesen. Zum Vergleich: Ein durchschnittliches Büro bzw. eine Wohnung ist normalerweise mit 500–1.000 Lux beleuchtet. Ein heller Sommertag im Freien kann bis zu 100.000 Lux haben.
- Wenn wir uns ausruhen und lesen wollen, sollten wir uns eher ans Fenster als in die schummrige, gemütliche Ecke setzen.
- Noch empfehlenswerter ist der möglichst häufige Aufenthalt im Freien, der selbst an trüben Tagen mit 1.500 bis 4.000 Lux heller ist als in Innenräumen.
- Die Wirkung können Sie noch steigern durch möglichst wohltuende und Freude bereitende Bewegung im Freien, weil das den Melatoninspiegel noch weiter senkt und die Ausschüttung von Glückshormonen fördert.

Prüfen Sie alle getesteten Übungen noch mal und tragen Sie die für Sie wirkungsvollsten in die Schatzliste am Ende des Buches ein.

Mit einer gesunden Lebensführung in den grundlegenden Bereichen des Essens, Trinkens, Schlafens, Lichts und der Bewegung legen wir das Fundament für ein ausgeglichenes, reguliertes vegetatives Nervensystem. Es ist die Basis dafür, die Stimme des Körpers leise bleiben zu lassen und mit ihm in einen freundlichen Dialog zu treten. Es ist ebenfalls die Basis dafür, das vegetative Nervensystem in einen Modus zu bringen, der das reflektierte, logische Denken fördert und ebenso sozial kontaktfähig macht. Damit schaffen wir die

Grundlage für gesunde, sich selbst verstärkende Kreisläufe im gesamten bio-psycho-sozialen System.

> **All-in-one-Paket für den Anfang**
> - Gehen Sie jeden Tag mindestens 10.000 Schritte.
> - Meditieren Sie jeden Tag mindestens 7 Minuten.
> - Finden Sie jeden Tag 7 Dinge, für die Sie innerlich Danke sagen.

Selbstregulation durch Versorgung menschlicher Grundbedürfnisse

Dem Psychologen und Psychotherapieforscher Klaus Grawe (2004) ist es zu verdanken, dass wir heute einen verständlichen und griffigen Einblick in universelle, menschliche Grundbedürfnisse haben. Nach Grawe gibt es vier Grundbedürfnisse, nach denen wir alle streben und die es zu versorgen gilt:

1. *Bindung und Zugehörigkeit:* Wir sehnen uns nach einem oder mehreren Menschen, denen wir nah, vertraut und wichtig sind. Und wir haben ein tiefes Bedürfnis danach, uns bestimmten Gruppen von Menschen zugehörig zu fühlen – sei es familiärer, beruflicher, freundschaftlicher oder ethnischer Natur.
2. *Orientierung und Kontrolle:* Es ist wichtig für uns, selbst die Kontrolle über unser Leben und Handeln zu haben. Ebenso brauchen wir eine grobe Orientierung dazu, was aus uns werden soll und wo es für uns hingeht.
3. *Selbstwert:* Wir alle haben das Bedürfnis, als kompetent, wertvoll und liebenswert wahrgenommen zu werden. Dafür benötigen wir eine wertschätzende Umgebung, die uns etwas zutraut, bei Bedarf unterstützt und immer wieder unseren Wert spiegelt.
4. *Lust/Unlust:* Wir suchen das, was guttut und Spaß macht, und wir vermeiden schmerzhafte und unangenehme Erfahrungen.

Die Folgen einer Unterversorgung dieser vier Grundbedürfnisse ließen sich in Zeiten der Corona-Pandemie gut beobachten.

Insbesondere im Nachgang zeigt sich, welche Brüche in Partnerschaften, Freundschaften und Lebensläufen entstanden sind: Das Bedürfnis nach *Bindung* und Zugehörigkeit wurde durch Abstandsgebote und die Beschränkung auf rein virtuelle Kontakte erschwert. Vertraute *Zugehörigkeiten* wurden auf einen emotional geladenen Prüfstand gestellt (statt: »Du bist mein Freund/Nachbar/Kollege« → »Gehörst du zu den Geimpften oder den Nichtgeimpften?«). Restriktionen und Eingriffe in grundlegende Persönlichkeitsrechte waren so weitgehend, dass eigene *Kontrolle* und Handlungsspielräume stark eingeschränkt waren. Das *Selbstwertgefühl* vieler Menschen war zusätzlich dadurch belastet, dass sie von Freunden und Verwandten abgeschnitten waren und unter mangelnder sozialer Resonanz bis hin zu Arbeitslosigkeit und Insolvenzen litten. Da die Möglichkeiten an Ressourcen wie Sport und Feiern massiv eingeschränkt waren, war das Leben auch deutlich weniger *lustvoll*.

Der gesellschaftlich verbreitete Stress und die Dysregulation vieler Menschen führte zum Bruch bestehender Beziehungen und zum Anschluss vieler Menschen an Gruppen, denen sie sich im regulierten Zustand nicht zugehörig fühlen würden (Bedürfnis nach Zugehörigkeit). Gesamtgesellschaftlich zeigten sich Stress, Dauerreizbarkeit und Demonstrationen einerseits (Mobilisierung) sowie Ohnmachtsgefühle, Resignation und Rückzug andererseits (Immobilisierung).

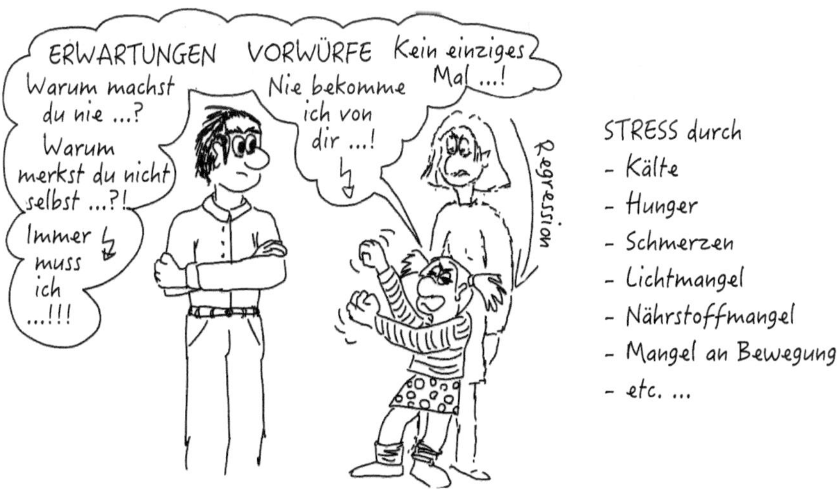
ERWARTUNGEN
VORWÜRFE
Kein einziges Mal ...!
Warum machst du nie ...?
Warum merkst du nicht selbst ...?!
Nie bekomme ich von dir ...!
Immer muss ich ...!!!
Regression
STRESS durch
- Kälte
- Hunger
- Schmerzen
- Lichtmangel
- Nährstoffmangel
- Mangel an Bewegung
- etc. ...

Die Unterversorgung basaler menschlicher Grundbedürfnisse bedeutet für unser vegetatives Nervensystem – ähnlich wie Trigger, Schmerzen oder körperliche Mangelzustände wie Kälte oder Hunger – einen Angriff von innen. Die Anspannung steigt, die Wahrnehmung fokussiert sich auf die Bedrohung, die wir bekämpfen oder vor der wir fliehen müssen.

Mangelzustände fordern uns dazu heraus, die eigene Selbstversorgung zu verbessern, damit wir die Verantwortung nicht beim anderen lokalisieren, sondern den eigenen Anteil realistisch in den Blick nehmen können. Es braucht eine Unterbrechung des Autopiloten, also der autonomen Defensivreaktion, und eine Rückkehr in den ventrovagalen Zustand. So steigen wir aus der destruktiven Kettenreaktion aus, die weiteren Mangel begünstigen würde, und erhöhen die Chancen auf eine Besserung.

Das können Sie tun!

Analysieren Sie Ihre Lebenssituation danach, wie gut Ihre menschlichen Grundbedürfnisse momentan erfüllt sind:

- Bindung und Zugehörigkeit: Skalieren Sie Ihren aktuellen Zustand zwischen 0 (»Ich bin völlig allein und unverbunden«) und 10 (»Ich habe einen reichen Blumenstrauß aus warmen, zuverlässigen Beziehungen und fühle mich dort zugehörig«).
- Orientierung und Kontrolle: Skalieren Sie Ihren aktuellen Zustand zwischen 0 (»Ich habe keine Ahnung, wo es hingehen soll. Alles passiert einfach«) und 10 (»Ich weiß genau, was ich will, habe das Heft in der Hand und gehe meinen Weg«).
- Selbstwert: Skalieren Sie Ihren aktuellen Zustand zwischen 0 (»Ich bin nichts wert«) und 10 (»Ich weiß, wer ich bin und was ich kann, und finde mich so völlig okay«).
- Lust/Unlust: Skalieren Sie Ihren aktuellen Zustand zwischen 0 (»Mein Leben ist eine Mühsal und besteht nur aus unangenehmen Pflichten«) und 10 (»Ich bin total erfüllt von dem, was ich habe, tue und wie ich lebe«).

Werten Sie Ihr persönliches Ergebnis aus. Wo gibt es Luft nach oben? In welchem Lebensbereich steht dringend Veränderung an, um aus dem Mangel herauszukommen? Haben Sie Ideen für die ersten Schritte dazu? Falls nicht, suchen Sie sich Anregung und Unterstützung von Freunden bzw. Familienmitgliedern oder nehmen Sie professionelle Hilfe in Anspruch.

Selbstregulation mithilfe von Co-Regulation in der Partnerschaft

»Richten Sie Ihre Aufmerksamkeit nicht darauf,
was Ihr Gegenüber sagt, sondern darauf, was er sagen will.
Das, was Sie hören, ist nur das Echo der inneren Welt Ihres Gegenübers.
Wenn Sie nicht hören, sondern fühlen,
entpuppt sich so manche
Beleidigung als Hilfeschrei.«
Joschka Breitner in *Achtsam Morden* von Karsten Dusse

Den Blumenstrauß an Regulationsmöglichkeiten möchte ich mit dem schließen, das am stärksten wirkt. Es ist der menschliche Kontakt, mit dem wir unser Leben begonnen haben: die Co-Regulation. Die beiden zentralen Wirkmechanismen sind *Empathie* und *Berührung*. Co-Regulation ist die Unterstützung, die wir vom Lebenspartner oder anderen nahestehenden Personen ersehnen, und sie ist die effektivste Möglichkeit zur Selbstregulation. In Krisenmomenten einen Menschen an der Seite zu haben, dem wir vollkommen vertrauen können, der uns versteht, unterstützt und mit allen Unzulänglichkeiten akzeptiert, ist ein wahrer Segen. Doch es gibt eine Bedingung: Zur Co-Regulation braucht es eine *regulierte* andere Person.

In Partnerschaften kommt es immer wieder zu Szenen, in denen eine Person die andere angreift, etwa mit Worten wie: »Versteh mich doch endlich! Nie kriege ich von dir dies und das! Ich habe es dir schon 100 Mal gesagt, aber was passiert? Nichts!« Der Partner oder die Partnerin wird also attackiert und soll gleichzeitig trösten und verstehen. Wir sollen jemandem helfen, der uns »schlägt« – also quasi einen Kaktus umarmen. Das funktioniert leider nur bei unseren pubertierenden Teenagern, bei denen wir rational wissen:

Es gehört zu deren Entwicklung und es geht vorbei. Beim Partner geht die Phase nicht unbedingt von allein vorbei, sondern chronifiziert, wenn wir sie nicht aktiv beeinflussen und gegensteuern.

Die verbreitete Reaktion auf einen Angriff ist eben eine Defensivreaktion. Das heißt, er oder sie schlägt zurück oder flüchtet (Mobilisierung) oder gibt irgendwann auf und hört gar nicht mehr zu (Immobilisierung).

Wenn wir Angst, Stress oder Verzweiflung spüren, wollen wir vom anderen gesehen, getröstet und liebevoll unterstützt werden. Es ist genau das, was liebevolle Eltern tun: Sie begegnen uns mit Einfühlung, ordnen das Geschehen souverän ein, nehmen uns an die Hand und unterstützen uns. All dies sind besonders in Krisen tiefe menschliche Sehnsüchte.

Partnerschaften gehen wir ein im rosaroten Wechselspiel anfänglicher Verliebtheit. Geben und Nehmen sind so beglückend, dass wir großzügig damit umgehen und uns gegenseitig beschenken. Der andere ist der ersehnte Fels in der Brandung, der Einzige, der einen endlich richtig versteht und somit der Missing Link im Leben. Das Positivitätskonto ist also deutlich besser gefüllt als das Belastungskonto.

Doch die anfängliche Verliebtheit erscheint uns irgendwann als selbstverständlich und der Belohnungseffekt nutzt sich ab. Stattdessen kommt es zunehmend zu Enttäuschung und Kränkungen – nicht absichtlich, doch wir werten dies beim Gegenüber im Alltagsstress irgendwann als absichtlich. Im Laufe langjähriger Partnerschaften wird der andere immer wieder zum Verursacher von Schmerzen – und bleibt gleichzeitig der ersehnte Retter.

Wunde Punkte

Für viele Menschen sind folgende Themen in Partnerschaften besonders belastend: Ordnung und Sauberkeit, Erziehungsthemen, der Umgang mit den Finanzen, der Umgang mit den Herkunftsfamilien oder unterschiedliche Bedürfnisse beim Sex. Wenn ein solches Thema besonders schwierig wird, gibt es meist eine entsprechende »Geschichte hinter der Geschichte«, also aus Kinder- und Jugendjahren oder vorherigen Beziehungen, beispielsweise ein ausgeprägtes Kontroll- oder Sicherheitsbedürfnis und die Angst, abgewertet oder allein gelassen zu werden.

Entsprechend empfindlich und leicht aktivierbar sind also die entsprechenden Netzwerke im Gehirn, die mit dem Thema zu tun haben (z. B. hoher Anspruch an Sauberkeit, um es allen recht zu machen und nicht abgewertet zu werden, oder Angst vor Zurückweisung beim Sex aus Angst, dann nicht mehr attraktiv und geliebt zu sein und verlassen zu werden).

Meist sind jedoch nicht alle Themen »wunde Punkte«. Es gibt andere Bereiche, in denen der oder die andere nicht so leicht triggerbar ist und zur Co-Regulation zur Verfügung stehen kann. In einer Partnerschaft kann das etwa so aussehen, dass ein Thema (z. B. Sex oder die Erziehung) schon extrem aufgerieben ist und das Gespräch darüber sehr schnell eskaliert. Andererseits gibt es Dinge, die gut besprochen werden können, wo der eine die Meinung des anderen vielleicht sogar schätzt. So kann es sein, dass beide gut miteinander Tennis oder Schach spielen oder über die Gartenplanung sprechen können, weil diese Themen noch nicht so aufgerieben sind und eventuell auch keine Verbindung zu alten Verletzungen haben.

Typische Stressreaktionen

Es gehört zur typischen Stressreaktion, eher negativ zu denken und den Fehler beim anderen zu sehen. Das hat damit zu tun, dass unsere Neurozeption, also die Fähigkeit, die Umgebung ständig unterbewusst nach Gefahren abzuscannen, um zu überleben, im Laufe der Evolution besser entwickelt ist als der Blick nach innen, die sogenannte Introspektion. Sich selbst zu reflektieren ist eine der kortikalen Fähigkeiten – diese haben sich evolutiv später entwickelt und sind im Zustand der Mobilisierung, also dem Kampf-Flucht-Modus, zunehmend deaktiviert. *Daraus folgt, dass wir im Stress den Fehler praktisch nur beim anderen sehen können.* Da beide Partner infolge von Kritik und Angriffen blitzschnell in einen Defensivmodus schalten, geschieht diese Wahrnehmung nun wechselseitig. Unsere Wahrnehmung filtert potenzielle Angriffe und Vorwürfe heraus und ist zunehmend unfähig, den eigenen Anteil am Konflikt zu sehen – *wir sehen den Splitter im Auge des anderen, aber nicht den Balken im eigenen Auge.*

Diese Wahrnehmung des Geschehens führt zu einer immer ausgeprägteren Polarisierung des Paares. Partnerschaften sind lebende Systeme und streben entsprechend nach Homöostase, d. h. nach einem Gleichgewicht. Wird der eine extremer, so wird der oder die andere auch extremer. Fordert eine Seite mehr, so verweigert die andere entschiedener. Verlangt einer mehr Gefühl und Begehren, führt das auf der anderen Seite zu Druck und dem Empfinden, gar nichts mehr zu spüren. Mit zunehmendem Stress auf der jeweiligen Seite und mit steigender Eskalationsstufe entfernen und entfremden sich beide Partner immer weiter voneinander.

Wer die neurobiologischen Grundprinzipien des Menschen verstanden hat, kann nun im Konfliktfall gegensteuern. Wir können uns selbst sagen:

»Ich sehe zwar gerade nur deine Angriffe und Gemeinheiten, aber da muss noch was anderes sein. Ich spüre meine eigene Anspannung im Körper und kann beobachten, wie mein Denken sich einengt, also gehe ich jetzt einfach mal davon aus, dass ich auch meinen Anteil daran habe.«

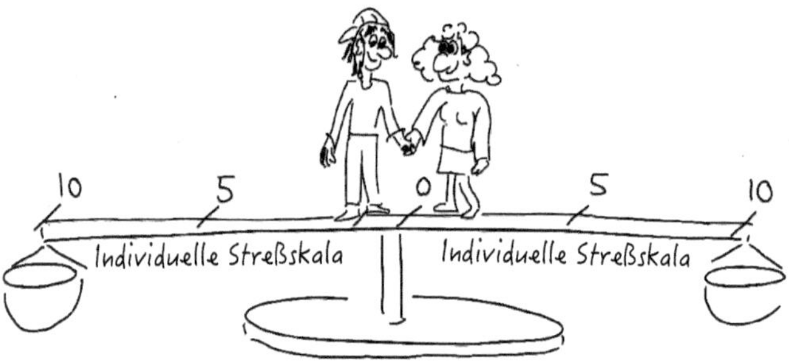

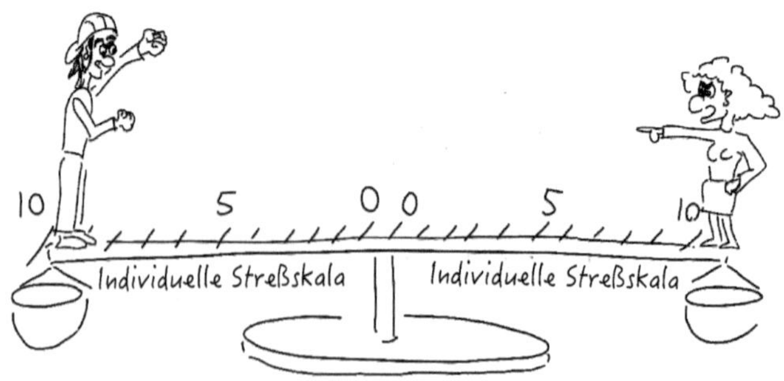

Letztlich ist es egal, ob beim Streit die Henne oder das Ei zuerst da war. Eine Lösung gibt es nur, wenn wir beide wieder besser reguliert und im Modus der sozialen Verbundenheit sind. Selbst wenn es so ist, dass eine Seite mehr Verantwortung an der Eskalation trägt, ist die andere Seite meist trotzdem auch getriggert, gestresst und defensiv – auch wenn er oder sie es noch nicht wahrnimmt. In meinem Buch *Der kleine Eheretter* (Röder 2021) habe ich die drei Schritte beschrieben, mit denen beide Partner aus der Eskalation aussteigen, im nächsten Schritt ihren Teil der Verantwortung übernehmen und sich selbst regulieren und später mit wohlwollendem Blick wieder aufeinander zugehen können, um wichtige Fragen konstruktiv zu klären.

Selbstverantwortung vor Co-Regulation

»Gib das, was dir wichtig ist, niemals auf, nur weil es nicht einfach ist.«
Albert Einstein

Sehr häufig höre ich folgenden Satz: »Unsere Partnerschaft/Freundschaft funktioniert nur, wenn es mir gut geht.« Meistens stimmt das. Es ist allerdings auch aus der anderen Richtung so. Partnerschaften brauchen mindestens eine regulierte Person, besser zwei. Häufig übersehen wir im Alltag oder im eigenen Stress, dass auch der andere für uns da ist, wenn wir gerade nicht mehr allzu klar denken können. Im eingeengten, negativ gefärbten Denken erinnern wir uns vor allem an Situationen, in denen wir selbst uns angestrengt und den anderen unterstützt haben. Wir sehen den »Splitter im Auge des anderen« und übersehen unseren eigenen »Balken«.

Wir brauchen verlässliche soziale Beziehungen, und lebenslange gute Partnerschaften sind für viele Menschen allen Alters ein Lebenstraum – doch gerade in Krisenzeiten werden sie auf eine schwere Probe gestellt. Wir regredieren im Stress, das heißt, wir fühlen uns kleiner, bedürftiger und abhängiger vom anderen und sehnen uns nach dessen liebevoller und praktischer Unterstützung, so wie es gute Eltern tun. In dem regressiven Zustand erwarten wir, dass unser Gegenüber sich wie ein Elternteil um uns kümmert, doch bei erwachsenen Menschen ist nicht der Partner für die eigene

Bedürfnisbefriedigung zuständig, wie es einst die Eltern waren. Jetzt sind wir es selbst, die dafür sorgen müssen, dass es uns gut geht. Daraus folgt: Der andere muss uns nicht unterstützen. Er oder sie ist zuallererst für sich selbst verantwortlich und darf Ja oder Nein sagen.

Bei zwei Menschen im Modus der sozialen Verbundenheit fließt der wechselseitige Herz-zu-Herz-Kontakt, und es ist uns ein Anliegen, dass es auch dem anderen gut geht. Doch wenn wir selbst belastet sind, dann dürfen wir nicht nur – wir sollten sogar eher Nein sagen. Denn wir sind in erster Linie für uns selbst und unsere eigene Stabilität zuständig. Im getriggerten Zustand sind wir nicht hilfreich, sondern können zu Eskalationsspiralen beitragen. Diese Gesetzmäßigkeit in Paarbeziehungen ist vielen Menschen nicht bekannt.

Empathie und Berührung sind die effektivsten Formen der Selbstregulation und Selbstberuhigung. Im Kern wollen wir in Krisen verstanden werden und die beruhigende Rückmeldung bekommen, dass wir okay sind. Unser Organismus kennt nicht nur Trigger für Gefahrensituationen, sondern auch solche für Sicherheit. Diese werden über Blicke und körperliche Berührungen übermittelt. Wenn wir umarmt, gestreichelt oder gehalten werden, sorgt der gesamte Organismus mithilfe beruhigender, schmerzlindernder und stimmungsaufhellender Hormone und Botenstoffe dafür, dass es uns bald besser geht. Wenn der Partner oder die Partnerin uns jedoch nicht helfen kann, zahlt es sich aus, ein tragendes soziales Netz zu haben, um die ersehnte Resonanz dort zu bekommen.

Zu hohe oder unangemessene Erwartungen an den Partner oder die Partnerin sind eine häufige Quelle für Frust und Krisen. Wir können unsere Paarbeziehungen entlasten und als Ressourcenquelle pflegen, indem wir zu hohe Erwartungen an den anderen herunterregulieren, selbst mehr Verantwortung übernehmen und anderweitig Unterstützung suchen. Auch das ist eine Fähigkeit der Selbstregulation.

AUS DEM WIRKLICHEN LEBEN: LUISE UND VITO

VITO hat es geschafft, vom Alkohol loszukommen. Ab und zu trinkt er noch ein Glas Wein, aber er spürt deutlich, dass er nicht mehr die

Wirkung des Alkohols sucht, sondern den guten Tropfen genießen und dann aufhören kann. Auch **LUISE** hat sich in den letzten Jahren immer mehr stabilisiert. Sie treibt Sport, meditiert regelmäßig und hat im Kirchenchor ein paar enge Freundinnen gefunden.

Kurz vor Weihnachten kommt ein Schlag. In einer Vollversammlung teilt Vitos Firmenleitung der Belegschaft mit, dass der Standort geschlossen wird und 80 % der Mitarbeitenden entlassen werden. Auch Vito ist betroffen. Er kann noch drei Monate arbeiten, bekommt eine kleine Abfindung und wird dann freigestellt. Für Vito bricht eine Welt zusammen. Seine Gedanken kreisen um die Fragen »Wie soll ich mit 55 noch einen neuen Job finden?«, »Wie kann ich meine Familie weiter ernähren?« und »Was bin ich noch für ein Mann?«. Vor einem halben Jahr hatte er einen Bandscheibenvorfall, der nicht vollständig ausgeheilt ist und noch Schmerzen bereitet. Seine Mutter zeigt deutliche Zeichen von Demenz, der Vater ist inzwischen verstorben, und die Geschwister streiten sich um die Frage nach der Zukunft des Weinguts und ob sie die Mutter in einem Heim unterbringen sollen.

Eines Abends nach der Chorprobe findet Luise Vito in der Küche vor einer leeren Flasche Wein sitzen. Ihr alter Trigger funktioniert noch. Luise spürt, wie ihr das Blut aus dem Gesicht weicht, das Herz bis zum Halse schlägt und die Knie zittern. Sie möchte Vito anschreien und die Flasche zertrümmern, kann sich aber gerade noch zurückhalten. Früher wäre dies der sichere Startpunkt für eine erbitterte Eskalation gewesen. Doch Luise hat sich weiterentwickelt. Sie erkennt das Triggergeschehen in ihrem Körper und Geist und kann sich selbst etwas beruhigen. Sie geht zu Vito, stellt die Flasche beiseite und legt ihre Hand auf seine Schulter: »Komm«, sagt sie nur, »es ist spät, wir gehen schlafen.«

Doch auch in Vito gibt es alte Trigger. Er liest in ihrem Gesicht, wie schockiert sie ist, so sehr sie sich auch bemüht. Obwohl Luise nichts weiter zu ihm sagt, löst die Szene in Vito den alten Film aus. Ärger und Scham kommen hoch, er schüttelt ihre Hand ab und lacht sie zynisch aus: »Ah, jetzt kommt wieder mein Psycho-Doc! Ha! Lass mich in Ruhe und therapiere dich selber!«

Spätestens jetzt wäre der Zeitpunkt gewesen, an dem auch Luise in den Streit einsteigt. Doch sie durchschaut die Einladung zur Eskalation, ist innerlich noch gut ausbalanciert von der Chorprobe und kann weiter ruhig bleiben: »Okay. Dann mache, was du denkst, wir sprechen morgen.« Damit verlässt sie den Raum, holt ihre Schlafsachen und begibt sich für die Nacht ins Gästezimmer. Vito ruft noch höhnisch hinter ihr her, schläft dann aber am Küchentisch ein.

Am nächsten Morgen kommt der Kater, und noch mehr Schuldgefühle prasseln auf Vito ein. Er ist noch belastet, instabil und negativ – heute erwartet er die verschobene Moralpredigt. Er schleicht sich aus dem Haus, dreht eine Runde durch den Park und ruft einen Freund an. Dem beichtet er seinen Rückfall und seine Furcht vor Luises Vorwürfen. Der Freund weiß Bescheid und ermutigt Vito, offensiv aufzutreten und die Verantwortung für den gestrigen Abend zu übernehmen.

Entsprechend offensiv begrüßt er später Luise, um ihr gleich klarzumachen, dass er keine Lust auf Vorwürfe hat. Er entschuldigt sich und hofft darauf, weiteren Diskussionen zu entgehen. Doch Luise überrascht ihn mit einer klaren Haltung. Sie teilt ihm in verbundenem Tonfall mit, dass sie sieht, wie belastet er derzeit ist und dass sie sich Sorgen macht. Wenn er möchte, könnten sie heute Abend noch mal in Ruhe drüber sprechen. Vito ist etwas überrascht von ihrer ruhigen Reaktion. Etwas davon berührt ihn tief, und in den nächsten Stunden arbeitet es in ihm. Luises ausbleibende Vorwürfe ermöglichen es Vito, selbst nach innen zu schauen und ehrlich mit sich selbst zu sein. Und er ist schockiert von seinem eigenen Verhalten. So kann es nicht weitergehen, das möchte er nicht zulassen.

Am Nachmittag besorgt er ein paar Blumen, und als beide sich am Abend zusammensetzen, eröffnet Vito das Gespräch: »Ich möchte dir Danke sagen«, beginnt er. »Du hast recht: Es geht mir nicht gut, und ich habe wieder nach der alten Lösung gegriffen. Das war dumm von mir, und es tut mir leid.« Luise schaut ihn offen und interessiert an. »Erzähle, was dich belastet. Ich glaube, wir kriegen das zusammen gelöst. Wir haben schon viel zusammen geschafft.«

Das können Sie tun!

Beherzigen Sie eine Grundregel partnerschaftlicher Stressdynamik: *Wenn ich den anderen als getriggert erlebe, kann ich davon ausgehen, dass ich es auch bin.* Hintergrund: Die Neurozeption, also das Erkennen einer Bedrohung im Außen, funktioniert insbesondere im Stress besser als die Introspektion, die Selbstwahrnehmung nach innen. Daraus folgt die Regel: *Selbstregulation vor partnerschaftlicher Regulation.*

• • •

3-Schritte-Programm für Paare

Schritt 1:

Sobald ich wahrnehme, dass jemand von uns beiden getriggert ist, sollten wir keine wichtigen emotionalen Themen weiterbesprechen. Jetzt gilt: Raus aus der Situation und runterregulieren. Senden Sie dazu keine Du-Botschaft à la »Du bist ja schon wieder total hysterisch«, sondern übernehmen Sie Selbstverantwortung, z. B.: »Das Thema ist mir zu wichtig, um es in dieser Stimmung weiter zu besprechen.« Gehen Sie raus aus der Situation, aber nicht türenknallend und ohne Kommentar, sondern mit konstruktiver Angabe dazu, wann es weitergehen kann, z. B.: »Ich gehe jetzt ein bisschen raus in den Garten. Lass uns heute Abend nach dem Essen/morgen früh/am Wochenende/etc. noch mal drüber sprechen.«

Schritt 2:

Regulieren Sie sich selbst. Vermutlich fühlt es sich so an, dass der oder die andere ziemlich unangemessen reagiert hat. Sie können aufgrund der Dynamik davon ausgehen, auch selbst nicht mehr ganz im Vollbesitz Ihrer geistigen Kräfte zu sein. Nutzen Sie die Zeit nicht, um innerlich »die Messer zu wetzen« und Argumente für die nächste Runde vorzubereiten, sondern, um sich wirklich innerlich zu regulieren und zu befrieden. Das kann je nach Stresslevel drei Atemzüge, drei Minuten, drei Stunden oder drei Tage dauern.

Es gibt einen Test, mit dem Sie prüfen können, ob Sie wieder gut genug reguliert sind oder nicht: *Kann ich wieder einen wohlwollenden, liebevollen Blick auf den anderen haben oder nicht?* Wenn Sie spüren, dass Sie innerlich noch verschlossen sind oder grollen, arbeiten Sie z. B. mit dem Dreiklang daran, sich noch weiter zu regulieren.

Schritt 3:

Manche Paare sind erleichtert, dass es nach einem Konflikt wieder friedlicher zugeht, und sind froh, wenn sie die unter den Teppich gekehrten Themen dort ruhen lassen können. Tun Sie das nur bei weniger wichtigen Themen. Wenn ein Thema Sie wirklich verletzt oder belastet hat, gehört es noch mal auf den Tisch – aber nur im regulierten Zustand! Setzen Sie sich zusammen und seien Sie neugierig und offen miteinander: »Hilf mir zu verstehen, was dich so verärgert hat.« Oder: »Ich möchte dir gern erzählen, warum ich so empfindlich reagiert habe.« Kommen Sie dann nicht mit Vorwürfen, sondern beschreiben Sie selbstverantwortlich, was Sie gefühlt haben und was Sie brauchen.

Sollte das Gespräch zu einer weiteren Triggersituation führen, unterbrechen Sie es und durchlaufen den Prozess noch mal, z. B.: »Stopp! Was wir bis jetzt besprochen haben, war wichtig für mich. Wenn du das so sagst, merke ich, dass mich das wieder verletzt. Lass uns für heute hier Schluss machen. Ich möchte es besser verstehen, aber jetzt geht es nicht für mich. Können wir morgen weiterreden?«

• • •

Professionelle Hilfe

Besonders belastend für Partnerschaften und Freundschaften ist chronischer Dauerstress. Bei großen Belastungen wie etwa einer Kündigung des Arbeitsplatzes oder dem Verlust eines lieben Menschen ist uns oft auch die Unterstützung des sozialen Umfeldes sicher. Handelt es sich aber um sogenannte Mikrostressoren – wie etwa die Überforderung durch Schmerzen, durch Probleme mit Angehörigen oder kleinen Kindern, durch Mobbing oder andere Belastungen am Arbeitsplatz –, kehrt sich das Verständnis des Umfeldes bald ins Gegenteil. Der Partner oder die Partnerin hat die Geschichte schon so oft gehört, alles ist schon gesagt, und »gute Rat-Schläge« kommen nicht (mehr) an.

Auch hier färbt das gestresste Nervensystem unsere Weltsicht, und wir fühlen uns vom Partner oder der Partnerin nicht mehr unterstützt, obwohl er oder sie oft genug da war, doch die Erwartungen sind zu hoch, und die Wahrnehmung ist auf das Defizit gerichtet. Wir fühlen uns nicht mehr geliebt oder ernst genommen und schlittern einmal mehr in das belastende Gefühl, weniger wert zu sein, allein oder nicht okay zu sein. Doch es ist der Modus unseres vegetativen Nervensystems, der uns immer weiter ins Abseits rutschen lässt. Wenn niemand mehr für uns da sein, uns zuhören und verstehen will, gibt es auch professionelle Hilfe: Besonders beliebt und erfolgreich sind solche Professionen, die den Körper einbeziehen und ihre Klientinnen berühren. Die Berührung führt zur Ausschüttung glücklich machender und beruhigender Hormone und ist oft begleitet von einem verständnisvollen Gespräch. Es können beispielsweise Kosmetikerinnen oder Friseurinnen sein, die die Kopfhaut massieren, übers Haar streichen und darin geübt sind, gut zuzuhören und ihre Klientinnen zu bestätigen – ebenso wie alle Arten von Masseurinnen und Physiotherapeuten, die versiert sind, menschliche Körper ohne Scheu anzufassen, und zwar auf sehr wohltuende Weise. Für manche Menschen sind in diesem Zusammenhang auch Prostituierte oder sogenannte »Sexarbeiterinnen« relevant, die manchmal »nur« zum Reden sowie für zärtliche Umarmungen konsultiert werden. In den letzten Jahren gibt es auch zunehmend professionelle Berührer bzw. Kuschelgruppen, bei denen die Teilnehmenden einander nach klaren Regeln anfassen und guttun sollen.

Eine andere professionelle Lösung zur Co-Regulation in der Krise ist die Psychotherapie. Therapeutinnen sollten als professionelles Fundament ihrer Arbeit selbst gut reguliert sein. Nur so können sie ihre Klientinnen wirksam unterstützen und zur Selbstregulation anleiten. Sie können in akuten Krisen helfen, die nötigen Schritte einzuleiten und ggf. andere Unterstützungssysteme wie etwa Ärztinnen oder spezialisierte Beratungsstellen einzubeziehen. Sie vermitteln Tools, mit denen die Klientinnen auch selbst zu Hause arbeiten können. Sie können den Veränderungs- bzw. Wachstumsprozess begleiten, der manchmal steinig und von Rückschlägen begleitet ist. Und sie können helfen, die Krise besser zu verstehen und in die eigene Biografie zu integrieren.

Exkurs psychische Krankheit: Depression, Trauma und Psychosomatik

Bisher sprachen wir über Zustände von Stress, Überforderung und Defensivität, wie die meisten Menschen sie kennen. Wenn diese Zustände sehr ausgeprägt, manifest oder lang anhaltend sind, gelten sie als Krankheit. Das können beispielsweise Depressionen, Angsterkrankungen, Essstörungen, Schlafstörungen, posttraumatische Belastungs- oder auch psychosomatische Störungen sein. Viele von uns haben im Laufe des Lebens vorübergehend irgendwelche krankheitswertigen Störungen, ohne dass sie je als solche erkannt werden.

Phänomenologisch haben psychische Krankheiten oft eine ähnliche »Architektur« wie »normale« Stresszustände. Etwas im Außen oder Innen wird von unserer Neurozeption als Bedrohung identifiziert. Veränderte biochemische Zustände wie z. B. eine veränderte Serotonin- oder Dopaminverarbeitung haben Auswirkungen auf die Wahrnehmung, Bewertung und Verarbeitung von Reizen. Das sympathische Nervensystem wird stark aktiviert, Blutdruck und Muskelspannung steigen, die Wahrnehmung engt sich ein und bekommt eine negative Färbung, oder das System kollabiert. Einzelne Symptome können so stark werden, dass sie die Bewältigungsfähigkeit der Person überfluten.

Die Impulse und Empfehlungen zur Selbstregulation in diesem Buch werden für Betroffene psychischer Störungen in der Regel nicht ausreichen. Sie brauchen professionelle psychotherapeutische oder psychiatrische Hilfe, die ambulant gesprächstherapeutisch oder auch medikamentös sein kann und in anderen Fällen eher stationär in einer Facheinrichtung erfolgen sollte.

In diesem Abschnitt werde ich auf die Charakteristika einzelner psychischer Krankheiten und ihre Besonderheiten eingehen. Da die Dynamiken bei massiven Stressreaktionen unseres autonomen

Nervensystems mit denen bei psychischen Krankheiten vergleichbar sind, können die vorgeschlagenen Maßnahmen dennoch hilfreich sein und lassen sich in ein Gesamtbehandlungskonzept einbinden. In vielen psychosomatischen Kliniken gibt es beispielsweise psychoedukative Gruppentherapien, in denen Betroffene Selbstwahrnehmung, Selbstakzeptanz und auch Selbstregulation lernen und die vorgeschlagenen Übungen und Modelle in diesem Rahmen ebenfalls nutzen können.

Depressionen

Auch wenn es von außen anders aussehen mag, sind depressive Zustände keine Entspannungszustände. Die Gefühlslage ist niedergedrückt, belastet und hoffnungslos. Manchmal haben die Betroffenen auf sehr unangenehme Weise die Empfindung, als würden sie gar nichts mehr fühlen. Mit der Stimmung anderer können sie nicht mehr mitschwingen, und was früher Freude gemacht hat, löst heute nichts mehr aus. Das Selbstwertgefühl ist beschädigt und häufig zusätzlich durch Schuld- oder Schamgefühle belastet. Im Körper dominieren Wahrnehmungen von Schwere, Müdigkeit und Antriebslosigkeit. Viele Betroffene sind dauernd müde und können gleichzeitig nicht richtig schlafen. Oder sie erwachen früh, ohne sich erholt zu fühlen. Andere Betroffene stehen unter Hochspannung und sind agitiert, also innerlich und äußerlich unruhig. Gleichzeitig fühlen sie sich unglücklich, handlungsunfähig und hoffnungslos der Situation ausgeliefert. Zur Erkennung leichter, mittelgradiger oder schwerer Depressionen gibt es diagnostische Kriterien, die daran gemessen werden, wie viele und wie intensiv die genannten Symptome auftreten.

Um schwere Depressionen zu behandeln, reicht das hier vorgestellte Instrumentarium nicht aus. Depressionen sind ernst zu nehmende Erkrankungen und brauchen professionelle psychiatrische und/oder psychotherapeutische Unterstützung. Dennoch können die hier vorgestellten Maßnahmen hilfreich sein. Meist braucht es zuerst Mobilisierung und die Erfahrung von Selbstwirksamkeit. Depressive Menschen müssen wieder in Kontakt kommen mit ihrer

Energie und erleben, dass sie etwas bewirken können. Ein Zwischenschritt ist oft, Wut und Ärger wieder zu spüren, mal auf den Tisch zu hauen, Grenzen zu setzen oder sich zu wehren. Wenn depressive Menschen aus der Depression herauskommen, werden sie oft vorübergehend unbequem und unangenehm. Dieser Schritt ist wichtig, denn Ärger mobilisiert und kann helfen, zu Handlungsfähigkeit und Selbstwirksamkeit zurückzufinden. Natürlich ist es hilfreich, Menschen zu haben, die zur Co-Regulation zur Verfügung stehen. Angehörige sind damit jedoch oft überfordert, und professionelle Unterstützung ist alternativlos.

Die Behandlung einer depressiven Episode kann schnell gehen, also innerhalb von Wochen greifen, oder sie kann sich über Monate und Jahre hinziehen. Das grundlegende Muster ist meist dasselbe: Die Person braucht einerseits Sicherheit und andererseits Mobilisierung. Je ausgeprägter die Symptomatik, umso umfangreicher sollte das Maßnahmenpaket sein, z. B.: Bewegung, Grenzen setzen, sich als selbstwirksam erleben und in sozialen Kontakt zurückfinden bis hin zu professioneller Hilfe, medikamentöser Unterstützung und manchmal dem entlastenden Rahmen einer Klinik.

Trauma

Trauma ist ein weiteres Thema, das ich in diesem Buch nicht vertiefen kann, aber auch nicht auslassen möchte. In der Psychologie unterscheiden wir zwischen Mono- bzw. Schocktraumata und komplexen Traumata. Schocktraumata sind Ereignisse existenziellen Ausmaßes, die den menschlichen Organismus überfordern und fluten, wie z. B. ein schwerer Autounfall. Komplexe Traumata sind wiederholte traumatische Ereignisse, die oft über Jahre auf den Menschen einwirken und das System überlasten wie beispielsweise wiederholte körperliche oder sexuelle Gewalt. In der Fachwelt sprechen wir auch von Beziehungs- und Bindungstraumata, wenn ein Kind beispielsweise über Jahre kaum beachtet wird, stattdessen mit Schuldzuweisungen und Beschämungen für das eigene Leid selbst verantwortlich gemacht wird oder keinerlei liebevolle Berührungen, Ermutigungen und Wertschätzung erfährt.

In der traumatischen Situation kommt es im Körper zu einer Überflutung mit Stresshormonen wie etwa Adrenalin und Cortisol, und besonders starke Angsterinnerungen können entstehen. Diese Erinnerungen werden aufgrund des hohen Stresses nicht durch den präfrontalen Kortex prozessiert. Im Gedächtnis entstehen einzelne fragmentierte Erinnerungen von Bildern, Geräuschen oder Gerüchen, die nicht chronologisch, also als fortlaufende Lebensgeschichte, abgespeichert werden. Frühe und wiederholte Traumatisierungen können so auch physiologisch Spuren im Gehirn hinterlassen.

Nicht alle Menschen, die Traumata erlebt haben, werden krank. Viele Menschen können das Erlebte im Laufe der Zeit selbst bewältigen. Bei etwa einem Drittel der Traumatisierten entwickeln sich sogenannte posttraumatische Belastungsstörungen, die sehr quälend sein können. Sie äußern sich durch eine Trias typischer Symptome:

1. ein Vermeiden und Verdrängen von Erinnerungen und einer Auseinandersetzung mit dem Geschehen
2. das unwillkürliche Wiedererleben traumatischer Bilder in Form von Alpträumen oder Flashbacks (Gefühle, Gedanken und Körpererleben sind so, als ob das damalige Ereignis genau jetzt noch einmal stattfindet)
3. eine sogenannte Hypervigilanz – also eine dauerhaft erhöhte Nervosität, Reizbarkeit oder auch Schreckhaftigkeit.

Ein traumatisierter Mensch befindet sich also quasi dauerhaft unter Hochspannung, weil er stets mit einer innerlichen Wiederholung des Traumas rechnen muss, und gleichzeitig ist das System anhaltend immobilisiert. Zur Heilung braucht es zuallererst Sicherheit, Vertrauen und Verlässlichkeit, damit das überreizte Nervensystem sich beruhigen kann, und anschließend Mobilisierung. Es geht darum, dem alarmierten Nervensystem zu vermitteln, dass die traumatische Situation vorbei ist und »nur« innerlich immer wieder durchlebt wird.

Auch nichttraumatisierte Menschen können in massive Stresszustände geraten, sodass es ihnen etwa schwerfällt, sich an schöne Szenen zu erinnern oder daran zu glauben, dass es wieder gut werden könnte. Und dennoch gibt es bei ihnen einen Teil des Bewusstseins, dem klar ist, dass diese Wahrnehmung gerade dem momentanen Zustand geschuldet ist. Bei traumatisierten Menschen ist das fragmentierter. Sie können sich in manchen Situationen wirklich nicht erinnern, dass sie Kompetenzen besitzen oder dass es ihnen in stabilen Zeiten auch anders gehen kann.

Für unser Projekt der Selbstregulation ist es wichtig, zu erkennen, ob es einfach nur mehr Übung und weitere korrigierende Erfahrungen braucht oder ob das intrusive Erleben z. B. in Form von Flashbacks dadurch keine Veränderung erfährt. Im zweiten Fall bedarf es einer spezialisierten Traumatherapie.

Psychosomatik und Schmerzstörungen

Es gibt Menschen, die leiden seit Jahren unter diversen Krankheiten und Schmerzen. Ihr soziales Leben ist davon beeinträchtigt, ebenso wie ihre Lebensqualität und manchmal auch die Arbeitsfähigkeit.

Wenn der Körper Dinge tut, die wir nicht verstehen, kann das große Angst auslösen. Wir spüren in uns hinein und fragen uns: »Warum tut mein linker Fuß plötzlich so weh? Ich habe ihn doch nicht überlastet?« Oder: »Warum brennt mein Magen in letzter Zeit so oft? Ich mache doch nichts anders als sonst?« Wir bekommen Angst und suchen nach weiteren Zeichen. Irgendwann fragen wir Fachleute. Die teilen uns mit, dass sie nichts finden können. Der Stress steigt, der Schmerz ist da, die Dysfunktionen bleiben unerklärlich. Eventuell kommen weitere Symptome dazu, etwa Schlafstörungen, Kopfschmerzen, Hautreizungen oder andere nicht verstehbare Symptome. Der Stress steigt weiter, die Ratlosigkeit wächst. Zur Alltagsbelastung kommen frustrierende und erfolglose Arztbesuche und zunehmend genervte oder bagatellisierende Rückmeldungen der Angehörigen. Solche Entwicklungen können immer weiter eskalieren und chronifizieren. Die eigentliche Ursache kann in der Komplexität autonomer Funktionsstörungen und Schmerzen untergehen. In ihrer Not sind die Betroffenen oft »Dauergäste« in Arztpraxen. Sie recherchieren viel im Internet, und manche landen in ihrer Verzweiflung irgendwann bei sogenannten Wunderheilern.

Was sie am meisten kränkt, ist das Urteil: »Sie haben nichts. Das ist nur psychisch.«

Es ist selbstverständlich, dass Schmerzen belasten. Die Betroffenen fühlen sich von innen attackiert und greifen impulsiv zu Gegenmaßnahmen. Sie verkrampfen sich und versuchen, eine Schonhaltung einzunehmen, die ihrerseits wieder belastet und weitere Beschwerden nach sich zieht. Das hat Auswirkungen auf die Herz-Kreislauf-Tätigkeit, den Stoffwechsel oder den Verdauungsapparat. Weil die Prozesse so unerklärlich sind, bekommen sie Angst. Die anhaltende Anspannung führt zu einer Einschränkung präfrontaler Hirnfunktionen und begünstigt negatives Denken. So ziehen sich die Schmerzgeplagten oft zurück oder geraten in Streit. Sie fühlen sich missverstanden und sind »festgebissen« in ihrer Suche nach einer körperlichen Ursache. Sie fühlen sich unwichtig, nicht ernst genommen oder allein gelassen, depressive Verstimmungen können dazukommen. Zunehmende Bewegungseinschränkungen reduzieren die Handlungsspielräume, die zur Ressourcenstärkung nötig wären, und belasten soziale Kontakte.

Manchmal muss das gesamte vegetative System aus dem Multi-Alarmzustand runtergefahren werden, denn es ist nicht mehr herauszufinden, was die komplexe Erkrankung verursacht hat. Auch für somatoforme Störungen gibt es diagnostische Kriterien und psychosomatisch schwer erkrankten Menschen wird es nicht reichen, dieses Buch zu lesen. Dennoch können die vorgestellten Strategien auch ihnen helfen. Schmerzkranke brauchen Sicherheit, Entlastung, Verständnis, endlich mal wieder Schlaf und schmerzfreie Momente. Schließlich braucht es Mobilisierung, sinnerfüllte menschliche Bedürfnisbefriedigung und gesunde Aktivität. Wenn das Gesamtsystem wieder in Ruhe, Sicherheit und Balance ist, kann der Organismus seine Selbstheilungskräfte mobilisieren und manchmal auch die ursprüngliche Grunderkrankung heilen.

Alles Wissenswerte in Kürze

In vielen Kulturen gibt es altes, tradiertes Wissen um die heilende und regulierende Wirkung von Musik. In fernöstlichen Kulturen arbeiten viele etwa mit dem Singen von Mantras oder dem Summen und Atmen des »Omm«. Auch beim Singen oder aktiven Musizieren mit Blasinstrumenten regulieren wir unsere Atmung. Musik hat über die Mittelohrmuskeln einen regulierenden und aktivierenden Einfluss auf den ventralen Vagus und somit eine ganzheitliche Wirkung auf das vegetative System.

Viele Menschen nutzen auch die Natur zur Selbstregulation. Waldluft etwa enthält Stoffe, die das Immunsystem stärken und Heilung fördern. Sowohl Sport als auch Gartenarbeit oder die Beschäftigung mit Tieren bringen uns leichter in prosozialen Kontakt, wirken stimmungsaufhellend und haben einen regulierenden Einfluss auf körperliche Stressreaktionen.

Es gibt unendlich viele Möglichkeiten kreativer Betätigung, bei der es nicht um das Produkt, sondern um die Regulation im Tun geht. Wichtig ist der Prozess der Externalisierung: Stress und Emotionen werden kreativ ausgedrückt und lassen sich so leichter bewältigen.

Essenziell für die Selbstregulation ist eine gesunde Lebensführung. Der Entzug von Schlaf, eine Fehlernährung oder auch mangelnde Bewegung erzeugen im gesamten System Stress, der uns in den Zustand eines wütenden, bedürftigen Kindes regredieren lässt und damit weiteren ungünstigen Interaktionen den Weg ebnet. Ebenfalls essenziell ist die Befriedigung grundlegender menschlicher Bedürfnisse wie die nach Zugehörigkeit, Kontrolle, Selbstwert und Spaß. Bei einer Unterversorgung dieser Grundbedürfnisse kommt es ebenfalls zu Stress, der weitere negative Entwicklungen begünstigt.

Eine der wirksamsten Möglichkeiten zur Selbstregulation ist die Co-Regulation durch Empathie und Berührung eines regulierten anderen. Insbesondere vom Lebenspartner oder der Partnerin ersehnen wir uns Unterstützung und Heilung. Doch im Stress ist unsere Wahrnehmung auf Defizite fokussiert, wir haben hohe Erwartungen, attackieren den anderen oder resignieren. Der Stress im eigenen System behindert das Gelingen partnerschaftlicher Unterstützung, weil es zur Co-Regulation mindestens eine regulierte Person braucht, die dann aber selbst auch zunehmend gestresst reagiert. Für eine langfristige Beziehungspflege empfiehlt sich deshalb die Regel: *Selbstregulation vor partnerschaftlicher Regulation.* Falls es keine entsprechenden Kontakte gibt, stehen professionelle Angebote wie etwa Psychotherapien zur Verfügung, in denen regulierte andere ihre Unterstützung anbieten.

Psychische und psychosomatische Erkrankungen sind ebenfalls massive Stresszustände und gleichzeitig ernst zu nehmende Krankheiten. Sie überfordern die Regulationsfähigkeit des Individuums. Um sie zu regulieren und zu behandeln, ist in der Regel professionelle psychotherapeutische oder psychiatrische Unterstützung erforderlich und häufig auch eine stationäre Behandlung. Die hier vorgestellten Selbstregulations-Tools können, eingebunden in ein Gesamtbehandlungskonzept, zusätzlich wirkungsvoll sein.

Das können Sie tun!

Menschen mit psychischen Erkrankungen können zur eigenen Entlastung und zur Entlastung ihrer Angehörigen professionelle Unterstützung in Anspruch nehmen. Psychotherapien werden meist von den Krankenkassen bezahlt und unterstützen die Bewältigung der Belastung.

Psychotherapeutinnen und -therapeuten sind meist in mindestens einem der bekanntesten Therapieverfahren ausgebildet: Psychoanalyse und Tiefenpsychologie, Verhaltenstherapie oder (hypno)systemischen Verfahren. Aus der Psychotherapieforschung ist allerdings bekannt, dass die Behandlungsmethode nur einen kleineren Teil der Wirkung ausmacht. Auch die Frage, in welchem Ausmaß die Therapeutin von ihrer Methode überzeugt ist, hat einen Einfluss. Der wichtigste Wirkfaktor einer Psychotherapie ist allerdings die therapeutische Beziehung selbst. Achten Sie darum auf beides: die ausreichende Qualifikation der Behandlungsperson und auch darauf, ob die Chemie zwischen Ihnen stimmt.

Besondere Vorsicht ist im Bereich der Traumatherapie geboten, da Traumatherapeut keine geschützte Berufsbezeichnung ist. Bei unqualifizierter Behandlung kann es zu Retraumatisierungen und damit zu lebensgefährlichen Situationen kommen. Eine qualifizierte Ausbildung in Traumatherapie ist sehr umfangreich und basiert meist auf einem Psychologie- oder Medizinstudium, mehrjährigen psychotherapeutischen Weiterbildungen plus mindestens einer spezialisierten Trauma-Weiterbildung. Da die professionelle Begleitung Traumatisierter anspruchsvoll ist und psychotherapeutische Behandlungsplätze vielerorts knapp sind, können Betroffene sich beispielsweise an Empfehlungen ihrer behandelnden Ärztinnen oder den Therapeutenlisten der traumatherapeutischen Ausbildungsinstitute orientieren.

• • •

Notfallkontakte

Über die einheitliche Notrufnummer 112 können Sie europaweit rund um die Uhr Hilfe durch Feuerwehr und Rettungsdienst anfordern.

Telefonseelsorge in Deutschland:
+49 (0)800 111 0 111 (gebührenfrei)
+49 (0)800 111 0 222 (gebührenfrei)

Suche nach Psychotherapeutinnen und -therapeuten mit Kassenzulassung in Deutschland:
Kassenärztliche Vereinigung:
https://www.kbv.de
Deutsche Psychotherapeutenvereinigung: https://www.dptv.de/psychotherapie/
Patientenservice: https://www.116117.de/de/psychotherapie.php

Suche nach Psychotherapeutinnen und -therapeuten mit Kassenzulassung in der Schweiz:
https://psychotherapie.ch
https://www.psychologie.ch

Suche nach Psychotherapeutinnen und -therapeuten mit Kassenzulassung in Österreich:
https://www.psyonline.at/
https://www.psychotherapie.at/

Notizen

Meine Triggerliste

Auslösende Situation	**Möglicher Hintergrund, meine Gefühle, Gedanken, Hypothesen …**
Du kommst später heim als geplant.	*fühle mich nicht ernst genommen, unwichtig … Angst, dich zu verlieren …*
Wenn du laut wirst …	*Angst, werde ganz klein, kann nicht mehr denken, sprechen … Erinnerung an meinen cholerischen Vater? …*

Meine Schatzliste

Für mich persönlich wichtige Erkenntnisse	**Verknüpfung mit bisherigen Erfahrungen und Wissen**
Micro Habits … es ist nicht möglich, das ganze System schnell umzukrempeln …	*Stimmt. Den Jo-Jo-Effekt kenne ich von Diäten und vom Sport.*
länger Ausatmen beruhigt	*Mache ich tatsächlich intuitiv, wenn ich erleichtert oder erschöpft bin.*
Hunger und Frieren aktiviert auch den Kampf-Flucht-Modus!	*Da bin ich wirklich oft aggressiv gewesen, bis hin zum Zittern, zu Schweißausbrüchen etc. – also tatsächlich Kampfmodus.*

Für mich persönlich wirksame Tools:

der Wuuu-Ton

laut Singen und Tanzen

Dreiklang der Emotionsregulation

Meine Schatzkiste

Ihre persönliche Schatzkiste ist Ihr individueller Erste-Hilfe-Kasten für emotionale Notfälle. Statt mit Pflaster, Mullbinden und Schere füllen Sie diese Kiste mit Dingen, die Sie persönlich beruhigen können, die Ihnen ans Herz gewachsen sind und die Ihnen ein Lächeln ins Gesicht zaubern können.

In der emotionalen Krise sorgen Sie zunächst für Ruhe, Reizabschirmung und ziehen sich zurück an einen Wohlfühlort. Öffnen Sie dann Ihre Kiste. Vermutlich liegen darin Ihre persönliche Schatz*liste* und andere hilfreiche Tools, die Ihr Befinden positiv beeinflussen können. Im Folgenden finden Sie einige Ideen, mit denen Sie Ihre persönliche Kiste noch ausstatten können. Bedenken Sie, dass es sich hier nur um Anregungen handelt. In Ihrer Kiste können völlig andere Dinge liegen – wichtig ist ausschließlich, dass es für Sie passt.

Achtung: Vermutlich wird es auch Situationen geben, in denen Sie den ganzen Kasten durchprobieren, doch nichts hilft. Denken Sie jetzt bitte ans Skalieren. Skalieren Sie von 0 bis 100 Ihren Stresszustand. Auch wenn Sie in schlimmsten Krisen danach nicht vollständig reguliert sind, so haben Sie sich doch Gutes getan und die Situation nicht weiter eskalieren lassen. Registrieren Sie die kleinste

Verbesserung auf Ihrer individuellen Stress-Skala und bedanken Sie sich dafür.

Beispiele für Schatzkisteninhalte:

- Fotos von meinen Lieben
- DVD, USB-Stick oder eine Liste meiner Lieblingsfilme
- Musiklisten, CDs oder USB-Sticks
- Seifenblasen
- meine Lieblingskekse oder -schokolade
- ein altes Kuscheltier oder Spielzeug aus meiner Kindheit
- ein Springseil
- eine Weltkarte mit der Markierung von Orten, in denen ich schon war
- Listen, Briefe oder USB-Sticks mit Notizen und Aufnahmen aus Zeiten, in denen es mir richtig gut geht
- Fotobuch meiner Lieblingsreise.

Zu guter Letzt

Die Wissenschaft bestätigt seit Jahrzehnten, was wir benötigen, um ein glückliches und gesundes Leben zu führen. Wir wissen es – aber oft handeln wir nicht danach. Auch das ist inzwischen erklärbar: Unser Nervensystem ist evolutionsbiologisch auf Überleben getrimmt. Diese Aufgabe erfüllt es perfekt. Allerdings hat sich die Welt in den vergangenen Jahrtausenden so schnell verändert, dass unser Organismus daran noch nicht gut genug angepasst ist. Er funktioniert in wesentlichen Bereichen noch nach den Lebensumständen der Jäger und Sammlerinnen. Er erkennt blitzschnell Gefahren, kann sie gut abspeichern, schaltet schneller, als wir denken können, um auf Kampf oder Flucht oder sorgt dafür, dass wir uns totstellen. Er bunkert süße und fettige Nahrung, sobald diese verfügbar ist, und kümmert sich nicht um gezielte Pausen oder Fitness. Er hat keinen Filter für Reizüberflutung durch Lärm, Multitasking und schnelle digitale Bilder. Er weiß, dass wir darauf angewiesen sind, in sozialen Gemeinschaften zu leben, kann die Kommunikations- und Umgangsregeln der modernen Welt aber unter Stress noch nicht impulsiv abrufen. Ergebnis ist der Homo sapiens, der unter Stress und Burn-out leidet und sich eher zurückzieht, als aktiv für eine gesunde Bedürfnisbefriedigung zu sorgen.

Was ist Selbstregulation, und warum brauchen wir sie? Je kompetenter wir darin sind, uns selbst, unser Funktionieren, unsere Muster und unseren aktuellen vegetativen Modus wahrzunehmen, desto eher können wir Verantwortung dafür übernehmen und etwas verändern. Solange wir unter Stress stehen, übergeben wir anderen die Verantwortung für unsere Sorgen und verharren in Erwartungen. Je regulierter wir sind, umso bessere Entscheidungen können wir fällen und umso gesünder und erfolgreicher sind wir im Leben.

Eine wesentliche Rolle für unsere Gesundheit und Stabilität spielen soziale Beziehungen. Selbstverständlich haben auch alle anderen bekannten Faktoren – wie eine gesunde Ernährung, körperliche Fitness oder Schlaf – einen Einfluss auf unsere Zufriedenheit, Gesundheit und Lebenserwartung. Aber kein Aspekt hat so viel Einfluss wie das Vorhandensein wohltuender sozialer Beziehungen.

Doch Beziehungen sind kompliziert und manchmal chaotisch. Sie sind nicht so leicht berechenbar und kontrollierbar wie ein Sportprogramm oder eine Diät. Soziale Beziehungen werfen uns oft zurück, lassen alte Wunden anklingen, sind für uns mitunter unverständlich und schmerzhaft. Wir leben heute in einer Welt, in der wir keine festen Bindungen mehr eingehen müssen. Doch Einsamkeit macht krank und verkürzt die Lebenserwartung. Gelingt es uns, einzelne Beziehungen so zu gestalten, dass sie tragend, sicher und verbunden sind, so können wir in Stressmomenten unseren Organismus geradezu dabei beobachten, wie er wohltuend herunterfährt. Dadurch schützen wir unsere Gesundheit und können auf ein längeres Leben hoffen.

Gesund, selbstfürsorglich und bezogen zu leben ist leider keine Selbstverständlichkeit. Und dass wir Menschen intuitiv oft schlechtere Entscheidungen für unser Wohlbefinden fällen, bestätigt die Wissenschaft immer wieder. Doch gelingende Selbstregulation ist lernbar. Sie bedeutet, neuronal geprägte Automatismen zu erkennen und zu unterbrechen. Im Prozess des Innehaltens können wir neue Bewältigungsmöglichkeiten finden und durch Wiederholung und Verstärkung als korrigierende Erfahrungen im Nervensystem speichern. Viele Wege führen dabei nach Rom: Wir können uns top-down etwa über kognitive Einflussnahme regulieren oder bottom-up über körperliche Aktivität. Generell gilt: Je mehr Sinnesdimensionen beteiligt sind, je stärker sie erlebt und je öfter sie wiederholt werden, umso erfolgreicher und nachhaltiger gelingt die Selbstregulation. Sind neue Automatismen entstanden, die ebenfalls zu Belohnungsgefühlen führen, so entfachen diese eine Eigendynamik, die die Betreffenden immer wieder erleben wollen.

Was Menschen am Ende ihres Lebens am meisten bedauern, ist, zu viel auf andere gehört und zu wenig Zeit mit ihrer Familie und Freunden verbracht zu haben. Die Fähigkeit zur Selbstregulation macht uns ausgeglichener, beziehungsfähiger und unabhängiger von der Meinung anderer. Wir können Lösungen aktiver selbst einleiten, leben länger, gesünder und zufriedener – getreu dem Motto:

»Tanze, als würde niemand zusehen.
Singe, als würde niemand zuhören.
Liebe, als wärst du niemals verletzt worden.«

Literatur

Zitierte Literatur

Bauer, J. (2022): Wie wir werden, wer wir sind: Die Entstehung des menschlichen Selbst durch Resonanz. München (Heyne).

Beetz, A. (2014): Tiere in der Therapie – wissenschaftliche Grundlagen. Verfügbar unter: www.eag-fpi.com [10.03.2023].

Bertelsmann Stiftung (2024): A comparison of youth loneliness in europe in 2024. Gütersloh (Bertelsmann Stiftung). Verfügbar unter: https://www.bertelsmann-stiftung.de/en/publications/publication/did/a-comparison-of-youth-loneliness-in-europe-in-2024 [7.10.2025].

Bode, S. (2015): Die vergessene Generation: Die Kriegskinder brechen ihr Schweigen. Stuttgart (Klett-Cotta).

Bohne, M. (2022): Psychotherapie und Coaching mit PEP: Prozess- und embodimentfokussierte Psychologie in der Praxis. Heidelberg (Carl-Auer), 2. Aufl.

Charf, D. (2018): Auch alte Wunden können heilen. München (Kösel).

Damasio, A. (2002): Ich fühle, also bin ich. Die Entschlüsselung des Bewusstseins. Berlin (List).

Dana, D. (2021): Arbeiten mit der Polyvagal-Theorie: Übungen zur Förderung von Sicherheit und Verbundenheit. Lichtenau (Probst).

Ekman, P. (2016): Gefühle lesen: Wie Sie Emotionen erkennen und richtig interpretieren. Berlin (Springer).

Epley, N. a. J. Schroeder (2014): Mistakenly seeking solitude. *Journal of Experimental Psychology: General* 143 (5): 1980–1999.

Grawe, K. (2004): Neuropsychotherapie. Göttingen (Hogrefe).

Grunwald, M. et al. (2014): EEG changes caused by spontaneous facial self-touch may represent emotion regulating processes and working memory maintenance. *Brain Research* 1557: 111–126.

Johnson, S. (2017): Liebe macht Sinn. Revolutionäre neue Erkenntnisse über das, was Paare zusammenhält. München (btb).

Kabat-Zinn, J. (2011): Gesund durch Meditation. Das vollständige Grundlagenwerk zu MBSR. München (O. W. Barth).

Kollmeyer, B. u. M. Röder (2021): Partnerschaft und Sexualität. Paare in Beratung und Therapie. Stuttgart (Kohlhammer).

Levine, P. A. (2011): Sprache ohne Worte. Wie unser Körper Trauma verarbeitet und uns in die innere Balance zurückführt. München (Kösel).

Mineo, L. (2017): Good genes are nice, but joy is better. *The Harvard Gazette.* Verfügbar unter: https://news.harvard.edu/gazette/story/2017/04/over-nearly-80-years-harvard-study-has-been-showing-how-to-live-a-healthy-and-happy-life/ [27.02.2023].

Moffitt, T. E., R. Poulton a. A. Caspi (2013): Lifelong impact of early self-control. Childhood self-discipline predicts adult quality of life. New York (American Scientist).

Morrison, I., L. S. Löke a. H. Olausson (2010): The skin as a social organ. *Experimental Brain Research* 204 (3): 305–314.

Pfeiffer, A. (2022): Emotionale Erinnerung – Klopfen als Schlüssel für Lösungen. Heidelberg (Carl-Auer), 2. Aufl. 2023.

Porges, S. W. (2010): Die Polyvagaltheorie. Neurophysiologische Grundlagen der Therapie. Emotionen, Bindung, Kommunikation und ihre Entstehung. Paderborn (Junfermann).

Röder, M. (2021): Der kleine Eheretter. Ein einfaches 3-Schritte-Programm für Paare. Heidelberg (Carl-Auer).

Rosenberg, M. (2016): Gewaltfreie Kommunikation. Eine Sprache des Lebens. Paderborn (Junfermann).

Roth, G. (2019): Warum es so schwierig ist, sich und andere zu ändern: Persönlichkeit, Entscheidung und Verhalten. Stuttgart (Klett-Cotta).

Schultz, W. (2016): Dopamine reward prediction – error signalling: a two-component response. *Nature Reviews Neuroscience* 17: 183–195.

Shetty, J. (2023): 8 Rules of love: How to find it, keep it, and let it go. New York (Simon & Schuster).

Storch, M. et al. (2022): Selbstmanagement – ressourcenorientiert. Theoretische Grundlagen und Trainingsmanual für die Arbeit mit dem Züricher Ressourcen Modell. Göttingen (Hogrefe).

Waldinger, R. a. M. Schulz (2023): The good live. Lessons from the world's longest study on happiness. London (Rider).

Walker, M. (2018): Das große Buch vom Schlaf. Die enorme Bedeutung des Schlafs – Beste Vorbeugung gegen Alzheimer, Krebs, Herzinfarkt und vieles mehr. München (Goldmann).

Yalom, I. D. (2005): Die Schopenhauer-Kur. München (btb).

Empfohlene Literatur, Podcasts und Dokus

Weiterführende Literatur, Podcasts und Dokus zum Weiterhören und -sehen finden Sie auf der Seite www.carl-auer.de/der-kleine-seelenretter.

Über die Autorin

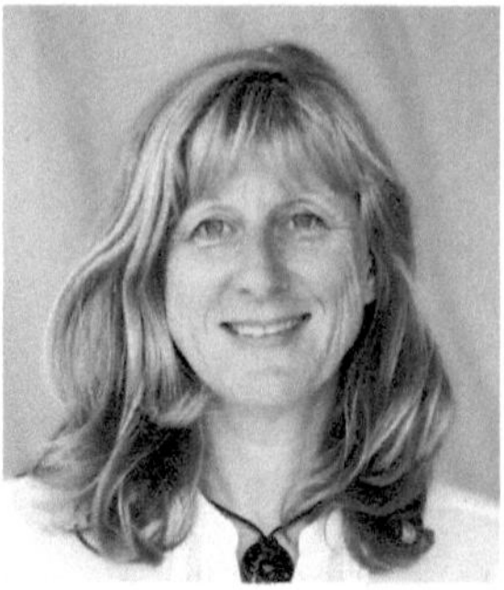

MONIKA RÖDER, eidg. anerk. Psychotherapeutin; Weiterbildungen: Systemische Therapie und Beratung, klinische Hypnose, Traumatherapie (dbt cPTSD, Hypno- und Ego-State-Therapie), Sexualtherapie und klinische Sexologie, Paarlife, PEP, Integrative Leib- und Bewegungstherapie. Seit 2011 eigene Praxis für Paartherapie und Systemtherapie in Bad Säckingen, seit 2017 zweite Praxis in Basel. Weitere Veröffentlichungen: *Der kleine Eheretter* (2021), *Der kleine Sexretter* (2., aktual. Aufl. 2025).

Kontakt: kontakt@paartherapie-bad-saeckingen.de